5-7, rue de l'Ecole-Polytechnique, 75005 Paris

www.harmattan.com

ISBN : 978-2-343-11920-5
EAN : 9782343119205

Somaticiens

Mouvement des savoirs

Collection dirigée par Bernard Andrieu

L'enjeu de la collection est de décrire la mobilité des Savoirs entre des sciences exactes et des sciences humaines. Cette sorte de mobilogie épistémologique privilégie plus particulièrement les déplacements de disciplines originelles vers de nouvelles disciplines. L'effet de ce déplacement produit de nouvelles synthèses. Au déplacement des savoirs correspond une nouvelle description.

Mais le thème de cette révolution épistémologique présente aussi l'avantage de décrire à la fois la continuité et la discontinuité des savoirs : un modèle scientifique n'est ni fixé à l'intérieur de la science qui l'a constitué, ni définitivement fixé dans l'histoire des modèles, ni sans modifications par rapport aux effets des modèles par rapport aux autres disciplines (comme la réception critique, ou encore la concurrence des modèles). La révolution épistémologique a instauré une dynamique des savoirs.

La collection accueille des travaux d'histoire des idées et des sciences présentant les modes de communication et de constitution des savoirs innovants.

Déjà parus

Rémi RICHARD, *Etre footballeur en fauteuil. Approche socio-phénoménologique du corps sportif en situation de handicap*, 2017.

Eric PERERA, *Emprise de poids, initiation au body-building*, 2017.

Bernard ANDRIEU, *L'écologie corporelle, Tome 2, Émersion vivante & Techniques écologiques*, 2016.

Bernard ANDRIEU, *L'écologie corporelle, Tome 1, Bien-être et cosmose*, 2016.

Nicolas BUREL (dir.), *Corps et méthodologies, Corps vivant, corps vécu, corps décrit*. 2016.

Patrik MARTY, *L'Eau de l'art contemporain. Une dynamique de l'esthétique écosophique*, 2016.

Pierre PARLEBAS, *Jeux traditionnels, sports et patrimoine culturel. Cultures et éducation*, 2016.

Éric PERERA et Yann BELDAME (dir), *In Situ, Situations, interactions et récits d'enquête, 2016.*

Sous la direction de
Bernard ANDRIEU et Petrucia DA NÓBREGA

Somaticiens

Encyclopédie des corps

La conscience corporelle

L'Harmattan

GDRI 836 ***Body Ecology***

AUTEURS

Katia AGG : Docteur en Arts / Danse – Unicamp/SP, Stage post-doctoral à l'Université Paul-Valéry, Montpellier 3 - Bourse CAPES (2015/2016), Chercheuse et Membre du groupe de recherche *Estesia* – UFRN[1].
aggkatia@gmail.com

Béatrice ALONSO : Professeure agrégée et Docteure en Littérature de la Renaissance *Louise Labé ou la lyre humaniste*, Doctorat Lettres et Humanités, sous la dir. de Michèle Clément, Université Lumière Lyon 2, juin 2005.
beatricealonso@hotmail.com

Bernard ANDRIEU : Philosophe du corps, Professeur en STAPS à l'Université René Descartes – Sorbonne Paris Cité, Directeur du GDRI[2] « ECAPAS[3] » CNRS 2015-2018 et du laboratoire TEC[4] - EA 3825, Membre associé à l'UMR 6872 CNRS.
bernard.andrieu@parisdescartes.fr

Anaïs BERNARD : Docteure en Arts, chargée de cours en Arts Plastiques au CREM[5] (EA 3476), Université de Lorraine, Metz.
a.bernard3005@laposte.net

Iraquitan CAMINHA : Docteur en Philosophie, Professeur à l'Université Fédérale de Paraíba, João Pessoa, (Brésil). Directeur du LAISTHESIS[6].
caminhairaquitan@gmail.com

Éric CAULIER : Diplômé de Tajiquan de l'Université d'Éducation Physique de Pékin, 6e dan en Tajiquan de l'Association Chinoise de Wushu, Docteur en Anthropologie au LAPCOS[7], Université de Nice Sophia Antipolis.
eric.caulier@skynet.be

[1] Université Fédérale du Rio Grande do Norte, Natal (Brésil).
[2] Groupe De Recherche International.
[3] Écologie Corporelle dans les Activités Physiques Adaptées et Sportives.
[4] Techniques et Enjeux du Corps.
[5] Centre de Recherche sur les Médiations.
[6] Laboratoire d'Études Corps sobre, Esthétique et Société.
[7] Laboratoire d'Anthropologie et de psychologies Cognitives et Sociales.

Johann CHÂTEAU-CANGUILHEM : Docteur en Arts (histoire, théorie, pratique), sous la dir. de Bernard Lafargue, Université Michel de Montaigne, Bordeaux, laboratoire MICA[8].
johannchateaucanguilhem@gmail.com

Gilberto A. DAMIANO : Enseignant à l'Université Fédérale de São João del-Rei. Post-Doctorant au laboratoire de recherche *Estesia* à l'Université Fédérale du Rio Grande do Norte, Natal (Brésil).
damiano@ufsj.edu.br

Petrucia DA NÓBREGA : Philosophe, Professeure de Philosophie à l'UFRN - Directrice du laboratoire *Estesia*, Chercheure au CNPq/École Normale Supérieure, Paris.
pnobrega@ufrnet.br ; pnobrega68@gmail.com.

Francisco DAS CHAGAS VIANA JÚNIOR : Maître en Linguistique, Enseignant du Département d'Éducation de la ville de Fortaleza, Brésil (Seduc).
franciscoviana13@gmail.com

Christyan Giullianno DE LARA SOUZA SILVA : Maître d'Éducation Physique, Professeur du Réseau Municipal d'Enseignement de Natal, Membre du Laboratoire *Estesia* et Doctorant en Sciences de l'éducation à l'UFRN.
e-mail: cglsouzasilva@gmail.com

Éric DELASSUS : PRAG en Philosophie au lycée Marguerite de Navarre de Bourges.
eric.delassus@orange.fr

Avelino Aldo DE LIMA NETO : Enseignant à l'Institut Fédéral d'Éducation, Science et Technologie du Rio Grande do Norte. Membre du Groupe de recherche *Estesia* à l'UFRN.
avelino.lima@ifrn.edu.br

Alípio DE SOUSA FILHO : Professeur à l'UFRN, Programme de Post-Graduation en Philosophie.
alipio.sf11@gmail.com

Marcilio DE SOUZA VIEIRA : Docteur en Éducation, Professeur du Cursus de Danse de l'UFRN, Membre du Groupe de recherche *Estesia* et *Cirandar*.
marciliov26@hotmail.com

[8] Médiations, Informations, Communication, Arts.

Adjoa DOMELEVO : Professeure agrégée d'EPS à Bordeaux, Diplômée Feldenkrais, Chercheuse au laboratoire TEC - EA 3825 à l'Université Paris Descartes –Sorbonne Paris Cité.
adjoa.domelevo@somatikeduc.com

François FÉLIX : Philosophe, Professeur à l'Université de Lausanne, Membre associé du laboratoire ADÉS[9] - UMR 7268 (Aix-Marseille Université, EFS, CNRS).
francoisfelix@bluewin.ch

Benoît GRISON : Professeur à l'UFR STAPS de l'Université d'Orléans, Docteur en Sciences cognitives, biologiste et sociologue des sciences. Chercheur au laboratoire AMAPP[10].
benoit.grison@univ-orleans.fr

Gérard GUILLERAULT : Psychanalyste à Paris, auteur de travaux sur le corps psychique et l'œuvre de Françoise Dolto.
g.guillerault@orange.fr

Isabelle JOLY : Philosophe, Experte aux finances, Finances Publiques Bruxelles.
isabelle.joly@emploi.belgique.be

Grégory LAMBRETTE : docteur en psychologie à l'Université de Lorraine, Psychologue/psychothérapeute/superviseur au Grand-duché de Luxembourg. Président de l'Association Luxembourgeoise de Thérapie Interactionnelle et Stratégique, Grégory est également l'auteur du livre *Bateson, la sagesse systémique*, publié aux éditions Satas en 2015.

Nadège MARIOTTI : Secrétaire de l'association Films en Lorraine (Pôle Image de Lorraine). Doctorante à l'IRCAV[11], sur *La mémoire du geste : représentation du travail minier et métallurgique dans les images animées de la fin du XIXe siècle à la fin des Trente Glorieuses*, Chercheure associée au laboratoire 2L2S[12] - EA 3478, à l'Université Paris 3 – Sorbonne Nouvelle.
nadege.mariotti@univ-lorraine.fr

Loreta MELO BEZERRA CAVALCANTI : Doctorante en Sciences de l'Éducation. Enseignant à l'Institut Fédéral du Rio Grande do Norte, Membre du laboratoire de recherche *Estesia*.
loretamelo@hotmail.com

---

9 Anthropologie bio-culturelle, Droit, Éthique et Santé.
10 Activité Motrice : Adaptations Psycho-Physiologiques.
11 Institut de Recherche sur le Cinéma et l'Audiovisuel.
12 Laboratoire Lorrain de Sciences Sociales.

Yann MINH : Artiste, Infographiste spécialisé dans les NTIC, Membre du groupe de création numérique *Cyberesthésie 2,* écrivain de science-fiction cyberpunk et fondateur des Noonautes à Paris.
http://www.yannminh.org

Anne MONJARET : Directrice de recherche - CNRS, IIAC[13] - équipe LAHIC[14] (EHESS-CNRS).
anne.monjaret@ehess.fr

Paula NUNES CHAVES : Doctorante en Sciences de l'éducation, Membre du laboratoire de recherche *Estesia* à l'UFRN.
paulinha_nunes3@hotmail.com

ORLAN : Artiste plasticienne explorant différentes techniques telles que la photographie, la vidéo, la sculpture, le dessin, les installations, ou encore les biotechnologies. Elle a fait de son corps une œuvre d'art.
http://www.orlan.eu/

Pia PANDELAKIS : Maître de conférences à l'Université de Toulouse 2 – Jean Jaurès, Membre de l'ARIAS[15]. Elle est l'auteure d'une thèse sur *L'héroïsme contrarié : formes du corps héroïque masculin dans le cinéma américain 1978-2006*, sous la dir. de Jean-Loup Bourget, soutenue le 29 juin 2013, à Paris.
pia.pandelakis@gmail.com

Analwick Tatielle PEREIRA DE LIMA SOLCI : Docteur en Sciences de l'éducation, Enseignant à l'Institut Fédéral d'Éducation du Rio Grande do Norte. Chercheur au Laboratoire *Estesia* à l'UFRN.
Email: annatatielle@yahoo.com.br

Pierre PHILIPPE-MEDEN : ATER, Atelier Sherpas - EA 4110, Faculté des Sports et de l'Éducation physique, Université de Lyon – Docteur au laboratoire d'ethnoscénologie – EA 1573, Université Paris 8, MSH Paris Nord – USR 3258.
pierre.philippe-meden@mshparinord.fr

Raphael RAMOS : Maître d'Éducation Physique, Professeur du Réseau Municipal d'Enseignement de Natal, Membre du groupe de recherche *Estesia.* Doctorant en Sciences de l'éducation à l'UFRN.
ph.ramos21@gmail.com

---

[13] Institut Interdisciplinaire d'Anthropologie du Contemporain.
[14] Laboratoire d'Anthropologie et d'Histoire de l'Institution de la Culture.
[15] Atelier de Recherche sur l'Intermédialité et les Arts du Spectacle.

Thays RAMOS : Maître d'Éducation Physique, Membre du groupe de recherche *Estesia*. Doctorant en Sciences de l'èducation à l'UFRN.
thays_anyelle@yahoo.com.br

Emmanuel de SAINT AUBERT : Philosophe, Membre des Archives Husserl de Paris, Directeur de recherche au CNRS, École Normale Supérieure.
e.dsta@free.fr.

Maria Lucia SEBASTIÃO : Maître d'Éducation Physique, Membre du groupe de recherche *Estesia* et Doctorant en Sciences de l'éducation à l'UFRN.
lucianobregadj@yahoo.com.br

Maria Elizabete SOBRAL PAIVA DE AQUINO : Enseignante d'Éducation physique de l'IFRN, Doctorante du Programme de Post-graduation en Éducation (PPGED/UFRN) et Membre du groupe de recherche *Estesia* à l'UFRN.
elizabete.paiva@ifrn.edu.br

Franck WAILLE : Docteur en Histoire religieuse contemporaine, Professeur des Écoles à l'Université Lyon 3 – Jean Moulin, Chercheur associé au LARHRA[16] – UMR 5190, (http://larhra.ish-lyon.cnrs.fr/membre/357), dans l'Équipe RESEA[17].
fwaillepro@gmail.com.

[16] Laboratoire de Recherches Historiques Rhône-Alpes.
[17] Religions, Sociétés Et Acculturation.

INTRODUCTION / INTRODUÇAO

Il n'y a pas de traduction en portuguais pour le mot *Somaticiens,* ou du moins aucune qui me semble restituer le sens souhaité dans ce projet, en tout cas je n'en connais pas. Alors, nous avons choisi de laisser l'orthographe du mot en tant que telle. Ceci est un néologisme inventé par le philosophe français Bernard Andrieu pour se référer aux pionniers et pionnières qui ont inventé des concepts, pratiques et techniques corporelles constituant dans leur ensemble une culture du corps, ou encore une conscience du corps, l'éducation somatique, etc. Le terme « somatique » provient du grec et signifie propre au corps et à la réalité somatique. Il poursuit une longue histoire dans la culture et dans l'épistémologie occidentale pour finalement s'appliquer aux relations (psychophysique, phénoménologique, psychanalytique) existant entre le corps et l'esprit. Selon l'approche neurologique, le somatique concerne la connexion entre les nerfs sensitifs et le système nerveux central et permet la perception. Chez Freud, le mot acquiert le sens de « *dénaturalisation d'un corps* » érogène également corps de désir. Ces diverses lectures laissent leurs traces dans les textes qui composent le *Projet Somaticiens* caractérisé par le temps telle une plate-forme de recherche internationale (www.somaticiens.com).

Conçu initialement comme un projet numérique, ce livre intègre la conception d'une *Encyclopédie du Corps* dans laquelle nous pouvons ajouter et faire circuler l'information, et de la connaissance autour de la corporéité grâce à la diffusion des travaux de philosophes, artistes, historiens, sociologues, éducateurs dont l'objectif majeur était le corps ou se rapprochait de la realité somatique. *L'Encyclopédie du Corps « Somaticiens »,* par sa nature transdisciplinaire, aborde le grand public et les diverses communautés académiques, scientifiques, professionnelles afin de transmettre des connaissances produites par des gens qui se sont investis dans la libération du corps et la compréhension de la culture corporelle, avec la possibilité d'ouvrir d'autres voies imaginatives à l'ensemble de toutes ces informations. Ainsi, les entrées de chaque texte sont fabriquées à partir des noms de ces pionniers et pionnières du corps et de leurs connaissances, compétences, valeurs et possibilités.

Un petit détour pour parler de l'aspect encyclopédique du *Projet Somaticiens*. Je me réfère ici au texte fondamental de l'ère des Lumières : *L'Encyclopédie ou Dictionnaire raisonné des sciences, des arts et des métiers*, édité entre 1751-1772, sous la direction de Denis Diderot. Dans le discours préliminaire, les rédacteurs montrent clairement que le but est d'explorer la connaissance humaine, sa généalogie, son affiliation, ses caractéristiques et sa génération d'idées. L'ouvrage se réfère au caractère collectif de sa production et au désir de connaissance universelle. Le corps n'est pas absent de ce grand projet, étant donné que « *de tous les objets qui nous touchent*, [il] *est celui dont l'existence nous frappe le plus, car il nous appartient de plus près* » (Diderot, 1751-1772). Notre corps exige également notre attention, d'avertir nos éditeurs célèbres puisqu'il va nous protéger des dangers autour de nous. Ainsi, on s'inscrit dans cette trajectoire sans oublier les nombreux dictionnaires, biographies et autres formats imprimés ou numériques spécialisés, qui renforcent cette volonté collective de connaissances sur le corps dans le *Projet Somaticiens* : la corporéité, la culture du corps et la conscience corporelle.

Ce Projet est lié à la coopération entre le laboratoire de recherche *Estesia* et et le laboratoire TEC *(Techniques et Enjeux du Corps* - EA 3625), établie respectivement à l'Université Fédérale du Rio Grande do Norte (Natal, Brésil) et l'Université Paris Descartes (France). *Le projet Somaticiens* fait partie des activités développées avec le soutien de Capes et CNPq (Stage Sênior 2014-2015 réalisé à l'École Normale Supérieure de Paris) ; Programme de professeur invité CNPq (Brésil, 2016) et la coopération scientifique ci-dessus nommée.

Dans cette première édition, nous avons environ une quarantaine de collaborateurs et une centaine de « notices » publiées. Ceux-ci sont issus de différentes formations et possèdent diverses perceptions et connaissances sur le corps, ou relatives au corps grâce à des gradients de sensibilités différentes qui les caractérisent et sont exprimés dans leurs textes. À l'intérieur de ce premier volume, les articles ont été organisés par rapport aux actions : *danser, éveiller, penser, performer, regarder, toucher* et *voir.* À travers celles-ci, nous percevons des traces vivantes du lien entre esthésiologie (voici le sentir même) et émersiologie dans sa description du corps vivant, en acte[1]. Ainsi, les sensations de ce corps, le sentir transformé en expérience vécue, cherche une forme déexpression épistémologique qui est soit esthésiologique, immersive ou émersive.

Dans le livre, nous reprenons des textes du site *Somaticiens* alors que d'autres, pas encore en ligne sur Internet, ont été inclus. Mais nous avons conservé le même style que ceux déjà publiées, à savoir leur caractère de diffusion, de sorte que il y ait une certaine brièveté de l'information, mais

---

[1] Nóbrega T.P., 2015. *Sentir a dança ou quando o corpo se põe a dançar,* Natal, Editora do IFRN ; Andrieu B., 2016. *Émersiologie,* t. 1 : Sentir son corps vivant, Paris, Vrin ; Andrieu B., Nóbrega. P. da (dir.), 2017. *Au travers du vivant : dans l'esthésiologie, l'émersiologie,* Paris, L'Harmattan.

avec des directions bibliographiques permettant un éventuel approfondissement des questions. L'organisation en thématiques fait référence aux actions du corps et la bibliographie indiquée dans chaque texte peut être un guide pour soumettre des experts dans différents domaines de la connaissance. Enfin, nous témoignons notre reconnaissance au travail inlassable de ces hommes et femmes à différents moments, dans des diverses cultures et sociétés, qui ont étudié les concepts, techniques du corps, pratiques corporelles, etc.

Peut-être pouvons-nous condenser ces actions du corps et des *Somaticiens* sur les traces de Gradiva, celle qui marche, semblable à l'expression de Jensen ou à l'interprétation de Freud pour qui la sensibilité, le marbre et le bronze, seraient les seules choses vraiment vivantes pour l'artiste, l'archéologue, l'écrivain, comme quelque chose qui peut donner l'expression à l'objet et du sens à l'existence humaine. Le corps est alors compris tel ce matériau qui condense et exprime l'existence. Dans la démarche de Gradiva, nous ouvrons des voies imaginantes pour les sensations, les perceptions et les actions dans le monde de la culture, l'art, la philosophie, la science, l'éducation avec ses différents suppléments de significations à notre existence et à notre connaissance. Le *Projet Somaticiens* ne se termine pas avec cette édition car le site internet continue de recevoir des « notices » qui sont évaluées par le Comité scientifique avec le label de la Bibliothèque Nationale Française. Nous gardons la perspective de réaliser d'autres éditions imprimées. Nous poursuivons donc notre cheminement en marchant... en compagnie de ces anciens et nouveaux *Somaticiens*.

Petrucia da Nóbrega
Paris, janvier 2017

Première Partie

Danser / Dançar

CLARO Edson (1949-2013)
Uma dança para um dia Claro (1939-)

Marcilio DE SOUZA VIEIRA
Université Fédérale du Rio Grande do Norte

Edson Claro dançou a vida. Desde muito cedo manifestou interesse pela dança. Determinado, inquieto e gentil, é assim que Inês Bogéa, diretora da São Paulo Companhia de Dança o definiu. Sua palavra de ordem era coragem, sua nacionalidade, a dança.

Graduou-se em Educação Física pela USP e em 1973 iniciou seus estudos de dança na Escola de Ruth Rachou, especializou em Dança no *Connecticut College*, nos Estados Unidos, fez mestrado em Educação Física pela USP onde defendeu o Método Dança-Educação Física que posteriormente foi bastante difundido em sua pesquisa de corpo, dança e educação. Doutorou-se em Psicologia Escolar e do Desenvolvimento Humano pela mesma Universidade e fez pós-doutorado na Universidade Técnica de Lisboa, Portugal.

Ganhou vários prêmios em sua atuação como artista da cena, sendo um dos mais importantes, o de revelação pela Associação Paulista de Críticos de Arte nos anos de 1980 pelo Grupo Casa Forte e o de Personalidades da Dança pelo « *Diários Associados* » em 2005. Morreu aos 64 anos vítima do Parkinson.

Sua vida de artista-docente pode ser dividida em dois momentos: um na cidade de São Paulo em que colaborou com o *Grupo de Dança da USP* responsabilizando-se pelo ensaio das meninas e criando as « *Noites de Dança da USP* »; criou o *Grupo de Dança da FIG* que posteriormente se tornou *Grupo de Dança Casa Forte* e no ABC paulista o *Grupo de Dança da FEC do ABC* ; outro na cidade do Natal, RN quando criou juntamente com a bailarina Carmem Borges a *EDITAM* (Escola Integrada de Dança do Teatro Alberto Maranhão). Na segunda metade dos anos de 1980 criou a *Cia de Dança Acauã* e nos anos de 1990, como professor do Departamento de Artes da UFRN, constituiu os Grupos de Dança Intermediário e Avançado da UFRN que posteriormente foram denominados de *Grupos de Dança da UFRN* e *Gaia Cia de Dança*. Foi responsável ainda por criar a *Roda Viva Cia de Dança* (essa companhia abriu espaço, no Brasil, para os bailarinos com deficiência) e a *Cia de Dança dos Meninos*.

Edson Claro foi responsável por criar e desenvolver o *Método Dança-Educação Física* (MDEF) e disseminá-lo nos grupos e companhias por onde passou como professor e artista da cena. Com base em suas experiências, como atleta ele iniciou sua pesquisa com o intuito de trabalhar a multidisciplinaridade entre as áreas do conhecimento buscando relações na consciência corporal, na dança e na Educação Física. Abordou as relações entre práticas corporais ortodoxas (*Jazz*, Dança Moderna de *Martha Graham*, *Ballet* Clássico, Afro e Sapateado) e alternativas, em busca de um equilíbrio tônico, favorecendo a compensação do desgaste físico através de técnicas de relaxamento como a Eutonia, o *Feldenkrais*, a Biodança, a Massagem Ocidental e *Do-In*, a Antiginástica, a Quiropraxia (*Criropratic clinic*), a Biocibernética-Bucal, o *Shiatsu*, a Zoonoterapia, a Iriologia, a Auricologia e a Meteorologia do Corpo.

Chama-se a atenção para o fato de ele ter sido o criador de uma sistematização para Dança, mas uma dança que pode ser executada por qualquer corpo. Para Edson Claro a técnica em dança não deve ser praticada isolada, pois quando sua prática ocorre dessa maneira o artista da dança é transformado num simples instrutor e repetidor de exercícios. O autor citado disse que se faz necessário na dança vivenciar várias técnicas, tanto ortodoxas quanto alternativas percebendo onde uma pode complementar a outra.

Edson Claro com a criação do MDEF e sua dança provocou esses corpos dançantes nos grupos por onde passou. Corpo que se move e é movido com o outro, que ao dançar a partir de um comando de um movimento corporal do outro se faz presença, se faz sensível. Essa experiência é sinestésica, é sensível e é constituída da identidade humana e da produção de conhecimento que se dá no corpo. Edson Claro, certa maneira, provocava esse corpo a se educar através da dança.

Como artista criador de obras coreográficas Edson criou :

Grupo de Dança Casa Forte : « Maria, Maria », « Hoje, amanhã e sempre », « Oração, pecado e salvação » « Aqui, Jazz », « *Spirituals* », « *Fool's overture* », « Saudade não tem idade », « Pecado », « Fantasias ».

Grupo de Dança FEC do ABC : « Viver a vida », « Nova era », « Somos todos irmãos », « Adágio », « Menestrel », « Tango », « Samba » e « Chorinho », « *Equinoxe* IV », « Nascemos », « Nós », « Nós e você », « Eu e tu ».

Acauã Cia de Dança : « Amigos para sempre ».

Gaia Cia de Dança : « Caminhos cruzados », « Além daquele lugar », « Raízes eternas », « 1, 2, 3 para Luis Arrieta », « Valsemos » « Amigos para sempre » (remontagem), « Umbral », « Adeus », « A Matriarca » e « Feliz aniversário ».

Roda Viva Cia de Dança : como « De nós para vocês », « Queremos mais », « Pernas pra que te quero », « Geografia do destino », « Valeu, valeu ! » em parceria com Carlinhos de Jesus.

Cia de Dança dos Meninos : « A Missa de Alcaçus ».

DUNCAN Isadora (1878-1927)
« *Minha vida e minha arte nasceram do mar* » : Isadora Duncan e a dança moderna

Petrucia DA NÓBREGA
Université Fédérale du Rio Grande do Norte
CNPq-Brésil

Em sua autobiografia, publicada em 1927, após a morte trágica aos 49 anos, em um acidente no qual sua longa echarpe prendeu-se a uma das rodas do carro, a dançarina americana Isadora Duncan afirma que sua dança surge da contemplação das ondas do mar, as quais ela buscava seguir o movimento e dançar conforme seu ritmo. Nesse texto autobiográfico Isadora conta sua vida e sua relação com a dança. « *Eu passei dias e noites inteiros no ateliê, a pesquisar uma dança que fosse, pelos movimentos do corpo, a expressão divina do espírito humano* »[1]. Esse movimento de ondulação será a tônica de sua dança, afinada com a *avant-garde* artística e intelectual no início do século XX, em especial na Europa.

Nesse contexto, o movimento do corpo é o centro das pesquisas em todos os domínios estendendo-se também às artes em geral. De acordo com Suquet (2012), a invasão do maquinismo na vida moderna representava um perigo para a integridade física e psíquica do indivíduo. Sintoma da degenerescência e da civilização industrial, a mecanização, em particular aquela dos ritmos e dos gestos do trabalho (como para Rudolf Laban), mas também do vestuário e dos gestos da dança (como para Isadora Duncan) separavam bruscamente o indivíduo dos saberes corporais.

Os anos de formação de Isadora ainda em São Francisco, nos EUA, banham-se no Delsartismo, mas ela também frequentou o *Turnvereine*, um clube de ginástica alemã para desenvolver a flexibilidade do corpo. Anos mais em Nova York, ela participará de musicais. O seu público na América constituía-se essencialmente de mulheres da alta sociedade, em salões privados. Na Europa, seus solos atraem artistas e intelectuais que irão impulsionar seu projeto de uma « *dança livre* » (Suquet, 2012).

Em uma conferência proferida em 1903, em Leipzig, na Alemanha, sobre « *A dança do futuro* », Isadora afirma que somente os movimentos do corpo podem ser naturais. Ela busca o fluxo dos movimentos, uma « *forma*

---

[1] Duncan I., 1932. *Ma vie*, Paris, Gallimard, p. 92.

movente » que liga um movimento a outro. Ela esclarece que apesar de inspirar-se nos vasos gregos da antiguidade, sua arte não consiste em um retorno as danças antigas ou primitivas. « A dança do futuro será um movimento novo, uma consequência da evolução do ser humano »[2].

Em seu projeto há a criação de uma escola e uma preocupação especial com a educação de crianças do sexo feminino. Assim as crianças não serão fadas, ninfas, princesas. « *Elas dançarão a vida cambiante da natureza, mostrando a transformação de cada um de seus elementos. De seu corpo inteiro emanará uma inteligência radiosa, aportando ao mundo a mensagem de pensamentos e aspirações de milhares de mulheres. Elas dançarão a liberdade da mulher* »[3].

Diferentemente da técnica clássica, cujos movimentos centram-se na coluna vertebral - eixo a partir do qual são realizados os movimentos dos braços, tronco e pernas- a dança de Isadora buscava a energia que « *se irradiava pelos canais do corpo – então inundado de uma luz vibrante – a força centrifuga que reflete a visão do espirito* »[4]. Ela busca um método que se contrapusesse ao « *movimento mecânico, artificial, indigno da alma* », atribuído ao ballet clássico. Seu trabalho também buscava se diferenciar da educação física e dos métodos ginásticos que faziam sua aparição na Europa do início do século XX : « *Para o ginasta o movimento e a cultura do corpo são um objetivo em si, mas para o dançarino eles são apenas meios. O corpo mesmo desaparece, ele é apenas um instrumento bem afinado, mas são os sentimentos e os pensamentos que ele exprime* »[5].

Em sua dança Isadora busca aprender com os elementos da natureza tais como o movimento das nuvens, o vento, o movimento das árvores, os pássaros que voam, as folhas que caem. Em seu método, ela dedica uma atenção especial, observando cuidadosamente « *a qualidade do movimento* », posto que « *cada parte do corpo deve responder a melodia da natureza e cantar em uníssono com ela* »[6].

De acordo com Suquet (2012), a antiguidade revistada e a ideia de um « *movimento natural* » conduzem a uma valorização inédita da expressividade do corpo em pioneiros como Isadora Duncan e Rudolf Von Laban. Para Isadora a natureza é fonte de identificação de movimentos fundamentais. Nota-se ainda a influência de Nietzsche e da « *Origem da Tragédia* », com a invocação da dança de Dioniso como reguladora do corpo social e do corpo do indivíduo. Por outro lado, a dinâmica do fluxo e refluxo

---

[2] Duncan I., « La danse de l'avenir », dans C. Macel, E. Lavigne (éds.), *Danser sa vie. Écrits sur la danse*, Paris, Centre Pompidou, 2011 [1903], p. 40.
[3] *Op. cit.*, p. 40.
[4] Duncan I., 1932. *Op. cit.*, p. 92-93.
[5] *Op. cit.*, p. 217.
[6] *Op. cit.*, p. 219.

dos movimentos interno/externo ; ascendente/descendente tenso/relaxado ; direita/esquerda participam do movimento de ondulação do universo. « *Em silêncio, concentrada em sua escuta interior, ela [Isadora] teve a revelação do ritmo universal da ondulação* »[7].

Como os artistas dito modernos de seu tempo, Isadora Duncan considerava a « *beleza* » tanto para os dançarinos quanto para o seu público como algo socialmente progressista face as agruras do mundo industrial que se impunha. Algo de transcendental preenchia seu projeto estético e artístico por meio da dança e da liberdade de movimentos. A expressão individual incitava o público a participar dessa experiência estética em torno do belo, do sublime, da natureza. « *Duncan oferecia a seus espectadores um meio de se imaginar em um processo radical de transformação ao mesmo tempo pessoal e nacional* »[8]. Assim, nessa figura dançante, pobre e solitária, artistas e intelectuais viam um « *ethos revolucionário* ». Mas, segundo Daly (2003) suas concepções políticas eram contraditórias: de um lado a liberação do corpo e de outro o contato permanente com mecenas advindos da classe « *burguesa* », fazendo coincidir sua dança com uma América branca e afortunada, tanto é que se opôs ao « *jazz* », a dança dos negros vinda da América.

De acordo com Schwartz (2002), quando a dança moderna surge no começo do século XX, ela participa da concepção ocidental de um mundo atravessado por forças múltiplas : gravidade, magnetismo, eletricidade. As ideias de fluxo de movimento, peso e espaço multidirecional tornam-se uma constante e encorajam a busca por uma qualidade do movimento corporal de abandono a essas forças da « *natureza* » e do universo. Busca-se uma transformação do movimento e do corpo na relação com o espaço.

Isadora, mergulhada em sua mitologia pessoal incorporava o espírito do coro grego, ela será o símbolo dessa dança dionisíaca, livre e moderna. O imaginário em torno de Isadora e sua dança livre contribuiu para a composição de novas formas gestuais e para a estética da dança moderna em termos de técnica de movimentos, mas também ao dançar de pés descalços criou novos espaços para uma educação do corpo e imaginação de movimentos.

---

[7] Suquet A., 2012. *L'éveil des modernités. Une histoire culturelle de la danse (1870-1945)*, Pantin, CND., p. 165.

[8] Daly A., « Isadora Duncan et les politiques de la danse moderne », dans *Être ensemble : figures de la communauté en danse depuis le XXe siècle*, Pantin, CND, 2003, p. 91.

Referências

DALY A., « Isadora Duncan et les politiques de la danse moderne », dans *Être ensemble : figures de la communauté en danse depuis le XXe siècle*, Pantin, CND, 2003, p. 89-102.

DUNCAN I., « La danse de l'avenir », dans C. Macel, E. Lavigne (éds.), *Danser sa vie. Écrits sur la danse*, Paris, Centre Pompidou, 2011 [1903], p. 35-41.

1932. Ma vie, Paris, Gallimard.

SCHWARTZ E., « Les partenaires du solo », dans C. Rousier (éd.), *La danse en solo : une figure singulière de la modernité*, Pantin, CND, 2002, p. 25-35.

SUQUET A., 2012. *L'éveil des modernités. Une histoire culturelle de la danse (1870-1945)*, Pantin, CND.

GRAHAM Martha (1894-1991) : a inventividade da dança moderna

Marcilio DE SOUZA VIEIRA
Université Fédérale du Rio Grande do Norte

Martha Graham foi antes de tudo uma excelente dançarina. No curso de sua longa carreira Graham, além de ter criado trabalhos com forte conteúdo psicológico, trouxe contribuições importantíssimas para muitas áreas da dança teatral. Seu senso de teatralidade unindo a uma técnica apurada tornaram-na um mito da dança moderna. (Silva, 2004). Como dançarina e coreógrafa revolucionou toda a dança moderna desenvolvendo um dos maiores vocabulários técnicos codificados de dança até hoje. Ela foi modelo estético para o ensino, a prática, a técnica e a criação coreográfica.

O contexto histórico e social no qual a dançarina desenvolveu sua técnica de dança e seu modelo coreográfico configurou um período de guerras e entre - guerras, contestação de uma dança já instituída, bem como se desenvolveu com o foco na mobilidade em si, no corpo, querendo descobrir o que dá início ao movimento de dança.

Ao perguntarem por que escolheu ser bailarina ela respondia : « *Não escolhi. Fui escolhida para ser bailarina* »[1]. Ela queria dançar, não por entretenimento ou prazer, mas como exploração, celebração a vida. A dança foi sua maior razão de vida, pois para ela, a dança, era de grande significância, um sentido sacrossanto. Contra todas as probabilidades, Martha Graham triunfou como bailarina e por mais de setenta anos ela dançou, coreografou, ensinou.

Martha Graham nasceu em 11 de maio de 1894 Condado de Allegheny, Pensilvânia e morreu em 1 de abril de 1991 em Nova York. Em sua vida, ela recebeu homenagens que vão desde a Chave da Cidade de Paris até a Ordem da Coroa Preciosa do Império Japonês. Ela disse : « *Passei toda a minha vida com a dança e sendo uma bailarina. É a vida que permite usá-lo de uma forma muito intensa. Às vezes não é agradável. Às vezes é terrível. Mas, apesar disso, é inevitável* ».

Martha Graham foi antes de tudo uma excelente dançarina. No curso de sua longa carreira Graham, além de ter criado trabalhos com forte conteúdo psicológico, trouxe contribuições importantíssimas para muitas áreas da

---

[1] Graham M., 1993. *Memória do sangue : uma autobiografia*. Tradução de Cláudia Martinelli Gama, São Paulo, Siciliano, p. 13.

dança teatral. Seu senso de teatralidade unindo a uma técnica apurada tornaram-na um mito da dança moderna. (Silva, 2004). Como dançarina e coreógrafa revolucionou toda a dança moderna desenvolvendo um dos maiores vocabulários técnicos codificados de dança até hoje.

A coreógrafa com sua habilidade teatral única criou coreografias como Frontier, *Appalachian Spring, Night Journey, Judith*, O triunfo de Joana D'arc, Lúcifer, que se tornariam ícones da dança moderna. Seus balés míticos (*Herodiade, Cave of the heart, Errand into the maze, Eye of Anguish Acrobats of God, Alcestis, Phaedra, Circe*) são, de acordo com seus comentadores, o que há de essencial, de mais sólido e de mais conhecido em sua obra. Ela escolhia temas, a maioria deles de fundo grego a exemplo de Electra e *Clytemnestra* e os expunham como exemplos dos problemas fundamentais da humanidade.

A beleza lírica dos trabalhos coreográficos acima citados conduzira-a para uma dança de cunho social que falava de seu povo, de sua época. « *[...] a dança não é, para Martha Graham, um espelho da vida, mas sim uma participação na vida, uma liberação da vida pelo movimento, dizia Garaudy* »[2].

Associado a essa beleza lírica a coreógrafa tinha uma habilidade teatral única que extraia dos objetos cênicos suas propostas fundamentais e transformava-os em verdadeiras extensões do corpo e do movimento do dançarino, fazendo-os participar ativamente da coreografia. A cenografia tornava-se um prolongamento da coreografia e vice-versa (Garaudy, 1980 ; Bourcier, 1987 ; Silva, 2004). Ela trouxe para o palco esculturas e objetos que, além de compor esteticamente a cena, provocavam uma leitura de referência imediata na plateia. Um de seus grandes parceiros em cenografia foi o escultor *Isamu Noguchi* que muito contribuiu com a cenografia de seus espetáculos.

A coreógrafa apresenta sempre um elemento cenográfico que simboliza a multiplicidade de suas ações e que permite seguir seu desenvolvimento através da ação coreográfica (Bourcier, 1987 ; Garaudy, 1980). Associado a essa cenografia pensada para cada peça coreográfica, Graham compôs grandes balés místicos que foram sem dúvida, o que houve de essencial, de mais sólido e de mais conhecido em sua obra. Escolhia temas de fundo grego e os expunha como exemplos dos problemas fundamentais da humanidade. Ela também criou danças abstratas cuja ênfase era dada no próprio

[2] Garaudy R., 1980. *Dançar a vida*. Tradução de Glória Mariani e Antonio Guimarães Filho, Rio de Janeiro, Nova fronteira, p. 92.

movimento. Seu vasto repertório coreográfico estava solidamente ancorado no vocabulário de movimento oriundo de sua técnica e teoria filosófica caracterizando-se por uma intensa dramaticidade.

É preciso ressaltar que Graham chegou tardiamente à dança; foi aluna da *Denishawn School*. Rejeitou o vocabulário de dança dessa escola e criou sua própria técnica que foi difundida na dança moderna ocidental (Bourcier, 1987). Para ela, o homem é a finalidade da ação coreográfica, este é confrontado com os problemas da sociedade e com os grandes problemas da humanidade.

Na construção do ensino e prática de sua técnica, terminou por institucionalizar uma metodologia cheia de padrões e exercícios pré-determinados. Colocou no plexo solar a fonte de toda a energia para o movimento; ela inovou na técnica começando os exercícios sentada no chão. Dizia que nessa posição o dançarino podia controlar melhor os músculos do tronco em alongamento e contração, obtendo assim a forma mais eficiente de aquecimento. Seguiam-se séries de exercícios em pé, e preferencialmente em círculo diante do espelho, porque a conscientização muscular vai depender dos olhos (Vieira, 2012).

Sua técnica se estabeleceu em cinco princípios, a saber : o ato de respirar, intensificação do dinamismo do ato de respirar, relação com o chão, princípio de totalidade e ascese e as elisões da criação poética.

Nesses cinco princípios a coreógrafa sintetiza sua técnica que a um deseducado olhar parece ser simples, mas se apresenta em uma complexidade. O primeiro princípio que trata do ato de respirar é o ponto de partida de sua técnica ; nele o fluxo e o refluxo da respiração estão intimamente ligados aos movimentos do tronco que contrai para expirar e se dilata para inspirar (Garaudy, 1980 ; Leal, 2006) ; já o segundo princípio, relacionado ao primeiro, Graham dizia que tanto o movimento de contração, quanto o de relaxamento se manifestam como impulsos bruscos, projeções violentas do corpo inteiro. Daí o uso fundamental da percussão para marcar de modo forte os batimentos, elevações e quedas.

O terceiro e quarto princípios, respectivamente, tratam da relação com o chão e com a totalidade. A dança de Graham faz uso da gravidade como elemento de expressão. Frequentemente ela usava movimentos que iam para o chão ; nada é mais dramático em sua técnica do que as quedas e o corpo é todo articulado formando um conjunto significativo de ser uno. Essa totalidade não seria perceptível sem a ascese e as elisões da criação poética que compõem o quinto princípio de sua técnica.

Graham propunha, dessa forma, a contração e o relaxamento (*contraction-release*) como princípios e a exploração da força gravitacional enquanto conexão do homem com a terra. Há uma relação constante do corpo com o chão, na tentativa de resgatar este valor expressivo do peso do corpo, através de contatos variados deste com o chão. A coreógrafa observou que o movimento partia sempre de um centro motor, a pélvis, e que se desenvolvia a partir deste centro seguindo a coluna lombar, torácica e cervical até chegar aos membros e à cabeça. A importância do centro na técnica de Graham é imensa, nenhum braço é erguido sem que a força propulsora do movimento parta do centro da pélvis, passe pelo diafragma e se desenvolva através de seu levantamento. Percebe-se que Graham resume o movimento como sendo uma continuidade entre liberação e contração a partir do centro motor (Vieira, 2012).

Dessa forma, na técnica de Graham se dança com o corpo todo, isto é, no corpo inteiro é aplicado sua técnica. A dançarina mais do que descobrir, revelou uma maneira significativa e dramática de movimentação.

Assim, a técnica de Graham fundamentada por princípio de movimento, não por formas, prepara o dançarino/bailarino/performer para quaisquer outros movimentos. No ensino/prática de sua técnica, seja nos exercícios mais simples aos mais complexos, os mesmos princípios podem ser encontrados ; a evolução às formas e desempenhos mais complexos é, portanto, consequência do aprendizado, internalização e processamento desses princípios.

Referências

BOURCIER P., 1987. *História da dança no ocidente.* Tradução de Marina Appenzeller, São Paulo, Martins Fontes.

GARAUDY R., 1980. *Dançar a vida.* Tradução de Glória Mariani e Antonio Guimarães Filho, Rio de Janeiro, Nova fronteira.

GRAHAM M., 1993. *Memória do sangue : uma autobiografia.* Tradução de Cláudia Martinelli Gama, São Paulo, Siciliano.

LEAL P., 2006. *Respiração e criatividade : práticas corporais fundamentadas em Graham e Laban*, São Paulo, FAPESP/ANNABLUME.

SILVA E.R., 2004. *Dança e pós-modernidade,* Salvador, EDFBA.

VIEIRA M.S., « As Danças de Martha Graham e Doris Humphrey, no Ensino/Prática da Dança », *R. Científica / FAP*, Curitiba, vol. 9, jan./jun. 2012, p. 202-212.

Le « GRUPO CORPO » : une trajectoire dans la danse

Thays RAMOS
Université Fédérale du Rio Grande do Norte

Le « Grupo Corpo » est une compagnie de danse contemporaine brésilienne reconnue de façon internationale. Elle a été créée en 1975 dans la ville de Belo Horizonte, dans l'État de Minas Gerais. La Compagnie a été fondée par Paulo Pederneiras (Directeur général), Rodrigo Pederneiras (danseur devenu chorégraphe), Carmen Purri, Pedro Pederneiras, Cris Castilho, Fernando de Castro et Miriam Pederneiras et Zoca. 106 danseurs sont passés par le *Grupo Corpo* durant ces 40 dernières années La création du groupe a été inspirée de la participation de Rodrigo Pederneiras a un atelier pendant le Festival d'hiver de l'Université Fédérale de Minas Gerais avec le danseur argentin Oscar Araiz. Le premier spectacle, appelé *Maria Maria*, a été chorégraphié par Oscar Araiz, il a parcoru 14 pays et a perduré sur la brésilienne de 1976 à 1982. Tous les frères Pederneiras se sont engagés avec le *Grupo Corpo* : José Luiz a abandonné la Médecine pour être le photographe de la compagnie ; Pedro est devenu Directeur général et les sœurs Miriam et Mariza, après s'être consacrées à la danse, sont passées professeurs de danse. Le groupe a un langage corporel propre et reconnu par des spécialistes de la discipline parmi lesquels la journaliste et historienne de la danse Helena Katz, professeur de l'Université PUC-SP. Il est aussi une source de recherche pour les arts, l'éducation, la philosophie, etc.

En 2015, la compagnie a célébré ses 40 ans avec les spectacles *Suite Branca*, le premier à avoir été choréographié par une autre personne que Rodrigo Pederneiras : Cassi Abranches, une ancienne danseuse du groupe ; et *Dança Sinfônica* qui raconte la trajectoire de la compagnie, chorégraphié par Rodrigo Pederneiras avec la belle musique de Marco Antônio Guimarães. Plusieurs « Brésis » y évoluent : le passé et l'avenir, l'érudit et le populaire, l'héritage étranger et la couleur locale, l'urbain et le suburbain, tout en même temps. Ils dansent un corps de sensations avec ses ondulations sensuelles et ses gestes contagieux. Drôle, ludique, fort et délicat, ces spectacles sont d'un érotisme pleinement assumé car leur danse respire le corps dans l'expression de vie.

HALPRIN Anna (1920-)

Petrucia DA NÓBREGA
Université Fédéral do Rio Grande do Norte
CNPq-Brésil

L'artiste américaine est née en 1920 et continue de développer ses activités avec l'art-thérapie et la danse comme expression artistique et célébration de la vie, espace de rencontres avec la nature et autrui. Sa carrière fait à la fois partie et se déplace dans la danse moderne, dont les pionniers, comme Isadora Duncan par exemple, ont cherché à libérer le corps des conditionnements du ballet classique en tout favorisant l'expression des émotions et de la relation avec la nature. Ainsi, dans les années 1950, elle laisse le millieu de la danse moderne pour se consacrer à une formation avec Margaret H'Doubler à l'Université du Wisconsin. Les leçons apprises, le travail de Rudolf Laban – qui met le mouvement au centre de la recherche en danse, les références aux techniques de sensibilisation et de conscience du corps à travers le mouvement chez Moshe Feldenkrais et Ida Rolf, mais aussi l'esthétique de Bahaus ont influencé fortement la pensée et l'œuvre d'Anna Halprin.

Le travail avec Margaret H'Doubler a favorisé la créativité personnelle et l'étude scientifique de l'anatomie et de la kinésiologie, ne considérant ainsi plus la danse comme une forme d'art uniquement destiné aux arts du spectacle. À partir de 1960, avec Fritz Perls et la *Gestalt-thérapie*, elle aura inclus dans leur travail la relation avec les émotions et les images grâce à l'aide technique de la méthode de *Psychokinetic Visualization Process*. En 1978, avec sa fille Daria, elle crée l'Institut Tamalpa qui se consacre à l'étude du mouvement dans la danse, l'art-thérapie, les processus de création, les mythes et la création collective. Dans son travail, elle cherche à repousser les frontières de la danse et du théâtre pour aborder les problèmes de la vie quotidienne, en explorant les difficultés humaines qui tentent de résoudre les conflits personnels et sociaux dans un contexte écologique[1].

Pour Halprin (2014), en se concentrant sur le corps et le mouvement, nous sommes capables de percevoir les sensations, les postures, les gestes, les émotions et les pensées. Le mouvement peut nous permettre de pénétrer plus profondément dans notre corps et de libérer une partie de notre histoire,

[1] Pour d'autres informations voir le lien http://www.tamalpa.org/ ou http://www.annahalprin.org/, consulté le 09/08/2015.

du conditionnement dans lequel nous nous trouvons. Ainsi, les improvisations font partie de la méthode de travail dans la danse et l'art-thérapie, tel un moyen : de délivrer les tensions, de découvertes créatives, de nouveaux commencements et la création de nouvelles idées. Il s'agit d'une esthétique fortement intéressée par l'expérience sensorielle et la relation avec la nature. En ce sens, l'événement artistique dépasse l'espace clos des salles de danse et de concert pour habiter celui de la vie quotidienne.

En 1959, Anna crée sa compagnie de danse : le *San Francisco Dancer's Workshop*. Dans le travail de cette artiste se trouve un lien fort avec l'existence et son histoire personnelle. « *Ma vie et mon travail sont inséparables des rythmes de la terre* [Mont Tamalpais, Californie, États-Unis], *ses changements et son évolution* »[2]. Cette déclaration de l'artiste américain nous donne l'intensité de la relation entre la danse et la vie, qui soutient nos arguments relatifs au corps esthésiologique, à l'*écochorégraphie* et aux arts immersifs.

Il s'agit d'une trajectoire singulière dans laquelle nous pouvons souligner trois aspects qui s'y consacrent directement :

- Quitter le périmètre restreint du théâtre italien pour *danser dans divers environnements*, que ce soit dans la rue ou même dans la nature. Cet aspect a surmonté les frontières entre l'art et la vie et a contribué à modifier le rapport des danseurs avec le public ;
- *Rechercher de nouvelles utilisations de danse et du mouvement*. Dans ce contexte, les formes créées deviennent plus abordables et continuent à exister en-dehors des salles de concert en visant aussi le développement de nouveaux moyens de communication. Le travail rassemble également une grande variété de groupes ethniques, nationalités, différentes classes sociales, les différents âges et capacités physiques. Pour elle, il s'agit d'une forme émergente du théâtre total. Ainsi, les créations font sens et produisent une résonance dans l'histoire personnelle de chacun, donnant aux spectacles un pouvoir de transformation ;
- *Émergence de collectifs* en raison de l'expression de ces mythes et ces rituels. Cette direction – l'expérience collective - « *m'est apparue comme inévitable et, au fur et à mesure que ce thème est devenu central, des symboles ou archétypes plus vastes ont surgi. La force de la vie puissante et impérative qui nous anime, tout est devenu source d'inspiration pour mes œuvres ultérieures* »[3].

---

[2] Halprin A., 2009. *Mouvements de vie*. Trad. fr. Élise Argand et Denise Luccioni, Bruxelles, Contredanse, p. XII.
[3] *Op. cit.*, p. XIV-XV.

Bibliographie

HALPRIN A., 2009. *Mouvements de vie*. Trad. fr. Élise Argand et Denise Luccioni, Bruxelles, Contredanse.

HALPRIN D., 2014. *La force expressive du corps : guérir par l'art et le mouvement*. Trad. fr. Hélène Trocnmé-Fabre. Gap, Le souffle d'or.

H'DOUBLER M., 2015. *Danse une expérience artistique créative*. Trad. fr. Laure Valentin. Paris, Gremese.

JAQUES-DALCROZE Émile

A Rítmica de Émile Jaques-dalcroze (1865-1950) : corpo, música e educação

Petrucia DA NÓBREGA
Université Fédérale du Rio Grande do Norte
CNPq-Brésil

E. Jaques-Dalcroze, artista, músico, compositor, pedagogo austríaco que viveu na Suíça, onde criou a Rítmica, método que busca articular a individualidade, o temperamento, o estado fisiológico e psicológico habitual ou momentâneo daquele que exprime algo. Irá apresentar uma crítica a imitação na arte, em particular na dança. Para ele é necessário harmonizar os meios de expressão corporal a partir da influência das emoções mais profundas e das sensações mais delicadas. Assim ele questiona pintores que não sabem olhar, músicos que só o são por conta do instrumento, dançarinos que apenas usam o corpo, mas que não pensam ou não expressam sentimentos.

Dalcroze é um pioneiro que participa junto com outros artistas visionários de uma revolução na maneira de ver a música, a pedagogia, a cena, a expressão corporal, a vida por meio da unidade do espaço, tempo e energia. Ele colocou o corpo no centro de uma educação nova, relacionando-o à música e à emoção. O encontro com Adolphe Appia em 1906 será decisivo para o desenvolvimento de seu projeto pedagógico na criação do futuro Instituto Dalcroze, com o apoio do mecenas Wolf Dorhn. Neste, previu-se a construção de espaços que podiam ser transformados e uma iluminação adequadas apresentavam múltiplas possibilidades para a formação dos alunos, para a criação artística e a encenação de espetáculos nos quais os diversos espaços, com seus módulos e escadarias, podiam ser investidos tanto pelos artistas quanto pelos espectadores. De acordo com Kuschning e Pellois (2015), o emprego anual do tempo de um « *rythmicien* » (praticante de rítmica) era distribuído em 24 horas semanais, sendo composto, aproximadamente, por 3 sessões de 30 minutos de ginástica sueca; 2h de ginástica rítmica ; 6 horas divididas em solfejo, teoria e canto; 6h para aulas de dança, teatro e plástica; 1 hora para aula de anatomia e 2h para curso de expressão gestual e ainda a previsão de 2 horas para a livre escolha do aluno.

Segundo Madureira e Leite (2010), com o advento da Primeira Guerra Mundial, as atividades do Instituto de Hellerau foram suspensas. De volta para casa, graças à campanha para angariar fundos, dirigida por amigos e compatriotas influentes, entre os quais, Jacques Chenevière, Auguste de Morsier e Édouard Claparède, foi possível inaugurar, no dia 14 de outubro de 1915, o Institut Jaques-Dalcroze, em Genebra. « *Cabe assinalar que Édouard Claparède já era, no princípio do século XX, um eminente professor e pesquisador reconhecido por seus trabalhos em Psicologia e pela fundação, em 1912, do Instituto Jean-Jacques Rousseau, destinado à formação de educadores com ênfase na educação infantil. Os dois institutos colaboraram estreitamente para implementar a educação de crianças pequenas, uma vez que a escola "Maison des Petits" funcionava como anexo do Instituto J.-J. Rousseau. Além disso, Dalcroze voltou-se, ele próprio, a partir da década de 1920, ao ensino de atividades de Rítmica para crianças com necessidades especiais, ou seja, crianças surdas, cegas e outras que apresentavam atrasos intelectuais* »[1].

O método *La Gymnastique rythmique*, publicação em dois volumes : *La Rythmique* I (1916) e *La Rythmique* II (1917) ; bem como *Le Rythme, la musique et l'éducation* (1965) apresentam a concepção do método e exercícios para o desenvolvimento do ritmo, da métrica musical, do sentido da harmonia e da plasticidade dos movimentos e a educação. « *Os alunos marcham conforme valores : um passo para o negro, um passo com flexão para o branco, um passo seguido de vários movimentos, cruzamento de pernas para marcar o tempo em círculo* »[2].

Para Dalcroze a Ginástica Rítmica é um método de educação geral. « *Ela se dirige ao olho e a orelha, desperta e desenvolve o sentido muscular. A criança apodera-se de seus movimentos, regularizando sua dinâmica, sua duração, e sua extensão* [no espaço]. *É assim, que sua mentalidade, sua vontade, sua imaginação e seu julgamento tomam forma* »[3]. O despertar do sentido muscular e a consciência do ritmo integram o seu método, com atenção para os indicadores corporais tais como os batimentos cardíacos, a respiração e a macha tidos como matrizes rítmicas. O método é composto por exercícios gerais de respiração, equilíbrio, força e flexibilidade dos músculos ; exercícios de ritmo tais como a marcha, exercícios de coordenação de braços e pernas. Os alunos são organizados em fileiras, formando linhas, um ao lado do outro. Devem vestir-se com trajes leves que possam facilitar a amplitude de movimentos.

Em *Souvenirs, notes e critiques*, Dalcroze (1942) faz um elogio a Fred Astaire e sua nova dança plena de imaginação, de beleza e de emoção. « *Em uma apresentação, faz-se necessário que o dançarino se deixe penetrar pela vida múltipla que anima o sujeito. Ele deve situar-se em todos os cantos e recantos de seu organismo, olhar em torno de si, de perto e de*

---

[1] Madureira R., Leite L., « Jacques-Dalcroze : música e educação », *Revista Pro-Posições*, vol. 21, n° 1, Campinas, Jan./Apr. 2010, p. 216.

[2] Kuschning C., Pellois A. (éds), 2015. *Le rythme. Une révolution ! Émile Jaques-Dalcroze à Hellerau*, Genève, Slatkine, p. 31.

[3] Jaques-Dalcroze E., 1916. *La Gymnastique Rythmique*, I, Lausanne, Jobin et Cie, p. 281.

longe, interrogar o horizonte, buscar penetrar além, evadir-se da matéria, evocar todas as imagens, comparações, lembranças, humores e todos os perfumes dos jardins. Embalar-se ao vento, absorver os jogos da luz, refrescar-se em suas flamas e iluminar-se com seus raios »[4].

Além dessa relação com a natureza, Dalcroze aponta para a necessidade de se criar relações com o outro em seu método e com o espaço. Explorar as sensações, os sentimentos são os elementos de sua educação dos sentidos que irão enriquecer a experiência rítmica e artística. Ao final do século XIX, por meio métodos de exercício corporal novas expressões de dança emergem com Laban, Isadora, Delsarte e outros pioneiros. A rítmica de Dalcroze, inicialmente destinada a educação musical, revela-se eficiente para a dança, em particular quando associada aos trabalhos de Mary Wigman e Rudolf Laban como nos mostra Berchtold (2000), em sua ênfase rítmica para liberação do corpo e do movimento. Esse mesmo aspecto rítmico irá afastá-los, dado que ambos concebiam a possibilidade de uma dança independente da musicalidade, o que para Dalcroze era impossível.

Inicialmente destinada a educação de músicos, o método criado por Dalcroze, em sua ênfase corporal, irá reverberar nos campos da dança : Isadora, Laban, mas também podemos notar sua influência no *ballet A sagração da Primavera* de Nijinsky, revelando a organicidade do corpo e de seus ritmos transformados em gestos que se reatualizam na cena contemporânea.

Referências

BERCHTOLD A., 2000. *Émile Jaques-Dalcroze et son temps*, Lausanne, L'Âge d'Homme.

JAQUES-DALCROZE E., 1916. *La Gymnastique Rythmique*, I, Lausanne, Jobin et Cie

« Souvenirs, notes et critiques », dans C. Macel, E. Lavigne (éds), *Danser sa vie : écrits sur la danse*, Paris, Centre Pompidou, 2011 [1942], p. 101-107.

1965. *Le rythme, la musique et l'éducation*, Lausanne, Fœtisch Frères.

KUSCHNING C., PELLOIS A. (éds), 2015. *Le rythme. Une révolution ! Émile Jaques-Dalcroze à Hellerau*, Genève, Slatkine.

MADUREIRA R., LEITE L., « Jacques-Dalcroze : música e educação », *Revista Pro-Posições*, vol. 21, n° 1, Campinas, Jan./Apr. 2010, p. 215-218.

[4] Jaques-Dalcroze E., « Souvenirs, notes et critiques », dans C. Macel, E. Lavigne (éds), *Danser sa vie : écrits sur la danse*, Paris, Centre Pompidou, 2011 [1942], p. 104.

LABAN Rudolf Von (1879-1958) : o espaço do corpo e o movimento dançante

Petrucia DA NÓBREGA
Université Fédérale du Rio Grande do Norte
CNPq-Brésil

Rudolf Von Laban : dançarino, coreógrafo, dramaturgo húngaro, um dos pioneiros da dança moderna, estudioso do movimento humano, integrante do movimento vanguardista do Monte Verità em Ascona na Suíça. Ele criou um sistema de notação para a dança : a *labanotation*, mas talvez sua maior contribuição tenha sido o estudo do corpo no espaço e suas dinâmicas. Muitos textos, obras, estudos são desenvolvidos no mundo inteiro a respeito de seu trabalho (Launay, 1997 ; Preston-Dunlop, 1998 ; Mommensohn & Petrella, 2006 ; Garaudy, 1973).

Apresentamos aqui, principalmente, uma tradução livre de parte de um de seus textos ainda não publicados no Brasil : Visão do espaço dinâmico, de 1950, cujo extrato foi publicado na coletânea de textos *Danser sa vie : écrits sur la danse*, por ocasião da exposição homônima no Centre Georges Pompidou, em Paris, no ano de 2012. Consideramos importante dar visibilidade ao próprio texto e pensamentos de Rudolf Laban e sua visão do espaço dinâmico como configuração de sua dança. Nesse texto, inédito no Brasil, Laban afirma : « *o que me interessa não é uma grande difusão de meus métodos pessoais de domínio do movimento. O que me interessa é a possibilidade de partilhar com um grande número de pessoas minha visão da vida, uma visão dinâmica conduzindo para a harmonia entre os homens* »[1]. O seu método de domínio do movimento envolve um estudo minucioso do espaço, no qual a dança pode encontrar seu meio expressivo.

Para Laban, o corpo é capaz de se mover em todas as direções espaciais, mas dentro de certos limites, entre eles a força da gravidade. Assim, « *o homem pode preencher todo o espaço que o rodeia com seus movimentos e suas posições ou ele pode se limitar à linhas retas no espaço, abandonando-se assim a multiplicidade das extensões espaciais e utilizando apenas uma a cada momento* »[2]. Tentando atingir esse objetivo, ele irá precisar suas concepções de espaço, de tempo e de energia. O primeiro elemento do espaço que aprendemos conscientemente é o tempo, sua medida no espaço, a distância, a linha reta. Mas, nós devemos conceber também a curvatura do

---

[1] Laban R., 1994 [1950]. *La maîtrise du mouvement*, Arles, Actes Sud, p. 109.
[2] *Op. cit.*, p. 110.

espaço e sua multidirecionalidade. Além do movimento dos corpos no espaço, existe o movimento do espaço no corpo, constituindo-se um fluxo de energia. O fluxo é, em sua forma primeira, a sensação de proximidade oposta àquela do afastamento (a distância) no tempo como no espaço. Assim, as manifestações tangíveis são sempre espaciais e rítmicas. As formas fundamentais universais são o nó, o círculo (a espiral) e a fita lemniscata (uma cinta circular em torção, na qual podemos diferenciar as superfícies interna e externa).

O movimento manifesta a diferença entre o espaço e o tempo, e a preenche, simultaneamente. É porque o movimento é um meio apropriado para penetrar mais profundamente na natureza do espaço e para oferecer uma experiência viva de sua unidade com o tempo. Conciliar os esquemas de movimento com o que o dançarino tem a dizer desses esquemas, sem esquecer as necessidades físicas da estrutura e da função corporais, são elementos essenciais da verdadeira harmonia do movimento e da dança. A dança e seus efeitos sobre o espectador formam uma entidade que transcende as interpretações verbais, assim como as funções corporais e mentais que ela utiliza são perfeitamente descritíveis em termos de esquema espacial e de ritmo, como a música se descreve em termos de esquema sonoro e de ritmo.

De acordo com Laban (1950), esse voo de intuição que é a dança, com a qual nós traçamos sequências desse fluxo do espaço-tempo, que diferentemente permaneceriam invisíveis, nos religa de uma maneira particular a realidade. Uma certa segurança despertada em nós pode conduzir a um funcionamento mais complexo de nossos mecanismos efêmeros e a uma concepção mais clara de algumas leis fundamentais da harmonia e das inter-relações entre as diferentes comunidades dos seres vivos.

Em dança, as faculdades de ação, de sentir e de pensar se unem em uma forma concreta de expressão espiritual. As direções espaciais se unem em tensões e sequências de tensões que não são simples pensamentos simbólicos, mas acordos entre gestos corporais dotados de uma potência expressiva e de uma intenção consciente. « *A dança e o exercício da dança – vistos e praticados – nos religam a fonte mesma da existência* »[3].

Laban (1978 ; 1994) busca o fluxo do movimento e ação, as motivações interiores e as funções do corpo. Ele tem consciência da impossibilidade de se traduzir em palavras o conteúdo de uma dança, mas acredita ser possível descrever o movimento. Assim, os fatores do movimento (peso, tempo, espaço, fluxo) são descritos em termos de esforço (firme/suave ; rápido/lento ; direto/flexível ; controlado/livre). Todas essas nuances compõem a qualidade do movimento não apenas para o artista da cena, mas para todos que se interessam pela percepção, a expressão do movimento e a significação do movimento. Assim, « *a elevação de um braço no ar pode*

[3] Laban R., 1994 [1950]. *Op. cit.*, p. 122.

exprimir o desejo de algo. O balanceio dos braços e do corpo, semelhante ao de um objeto, pode significar um combate interior e tornar-se a expressão de uma prece para a libertação de um tumulto interno »[4].

Para Laban, a estrutura do nosso corpo e suas ações no espaço apresenta-se como « *um dos maiores milagres da existência. Cada fase de um movimento, a menor transferência de peso, todo gesto de uma das partes do corpo revelam algo de nossa vida interior. Cada movimento que provém de uma estimulação interna dos nerfos ou provocada por uma sensação direta resulta de um esforço interno ou de uma impulsão motriz, voluntária ou não* »[5].

Essa relação entre movimento, corpo e subjetividade aprofunda-se no espaço pessoa (*cinesfera*), no qual podemos nos relacionar com o entorno do nosso corpo e com o corpo social. O espaço e o espaço da dança para Rudolf Laban também envolvem uma dimensão social, coletiva, comunitária. As experiências realizadas no Monté Verità, no início do século XX, na Suíça, revelam novos modos de colaboração e de criação em comum. « *Laban era dançarino, mas também pertencia à maçonaria, ele era grande-mestre no rito Memphis-Misraim. Ele se interessava a reforma da vida através do corpo e do espírito. Laban vinha da Bratislava e aspirava uma liberação da dança. Isadora Duncan estava à frente (...). A Escola de Arte que Laban funda no Monte Verità porta o mesmo espírito de cooperativa social que o conjunto da Colônia ; há cursos de arte do movimento, exercícios esportivos, trabalhos físicos, jogos, danças individuais e em grupo, composições de obras de arte do movimento. Trabalha-se sobre o som, pratica-se exercícios vocais e instrumentais, acompanha-se o trabalho com cantos e ritmos. Laban procura ainda conceber processos de trabalho... seu desejo de reforma não concerne apenas a dança, mas a existência como um todo* »[6].

De acordo com Suquet (2012), o corpo em movimento é particularmente apto a religar o indivíduo em um « *continum cósmico* ». No Monte Verità, a montanha da verdade, « *passeios ao ar livre, banhos no lago Majeur, gestos de jardinagem, tarefas domésticas, ginástica "natural" (fundada sobre os princípios da tensão/relaxamento), desenho e, claro, improvisações dançadas, diurnas e noturnas, em silêncio ou com música, tudo era pretexto para Laban multiplicar as situações sensoriais afim de explorar a impulsão do movimento em toda sua diversidade* »[7].

---

[4] Laban R., 1994 [1950]. *Op. cit.*, p. 23.
[5] *Op. cit.*, p. 46.
[6] Szeemann H., « Monte Verità », dans C. Rousier (éd.), *Être ensemble : figures de la communauté en danse depuis le XXe siècle*, Pantin, CND, 2003, p. 35-36.
[7] Suquet A., 2012. *L'éveil des modernités. Une histoire culturelle de la danse (1870-1945)*, Pantin, CND, p. 389.

Ele é ainda o braço direito de Jacques Dalcroze em seu projeto de educação rítmica, em Hellereau, 1911. A Escola de Arte do Monte Verità torna-se a Escola de Laban (*Labanschule*), dirigida por ele e por Mary Wigman, antes das divergências que os separaram definitivamente, o que não impede que ambos sejam considerados ainda hoje como os « *pais* » da dança moderna na Europa. Esse projeto inscreve-se de forma mais ampla em um desejo de partilha da arte e da dança em particular a um público mais amplo. Movimento, espaço e ritmo vão configurar um imaginário social e comunitário moderno. Trata-se, segundo Baxmann (2003), de um modelo de comunicação e de utopia de extensão da percepção do corpo e do movimento a uma percepção social.

Nesse contexto, destaca-se a figura chave do projeto de Laban e sua teoria do espaço : o icosaedro, construído a partir do modelo do cristal (Baxmann, 2003). Esse modelo permite comunicar o espaço interior e o espaço exterior, incluindo percepções em uma temporalidade mais antiga que a dos pensamentos (imaginário, memória arcaica, inconsciente). Assim, o corpo dançante constrói e descontrói essas tensões do espaço por meio dos movimentos, fluxos, formas.

Referências

BAXMANN I., « Nietzsche et la culture du corps et de la danse en Allemagne », dans C. Rousier (éd.), *Être ensemble : figures de la communauté en danse depuis le XXe siècle*, Pantin, CND, 2003, p. 41-64.

GARAUDY R., 1973. *Danser sa vie,* Paris, Le Seuil.

LABAN R., 1978. *Domínio do movimento,* São Paulo, Summus.

1994 [1950]. *La maîtrise du mouvement*, Arles, Actes Sud.

« Vision de l'espace dynamique », dans C. Macel, E. Lavigne (éds.), *Danser sa vie : écrits sur la danse,* Paris, Centre Pompidou, 2012, p. 109-122.

LAUNAY I., 1997. *À la recherche d'une danse moderne : Rudolf Laban, Mary Wigman,* Paris, Chiron.

MOMMENSONHN M., PETRELLA P., 2006. *Reflexões sobre Laban, o mestre do movimento,* São Paulo, Summus.

PRESTON-DUNLOP V., 1998. *Rudolf Laban : an extraordinary life,* London, Dance book.

SUQUET A., 2012. *L'éveil des modernités. Une histoire culturelle de la danse (1870-1945),* Pantin, CND.

SZEEMANN H., « Monte Verità », dans C. Rousier (éd.), *Être ensemble : figures de la communauté en danse depuis le XXe siècle*, Pantin, CND, 2003, p. 17-40.

PIMENTA Roosevelt

Marcilio DE SOUZA VIEIRA
Université Fédérale du Rio Grande do Norte

Reinventar a dança natalense, essa foi uma das premissas de Roosevelt Pimenta como bailarino, intérprete, criador e diretor de dança na cidade do Natal-RN, Brasil. Assim como *Petrouschka* personagem do balé criado por *Stravinsky* Roosevelt Pimenta desafiou a dança potiguar e seus cânones quando ousou dançar ainda no ano de 1961.

Sua primeira experiência de dança, de acordo com Sena (2011) deu-se com a professora Edith Vasconcelos que veio à Natal como professora convidada para dar aulas na Escola Oficial de Ballet de Natal, no entanto, sua vontade e sonho inicial de ser bailarino foi interrompido a partir de um abaixo-assinado feito pelas mães das alunas daquela escola solicitando que ele não mais frequentasse as aulas de balé.

Anos mais tarde, 1964, o fato tornou-se a se repetir quando numa outra tentativa de Roosevelt Pimenta em fazer aulas de balé, agora com a professora portuguesa Noêmia Ferraz que substituiu Edith Vasconcelos na referida Escola de Dança, mas a professora enfática e acreditando na potencialidade do jovem para a dança, visto que ele já vinha de uma trajetória com o teatro amador natalense, creditou-o suas horas de intervalo do almoço para ensiná-lo no momento em que a Escola estava fechada.

Sobre esse feito, Roosevelt Pimenta ressalta em entrevista concedida a TV Tribuna do Norte a importância de tal professora na sua carreira como bailarino e, como ela ainda estava ligado ao teatro, em um espetáculo no qual ele fazia assistência de direção foi convidado pelo então diretor de teatro pernambucano Clênio Wanderley para ser seu assistente na direção da peça « *A Corda* » em Recife. Sabendo do interesse do jovem promissor bailarino esse diretor o apresentou ao coreógrafo Jorge Daniel que o convidou para fazer um teste de dança na TV Jornal do Comércio no qual foi aprovado como primeiro bailarino.

Em Recife, naquele período, Roosevelt Pimenta ficou como bailarino da TV Jornal do Comércio e também como integrante do Grupo de Danças Flávia Barros como bailarino solista. Nesse interim foram surgindo outras oportunidades de trabalho inclusive como ator de televisão. Nessa cidade participou ainda da Companhia de Dança Teatro de Revista, que segundo ele, era uma companhia de rebolados e por ela viajou pelo norte do país apresentando-se nos estados de Amazonas e do Acre, bem como em cidades da Bolívia e do Peru. Ao retornar dessas temporadas internacionais aportou novamente no Acre e em Manaus e com a falência da casa de teatro da qual a Companhia foi contratada, o espetáculo de dança foi vendido para um circo.

Depois desse período de *tournées* nacional e internacional junto a Companhia ele voltou para Recife, para a Companhia da TV Jornal do Comércio e para o Grupo de Danças Flávia Barros. Roosevelt Pimenta em entrevista a citada TV Tribuna do Norte, comentou que surgiu a oportunidade de ser coreógrafo no Circo Real Espanhol e disse que nessa vida mambembe tinha o hábito de procurar, em cada cidade que chegava, uma escola de dança para fazer suas aulas. Com o citado circo aportou em Fortaleza onde fez aulas com Hugo Bianchi e em São Luiz do Maranhão fez aulas com Reinaldo Farai. Lá atuou na Academia Maranhense de Balé, posteriormente foi convidado por Marika Gidali para fazer parte do Balé Stagium.

De volta a Natal, no ano de 1974, foi « *convocado* » por Jesiel Figueiredo diretor de teatro potiguar e por Olindina Gomes, então Secretária de Educação do município de Natal para fundar o Balé Municipal de Natal do qual foi diretor até o ano de 2008.

Durante os 34 anos à frente da direção do Balé Municipal de Natal, Roosevelt Pimenta foi responsável por criar em parceria com professores da escola espetáculos de fim de ano, bem como fundou o Corpo de Baile e a Companhia de Dança Balé da Cidade.

A escola segundo seu fundador Roosevelt Pimenta implantou um método de ensino com base na Escola Italiana de Ballet (*Cecchetti*) que passou a ser aplicado de forma sistematizada com uma nomenclatura específica. « *Nesse método os alunos passam por um exigente treinamento dedicado a moldar e preparar seus corpos para qualquer exigência coreográfica que lhe for apresentada* »[1].

Roosevelt Pimenta criou para a escola os estágios para suas turmas, a saber : *Baby-class*, Preliminar, Segundo Grau e Corpo de baile que dançou no ano de 1974 o « *Uirapuru* », primeira coreografia encenada pelo corpo de baile e coreografada pelo seu diretor.

Os jornais da época informaram com repercussão local da estreia desse bailado conforme reportagem do jornal *A República* de 16 de agosto de 1974 :

> Ballet Municipal
> Sob todos os pontos, altamente joia a criação do Ballet Municipal do Natal, da Secretaria de Educação do Município. E seu primeiro espetáculo, sob a direção de Roosevelt Pimenta, está aí no Teatro Alberto Maranhão mostrando toda a verve do grande bailarino e hoje professor de Ballet. Não entendo

[1] Sena M.F.A., 2011. *Arquivos da dança na cidade : uma história do ballet municipal de Natal*, Natal, Ed. Do Autor, p. 25.

> quase nada, mas assisto, para não perder o hábito, e ouvir comentários dos que entendem sobre o espetáculo. « *Uirapuru* », de Heitor Villa Lobos, em um ato, abre em Natal o ballet ao vivo. É um novo público, uma nova plateia que vai se educando. E já para dezembro o Ballet Municipal anuncia « *As quatro estações* », de Vivaldi. Finalmente agradeço pelo convite a mim enviado (José de Sousa).

A partir da década de 1970, a estética moderna parece se estabelecer em Natal com Roosevelt Pimenta. Apesar dessa nova estética para dança em Natal estar se estabelecendo com chegada desse professor e coreógrafo, há registros anteriores do uso do termo Dança Moderna em alguns festivais de dança, e pode-se dizer, apesar da imprecisão das fontes, que nestes eventos já era possível observar alguns esboços do que viria a compor essa nova estética (Dantas, 2005).

Na década de 1970, com a criação do Ballet Municipal de Natal (1974), pela Secretaria Municipal de Educação, sob a direção de Roosevelt Pimenta, Natal investe um outro olhar para dança : « *É um novo público, uma nova plateia que vai se educando* » como afirmava a notícia publicada pelo Jornal A República em 16 de agosto de 1974.

A criação do Ballet Municipal oportunizou a sociedade natalense o acesso ao ensino do ballet e uma formação artística e cultural sistematizada. A permanência de suas atividades em mais de 40 anos após sua fundação denota uma história consistente na cena cultura da cidade. Da escola formou-se o corpo de baile e consequentemente a Companhia de Dança da Cidade oficializada em 2002.

Além de suas atividades no Ballet Municipal como professor, diretor e coreógrafo, Roosevelt Pimenta contribuiu com outros espaços de dança na cidade do Natal a exemplo do Grupo Panã-Panã final de 1970 e início dos anos de 1980, grupo criado no Departamento de Artes da Universidade Federal do Rio Grande do Norte vinculado ao Núcleo de Arte e Cultura desta Universidade, com participação de bailarinos da cidade, sob a orientação do professor Roosevelt Pimenta.

Contribuiu ainda como professor da recém-criada Escola de Danças Integrada do Teatro Alberto Maranhão (EDITAM) no ano de 1985 com os professores Carmen Borges, Edson Claro e Fátima Sena. Dirigiu ainda a Academia de Danças Termas Center de 1981 a 1984.

Sua obra de projeção como coreógrafo foi o « *Uirapuru* », mas além dessa, outras se destacaram ao longo dos anos em que ficou à frente do Balé Municipal. Pode-se destacar : As danças afro-brasileiras (1974), Amor cigano (1975), Afonsina y el mar (1979), Aos nossos filhos (1983) ; além da direção de espetáculos tais como A princesa de Bambuluá (2004), A princesa e o gigante (2006), Maria e o príncipe (2007), *Coppélia* (2008),

Dom Quixote (2009) e O Quebra Nozes (2010). Roosevelt Pimenta foi responsável por formar vários alunos na tradicional dança do balé clássico. Ele morreu em 2011 vítima de um acidente vascular cerebral.

Referências

« Ballet Municipal », *Jornal A República*, Natal,16 ago 1974.

DANTAS G.R., 2005. *A arte de Terpsicore em Natal – 1959 a 1979 : por uma construção histórica da dança teatral. Monografia em História* – UFRN, 215 fol. Natal.

SENA M.F.A., 2011. *Arquivos da dança na cidade : uma história do ballet municipal de Natal*, Natal, Ed. Do Autor.

VIEIRA M. de S., « Trajetórias e histórias da dança em Natal ». *Anais do VII Congresso da ABRACE : Tempos de memória – vestígios, memórias e mutações*, Porto Alegre, 2012.

VIANNA Klauss (1928-1992)

Katia AGG
Université Paul-Valéry, Montpellier 3

Dans l'arrière-cour de sa maison à Belo Horizonte, Minas Gerais (Brésil), Klauss Vianna a grandi avec la sensibilisation de son corps grâce aux jeux d'enfants, il a enrichi leurs expériences entre les arbres, les animaux et les personnes, les sons, les odeurs et les textures de tout ce qui composait cet endroit. Son intêret pour le corps humain s'est évéillé très tôt grâce à ses jouets préférés : le squelette et le cœur en bois, les deux instruments d'étude de son père qui était médecin et après, le corps dénudé du jardinier qui montrait le travail de la musculature pendant la réalisation de leurs services. Klauss a été conçu, nourri et intégré dans l'environnement familier et sensible. Les impressions ressenties durant son enfance ont été consignées dans le livre *A Dança* (1990) ainsi que dans les témoignages disponibles dans la Collection Klauss Vianna[1].

Donc, toutes les impressions de son enfance l'ont accompagné pendant sa trajectoire artistique durant laquelle il vivait à Sâo Paulo, Rio de Janeiro, Minas Gerais et Bahia. Le regard attentif et gardant quelques degrés de distance pour mieux observer les gestuels et les mouvements, aussi bien que les impulsions produites au cours de l'émersion et de la transformation des sentiments générés à l'intérieur du corps, qui se manifestent physiquement comme dans la danse. La connaissance et l'expression corporelles, dans leurs segments multiples – anatomique, psychologique, technique, énergétique, émotionnel, social, culturel et politique - permettent d'introduire du vécu dans l'expérience poétique du danseur qui est capable de transposer les émotions, sensations et sentiments les plus variés pour construire et exprimer la danse.

« *A dança se faz não apenas dançando, mas também pensando e sentindo : dançar é estar por inteiro* »[2]. En ce qui concerne la prise de conscience d'être entier, il s'agit non seulement d'un discours, mais surtout d'un ensemble d'actions, de pensées, de créations et d'enseignement qu'il a appliqués par lui en tant que professeur, chorégraphe et danseur. Klauss Vianna a apporté une nouvelle corporéité au le danseur brésilien.

---

[1] Collection Klauss Vianna, disponible dans le lien : www.klaussvianna.art.br.

[2] Traduction libre de l'auteur : « *On ne fait pas la danse seulement en dansant, mais aussi en pensant et en ressentant : danser, c'est être entier* » (Vianna K., 2005, p. 32).

Pendant la récupération d'une période tendue en raison de la domination de la dictature militaire, il a trouvé des corps restés en état hypnotique à cause de la répétition, et sans capacité de poser des questions car ils restaient silencieux devant leurs propres doutes et désaccords possibles, ou même devant leurs souhaits et leurs émotions. Son travail a permis d'apporter la récuperation entière du corps en utilisant une méthode pour se reconnecter à soi-même, en valorisant l'individuel, donnée par la connaissance sensible, anatomique et mécanique appliqué à la danse, pour promouvoir ensuite un travail démocratique et libre realisé en groupe.

À travers la liberté présente dans l'expréssivité de soi-même et dans la relation avec l'autre et l'espace, on peut remarquer l'importance de reprendre la curiosité et la joie qui font naturellement partie de l'enfance. Klauss a été influencé par la manifestation d'un *corps-jouet* dans la scène, et qui a permis aux danseurs une danse colorée, teintée de rires et de sonorités, en respectant l'action organique corporelle une fois que son art a été guidé dans l'existence d'autoconnaissance.

De cette façon, Klauss a éveillé la pensée sur la technique comme un moyen et non une fin en elle-même, quand il a dévoilé l'importance de la connaissance corporelle et changé la relation existante entre l'élève et l'enseignant, le danseur et le choregraphe, à partir de l'exercice de la démocratie. « *A forma, repito, é consequência : são os espaços internos que devem criar o movimento de cada um* »[3]. Second lui, quand on met les espaces intérieurs du corps en état d'attention extrême, on provoque l'impulsion responsable de la naissance du mouvement. Cette dynamique produit un conflit intérieur qui fera ressortir l'expression du corps. Les mouvements représentés par le danseur peuvent être similaires, mais ils ne seront jamais identiques aux mouvements d'un autre danseur, car on doit considérer les aspects individuels, soit par le physique, l'intention ou l'énergie utilisée.

De sa biographie à l'ensemble de toutes ses œuvres, on se fait la remarque d'une congruence sur laquelle Klauss Vianna a construit et a vécu pendant son chemin, en éveillant le désir par la connaissance et par l'expression corporelles, pour toute une classe d'artistes, de chercheurs et aussi les personnes passionnées par le corps en mouvement. Quand il a valorisé la plénitude d'être, il a apporté un autre corps sur la scène, spécialement pour les arts vivants : un corps politique, à cette façon dont son corps libre donnait une expressivité aux pensés et aux sentiments à travers des mouvements physiques et vocaux. Par conséquent, en récupérant ce

[3] Traduction libre de l'auteur : « *Moi, je l'ai déjà dit, et je vais le répéter, la forme est une consequence : ce sont les espaces intérieurs qui doivent créer le mouvement de chacun* » (Vianna K., 2005, p. 36).

corps citoyen, il a fait ressortir des aspects comme la créativité, le ludique et la liberté, à savoir des éléments essentiels pour la revitalisation de nos droits aux cris, aux pieds dénudés et aux rires. Enfin, toute expression sur et en-dehors de la scène, prend une puissance extraordinaire quand elle est construite sur la base de la vérité du sensible.

Deuxième Partie

Éveiller / Despertar

BILLETER Jean-François (1939-)

Éric CAULIER
Université de Nice Sophia Antipolis

Sinologue suisse et professeur émérite à l'Université de Genève, Jean-François Billeter s'intéresse dans ses nombreux ouvrages à l'activité parfaitement intégrée. Interpelé par un bref commentaire du chapitre 15 du *Laozi* de Li Shapao, spécialiste des techniques traditionnelles de l'« exercice du souffle », Jean-François Billeter pose, dès 1985, l'intégration du corps propre comme principe même de la connaissance. Peu après, il sort l'un de ses ouvrages majeurs, *L'art chinois de l'écriture.*

Selon lui, dans la recherche d'un mouvement à la fois spontané et maîtrisé, caractéristique de l'activité créatrice, tous les grands calligraphes passent par trois phases : l'acquisition de la technique, l'étude des œuvres et l'émergence de la personnalité. Au travers de quelques livres remarquables, l'auteur propose une lecture inédite des passages-clés du *Zhuangzi*. Il nous montre que le plus grand penseur chinois se réfère à sa propre expérience qu'il décrit avec une grande précision. Il nous emmène au cœur d'activités parfaitement intégrées – découper un bœuf, nager, transmette un savoir-faire – et explicitées de manière magistrale.

Au fil de son parcours, le professeur d'études chinoises nous fournit des clés de compréhension de l'activité en général, de ses divers paliers et modes (régimes). Il nous indique comment nos différents gestes peuvent être exercés dans une optique de perfectionnement de soi. Jean-François Billeter entend le corps tel la totalité des facultés, des ressources et des forces, connues et inconnues de nous, qui portent notre activité. Pour lui, tout apprentissage consiste, au travers de l'intégration de la technique, à mobiliser et à unifier progressivement toutes les ressources du corps propre jusqu'à ce que l'activité propre soit complètement intégrée dans le geste, et que le geste procède de l'activité propre toute entière.

Références

BILLETER F., 2010. *Essai sur l'art chinois de l'écriture et ses fondements* (refonte de son ouvrage de 1989), Paris, Allia.

2012. *Un paradigme*, Paris, Allia.

CAYCEDO Alfonso

Bernard ANDRIEU
Université René Descartes – Sorbonne Paris Cité

Le professeur Alfonso Caycedo[1], né en 1932 à Bogota (Colombie), neuropsychiatre à Barcelone, a mis au point la *Sophrologie* à partir de 1960 et la définit comme l'étude de la conscience, de ses modifications et des moyens physiques, chimiques ou psychologiques susceptibles de la modifier. Il s'intéresse à certaines techniques anciennes et modernes, occidentales et orientales, susceptibles de changer l'état de conscience, et à différentes méthodes de relaxation. La sophrologie met en évidence deux composantes : la décontraction musculaire et la détente de l'esprit. Quelle que soit la technique, les différentes méthodes de relaxation induisent trois grands types de variables de modifications de l'état de conscience :

- le fonctionnement cérébral et la neurophysiologie ;
- le fonctionnement somatique et métabolique ;
- le vécu subjectif et la psychologie.

Pour ces variations qualitatives, la sophrologie définit trois états de conscience :

- *ordinaire* : c'est celui de l'homme sain, ordinaire ;
- *pathologique* : c'est celui de l'individu malade, névrosé ou psychotique. Chacun peut y tomber de façon temporaire ou définitive ;
- *sophronique* : c'est celui de l'homme en harmonie avec lui- même et le monde extérieur. Cet état est induit par la pratique de la sophrologie, mais aussi par d'autres techniques occidentales ou orientales telles que le Zen, le yoga, la méditation transcendantale.

Cette science utilise des techniques qui sont soit recouvrantes, soit découvrantes, et se pratiquent sans exécuter de mouvements. La sophronisation est le processus selon lequel le sujet est progressivement conduit vers un niveau de conscience appelé « état sophronique », différent de son niveau de conscience ordinaire. Elleconsiste à amener le sujet, par le biais du *Terpnos logos* (paroles énoncées suivant un rythme régulier), dans un état de détente le plus profond possible, à éliminer toute tension

[1] Jezic H., « Histoire de la sophrologie », dans *La sophrologie, le corps et l'âme*, Paris, Buchet-Chastel, 1982, p. 23-32.

musculaire, ce qui le conduit à abaisser son niveau de vigilance jusqu'à atteindre un seuil dit « sophro-liminal », « zone X » ou encore « état crépusculaire », situé entre la veille et le sommeil.

Techniques recouvrantes :

- *Sophro-Acceptation-Progressive (S.A.P.)* : le sujet va être amené a vivre par anticipation une action, une situation à venir dans un futur plus où moins proche, réelle et non fictive, sous son angle le plus positif possible ;
- *Sophro-Correction-Sérielle (S.C.S.)* : le sujet traverse, étape par étape, une situation jusque-là anxiogène, phobie par exemple, en la remplaçant par un vécu positif ;
- *Sophro-Subsitition-Sensorielle (S.S.S.)* : le sujet va substituer une sensation corporelle à une autre dans un but d'anesthésie ou d'analgésie.

Techniques découvrantes :

- *Sophro-anamnèse* : cette technique donne des renseignements, des repères au sophrologue quant à l'histoire psychologique et affective du sujet en faisant remonter à la conscience des situations vécues dans le passé ;
- *Sophro-mnésie* : son but est d'intégrer à la conscience du sujet la causes de ses conflits, de ses symptômes ;
- *Sophro-analyse* : consiste à laisser venir librement les images mentales et leurs associations afin de facilité l'accès à l'imaginaire et l'activation du processus thérapeutique.

DESPEUX Catherine (1946-)

Éric CAULIER
Université de Nice Sophia Antipolis

Sinologue française et professeur émérite de l'INALCO (Institut National des Langues et Civilisations Orientales), Catherine Despeux s'est spécialisée dans l'histoire de la pensée et des religions chinoises. Elle est connue pour ses travaux sur le taoïsme et le *Taijiquan*. Dans ses nombreuses publications, elle s'intéresse notamment aux représentations du corps dans le taoïsme et dans la médecine chinoise. Sa première thèse, soutenue en 1974, donnera naissance à un livre[1] de référence incontournable pour tous les pratiquants d'arts internes chinois. Dès le titre, la sinologue, qui est également une pratiquante, annonce les deux étapes indissociables du parcours : *Taijiquan : art martial, technique de longue vie.* Elle montre que le *Taijiquan* reprend les trois étapes de l'ancienne alchimie intérieure (*nei dan*) : travail du souffle (*qi gong*), transformation du souffle en énergie spirituelle, et union au Dao. Lors de l'étape ultime – accomplissement du taiji – *le pratiquant n'exécute plus lui-même les mouvements, il laisse le Dao agir à travers lui.*

Catherine Despeux (1988), avec *La Mœlle du phénix rouge*, constitue un recueil des plus beaux textes sur les techniques chinoises pour maintenir la santé (aujourd'hui baptisées *qi gong*). Dans la foulée, l'auteure soutient en 1989 une seconde thèse intitulée *Santé et longue vie dans la Chine Traditionnelle.* Dans son ouvrage de 1994 *Taoïsme et corps humain*, de 1994, à travers l'étude d'une ancienne carte taoïste du corps, elle propose un voyage dans cet immense continent intérieur. Par un déchiffrement de la symbolique du corps caractéristique d'écoles taoïstes, associant pratiques d'alchimie intérieure et rituels extérieurs, elle montre les possibilités d'action simultanée sur les mondes interne et externe. Il sera réédité en 2012 sous le titre : *Taoïsme & connaissance de soi.*

[1] Despeux C., 1981. *Taijiquan : art martial, technique de longue vie*, Paris, Guy Trédaniel.

Bibliographie

DESPEUX C., 1981. *Taijiquan : art martial, technique de longue vie*, Paris, Guy Trédaniel.

1988. *Le Qigong. La mœlle du phœnix rouge*, Paris, Guy Trédaniel.

1994. *Taoïsme et corps humain. Le Xiuzhen tu*, Paris, Guy Trédaniel.

GATTEFOSSE René-Maurice (1881-1950)

Bernard ANDRIEU
Université René Descartes – Sorbonne Paris Cité

En 1910, l'ingénieur chimiste lyonnais René-Maurice Gattefosse découvre par hasard les vertus de l'huile essentielle de lavande. En effet, s'étant gravement brûlé sa main pendant une expérience dans une usine de parfumerie, il l'a plongée dans le baquet le plus proche de liquide qui s'est justement avéré contenir cette précieuse huile. Il est stupéfié par la rapidité de guérison de la brûlure qui de surcroît laisse très peu de marques. Ainsi, cette constatation l'amène à expérimenter les huiles essentielles pendant la première guerre mondiale sur des soldats dans les hôpitaux militaires.

Il y emploie des huiles de lavande, thym, citron et clou de girofle pour leurs propriétés antiseptiques. Le chimiste note une accélération de la cicatrisation dans les blessures traitées de cette façon, les huiles semblant être exemptes des inconvénients d'autres agents antiseptiques en service à cette époque. Selon lui, la lavande est plus appropriée pour traiter les infections que plusieurs antiseptiques utilisés jusqu'ici. En 1926, l'ingénieur publie *Les Antiseptiques essentiels,* puis, en 1928, un livre intitulé *Aromathérapie* (éd. Girardot).

Cette science utilise des extraits de certaines plantes que l'on appelle des *Huiles Essentielles.* Elles sont obtenues par distillation de vapeur d'eau, extraction ou pressurisation de la matière odorante prélevée sur végétaux, et elles contiennent donc des éléments physiques de ces derniers. Elles exercent un effet harmonisateur sur le plan physique, psychique et mental. L'aromathérapie a ainsi pour objet de renforcer et stimuler les systèmes de défenses naturelles présents dans chaque organisme. Pour ce qui est de son application générale, son utilisation vise à prévenir la maladie. Elle constitue l'une des méthodes les plus remarquables pour contrer les effets préjudiciables du stress. Son pouvoir curatif réside dans sa capacité à induire un état de relaxation et à engendrer une sensation de bien-être et de détente. Les huiles agissent également sur le système nerveux central. Certaines ont un effet sédatif, d'autres au contraire stimulant, et quelques-unes rétablissent un équilibre perturbé.

Dès 1945, le docteur Jean Valnet (1920-) s'attache à codifier de façon claire, en fonction de sa propre expérience, les propriétés des plantes médicinales comme des huiles essentielles : leurs indications et leurs posologies, par voie interne ou externe, des points de vue curatif ou préventif. Cette lourde tâche est finalement concrétisée vingt ans plus tard dans l'ouvrage *Aromathérapie,* publié par cet auteur en 1964 chez Maloine. La même année, il dirige un numéro de *Planète* sur les médecines différentes. Puis, en 1967 il publie *Thérapeutique journalière par les légumes, les fruits et les céréales,* et en 1972 *Phytothérapie-Traitement des maladies par les plantes.*

En 1971, il fonde la première société d'études et de recherches en aromathérapie et phytothérapie, et en 1981 il fonde le *Collège de Phyto-Aromathérapie et de Médecines de Terrain de Langue Française* qui, entre autres activités, propose un enseignement destiné aux étudiants et aux médecins et organise des séminaires. En 1973, il met au point avec le docteur Girault l'aromatogramme, un test qui est destiné à déterminer quelles sont les huiles essentielles les plus efficaces dans telle ou telle infection.

GINDLER Elsa (1885-1976)

Bernard ANDRIEU
Université René Descartes – Sorbonne Paris Cité

La conscience sensorielle a été créée à l'origine par l'entraîneuse de gymnastique Elsa Gindler en 1910 : « *Le corps est notre instrument personnel à la manière d'un instrument de musique dont on veut apprendre à jouer. Il faut l'explorer et le maîtriser. La façon d'y arriver est faite de concentration et de détente. C'est ainsi que chacun peut arriver à comprendre les particularités de sa constitution et savoir ainsi dans une large mesure se soigner lui-même* ».

À Berlin, elle développe une conception du travail corporel qu'elle appelle *Arbeit am Menschen* ou *Work on the Whole Person,* fondée sur l'éveil profond par la respiration et les techniques du toucher. Elle écrit : « *J'ai essayé de montrer à quel point la constriction peut être liée avec des perturbations de la respiration et celles-ci, une fois encore, avec des perturbations du domaine psychique* »[1]. Elle favorise l'appropriation de la technique de conscience corporelle : « *Toute correction faite de l'extérieur n'a que peu de valeur* »[2].

Atteinte de tuberculose, Elsa Gindler réussit à permettre à son poumon affecté de se reposer et parvient ainsi à se guérir en devenant extrêmement attentive au fonctionnement interne de son organisme. En 1977, Charlotte Selver raconte évoque sa détermination : « *Elle travaillait toute seule sur sa respiration. Elle était très malade, (...) sur le point d'abandonner tout espoir. Et puis elle a fait des expériences (...), de façon à ce que le côté atteint de ses poumons puisse se reposer tandis que le reste faisait le travail. Et elle a apparemment réussi. Elle était aussi complètement végétarienne et elle était très consciente de l'intérêt de la diététique et de tout ce qu'on pouvait faire pour se nettoyer. Et elle a guéri* ».

Grâce à ces découvertes, qu'elle fit entièrement seule, elle a commencé à réaliser que l'organisme avait des capacités auto-régulatrices, et tendait à s'auto-guérir et à s'équilibrer lui-même. Et ça lui a semblé très, très intéressant. Selver poursuit : « *Durant ces premières années où j'étais avec elle, elle (...) ne s'arrêtait jamais de chercher* », d'explorer, d'évoluer. Pour elle, la respiration n'était pas quelque chose à enseigner, mais à

[1] Johnson D.H. (Ed.), 1995. *Bone, Breath and Gesture,* North Atlantic Books, Berkeley, CA, USA, p. 12.
[2] *Op. cit.*, p. 14.

expérimenter ; « *découvrir comment, quand on n'interfère pas, la respiration s'affirme de la manière la plus naturelle. Et c'est la même chose pour tout : travailler sur le mouvement, travailler sur l'équilibre, travailler sur la manière dont on parle, dont on approche les autres, toute tâche...* » (Entretien, 1977 avec C. Selver)

Dans le travail d'innovation opéré par Gindler, les étudiants étaient guidés de façon à devenir curieux de leur propre fonctionnement et d'expérimenter, tant dans les cours que dans leur vie quotidienne, de nouvelles façons de bouger, de respirer, de percevoir. En 1926 elle écrivait : « *Soudain, chaque étudiant travaille à sa propre manière... et commence à sentir qu'il est responsable de lui-même. Sa conscience de lui-même est accrue* »[3].

Gindler a conservé des centaines de photos avant-après, des enregistrements vocaux de son travail, mais aussi des films de gens en train de bouger et des journaux intimes de ses étudiants. « *Tous ces documents ont été détruits en 1945 lorsque, une semaine avant la libération de Berlin, son studio est parti en fumée. Tous à l'exception d'un essai publié en 1926. (...) un groupe d'étudiants juifs qu'elle cachait dans sa cave a été contraint de fuir l'incendie, a été capturé et tué* »[4]. Gindler a eu beaucoup de mal à revenir travailler après cela.

Parmi les enseignants qui ont poursuivi et développé son travail, on trouve Clare Nathanson Fenichel en Californie, Sophie Ludwig à Berlin, Lotte Kisteller en Israël, Lily Ehrenfried à Paris, Elfriede Hengstenberg en Suisse, Emmi Pikler à Budapest, Charlotte Selver en Californie et Carola Speads à New York.

Alice Aginski (1906-2000), née en Allemagne, se forme dès 1925 auprès d'Elsa Gindler. À son arrivée à Paris en 1933, elle donne des cours et passe son diplôme de kinésithérapeute : « *Chez Elsa Gindler, nous avons rééduqué le sens de la qualité d'un mouvement, la distinction entre un mouvement superficiel et un mouvement ressenti, la sensibilité à l'expression d'un mouvement auquel participe toute la personnalité et qui, au moins momentanément, transforme autant son état d'esprit que sa forme physique* » (http://www.gymholistique.com/?Une-histoire-de-pionnieres).

---

[3] Johnson D.H. (Ed.), 1995. *Op. cit.*, p. 8 ; Gregory S., Robine J.-M., « Elsa Gindler : une ancêtre oubliée de la Gestalt-thérapie », *Cahiers de Gestalt-thérapie*, vol. 2004/1, n° 15 : Corps, Paris, Collège européen de Gestalt-thérapie.

[4] Gregory S., Robine J.-M., 2004. *Op. cit.*

Bibliographie

BROOKS C.V.W., 1974. *Sensory Awareness – the rediscovery of experiencing,* New York, Viking Press.

GINDLER E., « Die Gymnastik des Berufsmenschen [Gymnastik for Working People] », *The Journal of the Deutschen Gymnastik-Bund [German Gymnastik Federation],* 1926.

« Gymnastik for Busy People », *Sensory Awareness Foundation Bulletin,* Vol. 10, n° 1, 1927, p 36-40.

GREGORY S., « Elsa Gindler : Lost Gestalt Ancestor », *British Gestalt Journal,* Vol. 10(2), 2001, p. 14-117.

GREGORY S., ROBINE J.-M., « Elsa Gindler : une ancêtre oubliée de la Gestalt-thérapie », *Cahiers de Gestalt-thérapie,* Vol. 1/2004, n° 15, p. 9-17.

HELLER G.F., « From Dance to Psychotherapy », *The Charlotte Selver Foundation Bulletin : The work after Elsa Gindler,* Vol. 11, 1983, p. 3-8.

HENGSTENBERG E., « Her Teacher – Elsa Gindler », *Charlotte Selver Foundation Bulletin : Elfriede Hengstenberg – Her Life and Work,* Vol. 12, 1985, p. 12.

JOHNSON D. H. (Ed.), 1995. *Bone, Breath and Gesture,* North Atlantic Books, Berkeley, CA, USA.

NARANJO C., 2003. *Foreword in Rosen Method Bodywork,* Berkeley, CA : North Atlantic Books.

NÖRENBERG R., « Letter to Charlotte Selver », *The Charlotte Selver Foundation Bulletin : Elsa Gindler, 1885-1961,* Vol. 10(II), 1981, p. 20-21.

PIKLER E., « Excerpt from Peaceful Babies », Contented Mothers. *Sensory Awareness Foundation Bulletin : Emmi Pikler, 1902-1984,* Vol. 14, 1994, p. 5-37.

PINCUS L., *The Charlotte Selver Foundation Bulletin : Elsa Gindler, 1885-1961,* Vol. 10(II), 1981, p. 32

http://judythweaver.com/writings/the-influence-of-elsa-gindler-ancestor-of-sensory-awareness/

« Somatics », interview de Charlotte Selver par Ilana Rubenfeld, *Journal of the Bodily Arts and Sciences*, Spring 1977, Trad. Anne-France Bienassis, [on line] sur : http://gymholistiqueleblog.fr/interview-de-charlotte-selver-1977.

JACOBSON Edmund (1885-1976)

Bernard ANDRIEU
Université René Descartes – Sorbonne Paris Cité

Dès les années 30, Edmund Jacobson élabore une technique de relaxation[1] progressive dont le but est une diminution de l'activité tonique et une réduction de l'excitabilité cérébrale. Par un ordre rigoureux et systématique, la contraction forte de l'avant-bras sur le bras est transitoire et doit permettre au sujet de prendre conscience de la sensation kinesthésique de l'état de relaxation qui, par définition, est une absence de toute contraction. Tous les muscles, fléchisseurs et extenseurs, puis au niveau du cou, des muscles oculo-moteurs et enfin ceux intervenant dans la phonation et dans la déglutition, sont l'objet de cette relation de plus en plus différentielle et différenciée dans la vie quotidienne.

L'étude et le soin de l'élément nerveux de l'organisme sont le cadre des travaux de Jacobson sur les conditions neuromusculaires du tonus et de la contraction : « *La méthode décrit la tranquillité du système nerveux, y compris celle de l'esprit. En raison des raccordements réflexes, le système nerveux ne peut pas être apaisé excepté en même temps que le système musculaire. En fait, il devient évident que le repos entier d'organisation de l'organisme diminue l'activité neuromusculaire. Par conséquent, la gamme possible d'usage de la méthode de relaxation ne devrait pas être uniquement limitée à la neurologie, puisqu'elle peut être appliquée là où le repos est utile dans la pratique de la médecine* »[2].

La relation est « *une forme intensive de repos* »[3] qui peut s'appliquer à l'hypertension émotionnelle ou neuromusculaire, à la fatigue et à la convalescence, aux désordres vasculaires, organiques et fonctionnels du cœur, à la tuberculose. L'économie de l'énergie neuromusculaire peut être mesurée par le volume respiratoire et par le nombre de calories utilisées par l'organisme. Jacobson fait de la relaxation et de la contraction musculaire des sensations proprioceptives un élément important du courant de conscience[4]. La posture assise ou couché permet de prendre conscience de la

---

[1] Jacobson E., 1929. *Progressive relaxation. A physiological and clinical investigation of muscular states and their significance in psychology and medical practice,* Chicago University Press.
[2] *Op. cit.*, p. XII.
[3] *Op. cit*, p. 420.
[4] *Op. cit.*, p. 431.

tension ou du relâchement musculaire du cou par l'inclinaison de la tête, la flexion du bras ; sans effort, le corps révèle progressivement un vécu tactile de la relaxation.

La plupart des procédés de relaxation actuels modifient, utilisent ou renouvellent les exercices décrits par Schultz ou par Jacobson. Cependant, il existe de nombreuses techniques qui ont chacune leur théorie de base, leur concept, leur méthodologie, leurs indications et contre-indications. Par exemple, le *Training Autogène* de Schultz, la *Relaxation progressive* de Jacobson, la *Relaxation différentielle* de Jacobson, la *Relaxation Psycho sensorielle* de Vittoz, la *Relaxation psychotechnique* de Julian de Ajuriaguerra, la *Relaxation à induction variable* de Michel Sapir, la *Relaxation psychanalytique* de Guirchou, la *Relaxation énergétique*, ainsi que la *sophrologie*. La relaxation apparaît dans des champs très différents : médical ou paramédical, thérapeutique, pédagogique, sportif, loisirs anti-stress, formation ergonomique... Elle agit sur la variation de l'activité neuromusculaire à la température et aux rythmes cardio-vasculaires.

C'est dans les années 1950, à l'hôpital Sainte-Anne à Paris, que Julian de Ajuriaguerra (1911-1993), à la fois neuropsychiatre et psychanalyste, s'entoure d'une équipe de psychanalystes tels que Jorge E. Garcia Badaracco, Michèle Cahen et Marianne Strauss pour, à partir du *Training autogène* de Schultz, utiliser l'expérience tonique dans la relation de transfert, dans un sens psychanalytique. Ils mettent ainsi en lumière l'importance du lien inter-relationnel et du dialogue tonico-émotionnel. En 1962, au Congrès de Vittel sur la Relaxation, la méthode Ajuriaguerra se démarque déjà de celle de Schultz en insistant sur la valeur thérapeutique des difficultés rencontrées par le patient dans son effort pour se détendre lors de la relation qu'il instaure avec l'analyste.

En 1964, Jean-Georges Lemaire[5] publie son livre sur *La Relaxation*, avec une préface de J. de Ajuriaguerra. Il y recense les différentes techniques de relaxation et donne les prémices de la méthode. Il définit l'unité du corps dans un dialogue tonique avec l'espace, regrettant qu'il n'y ait pas d'étude sur l'ontogenèse du schéma corporel. Il trouve dans la relaxation le moyen pour le corps de vivre « *ses états par des modifications toniques de niveaux divers, des contractions ou des décontractions suivant qu'on s'approche du sujet, qu'on le touche, qu'on s'en éloigne, ces actes étant considérés comme danger ou comme donation* »[6].

---

[5] Lemaire J.-G., 1964. *La relaxation. Relaxation et rééducation psychotonique*, Paris, Payot, coll. « Petite Bibliothèque Payot ».

[6] Ajuriaguerra J. de, « Préface », dans J.-G. Lemaire, *Op. cit.*, p. 10.

Dans le service du Professeur Jean Delay (1907-1987), à la clinique des maladies mentales et de l'encéphale à Sainte-Anne, l'équipe des psychanalystes formés à la Relaxation va peu à peu mettre au point la psychothérapie de cette spécialité. Cette technique condense en une synthèse originale des procédés d'activation psychophysique issue de sciences orientales. Elle est particulièrement adaptée à la pratique de groupe. Les deux termes « relaxation » et « dynamique » ne sont nullement contradictoires. En effet, pour pouvoir être dynamique et efficace, il est nécessaire d'être à la fois relaxé et détendu.

JACUZZI (Les frères)

Bernard ANDRIEU
Université René Descartes – Sorbonne Paris Cité

Immigrés d'Italie aux États-Unis depuis 1900, les frères Jacuzzi ont inventé une hélice unique, la *J-300*[1], connue sous le nom de *toothpick* (cure-dents), qui a révolutionné l'industrie aéronautique durant la Première Guerre mondiale. Giocondo Jacuzzi étant mort en 1921 dans un accident d'avion entre Yosemite et San Francisco, ses fils adaptent son invention aux pompes hydrauliques durant la prohibition. Ils créent le *Jacuzzi J-7*, un monoplan destiné à la livraison du courrier domestique.

En 1943, suite à une polyarthrite rhumatoïde, le jeune Kenneth Jacuzzi souffre de rhumatismes articulaires. Les traitements réguliers d'hydrothérapie reçus aux hôpitaux locaux ne le soulagent pas, et son père a l'idée d'utiliser l'expertise de sa société pour développer une pompe submersible lui permettant d'effectuer sa thérapie calmante de tourbillons d'eau au quotidien, dans la baignoire de la maison. Ainsi, en 1948 est conçue une pompe d'aération qui peut être utilisée à domicile. Portative, elle est placée dans l'eau et peut être déplacée d'une baignoire à l'autre.

En 1956, Roy, qui est issu de la troisième génération de Jacuzzi, améliore le principe pour créer le premier système d'hydromassage horizontal de type eau + air : le *J. 300* projette l'eau en jets sur les patients en quête de soulagement.

En 1968 face à l'intérêt du consommateur américain pour sa santé, dans le cadre des activités de forme physique et de loisirs, Roy Jacuzzi invente et lance le premier bain intégrant entièrement le tourbillon. Par l'incorporation du jet dans les côtés du baquet, ce bain possède des systèmes de chauffage et de filtration afin de maintenir l'eau chaude et propre.

---

1 http://www.familyrecreation.com/more_history.htm.

JANOV Arthur (1924-)

Bernard ANDRIEU
Université René Descartes – Sorbonne Paris Cité

Arthur Janov (1924-) découvre en 1967 la thérapie du cri primal avec laquelle il prétend atteindre les causes profondes de la souffrance, celui-ci n'étant qu'un moyen pour la déjouer (*acting-out*), en la débusquant dans les couches enfouies de l'inconscient corporel. Le but de la thérapie est de contrer le système de défenses qui aggrave la névrose, pour que l'individu devienne « *entièrement lui-même, connaissant des sentiments profonds et une unité intérieure* »[1].

Comme être de besoin, le sujet humain transforme ses besoins réels en besoins pathologiques dès lors que des scènes et des souffrances primales sont incorporées et refoulées dans sa mémoire. La définition psychophysiologique de la tension assure au modèle une reconnaissance neuroscientifique. Cette tension serait « *un mécanisme de survie qui pousse l'organisme vers la satisfaction de ses besoins* »[2].

Dans un cadre expressif, Janov estime que « *le contact physique, les caresses ne sont pas tout* »[3] ; l'enfant doit avoir la possibilité d'exprimer ses sentiments. Par une théorie de l'empreinte, le psychologue lie le traumatisme de la naissance avec celui de la névrose[4], le patient étant amené progressivement à revivre ce moment (*re-birth*). Janov, qui dénonce l'industrie du *rebirth*[5], s'oppose à Léonard Orr qui se vante d'avoir réalisé dix mille *rebirth* par la technique de la respiration très peu utilisée par Janov lui-même. Le revécu prend du temps et exige une intégration progressive des différents degrés de conscience, comme « *une névrose à rebours* »[6]. Le corps se souvient suffisamment de lui au point de pouvoir revenir vers son état biologique normal dont il faudrait « *réintégrer le souvenir* »[7] dans son affectivité et dans sa conscience (http://www.primaltherapy.com/).

---

[1] Janov A., 1970. *Le cri primal*, Paris, Flammarion, 1975, p. 16.
[2] *Op. cit.*, p. 50.
[3] *Op. cit.*, p. 338.
[4] Janov A., 1983 [1982]. *Empreinte. Marqués pour la vie par les circonstances de la naissance*, Paris, R. Laffont, p. 36-78.
[5] *Op. cit.*, p. 287.
[6] Janov A., 1992 [1991]. *Le nouveau cri primal. Revivre et vaincre la souffrance*, Paris, Presse de la Renaissance, p. 375.
[7] Janov A., 1996. *Le corps se souvient. Guérir en revivant sa souffrance*, Paris, éd. du Rocher, p. 246.

Bibliographie

JANOV A., 1975 [1970]. *Le cri primal*, Paris, Flammarion.

1982 [1983]. *Empreinte. Marqués pour la vie par les circonstances de la naissance*, Paris, R. Laffont.

1992 [1991]. *Le nouveau cri primal. Revivre et vaincre la souffrance*, Paris, Presse de la Renaissance.

1996. *Le corps se souvient. Guérir en revivant,* Paris, éd. du Rocher.

KABAT-ZINN Jon (1944-)

Benoît GRISON
Université d'Orléans

Biologiste et chercheur en Médecine américain, Jon Kabat-Zinn se tourne dès 1966 vers différentes variétés de méditations bouddhistes, dont la *Vipassana*. De ce métissage interculturel de techniques méditatives dans un cadre laïque, il tire, au début des années 1980, la MBSR (*Mindfulness-Based Stress Reduction*), plus connue dans les pays francophones sous le nom « Méditation de Pleine conscience ». Tout comme les techniques orientales dont elle s'inspire, elle tend à développer une « *vue du dedans* », une « *observation intérieure* » du corps et de l'esprit menant à une prise en compte des émotions et pensées négatives autant que positives. Soutenue et validée aux États-Unis par le *National Institute of Mental Health*, la « Pleine conscience » a bénéficié, à partir des années 2000, d'une « visibilité » croissante au sein des institutions médicales occidentales : actuellement, il y a plus de 250 centres de MBSR de par le monde.

Aux yeux des psychiatres, cette technique ne constitue pas en elle-même un traitement psychiatrique, mais plutôt une approche préventive possible favorisant la non-dépression, et une thérapeutique des stress associés à diverses maladies graves (cancer, pathologies cardiovasculaires, dermatologiques...). En collaboration avec Kabat-Zinn, des psychopathologistes ont proposé, à partir de 1995, une adaptation de la « Pleine conscience » dans une finalité psychothérapeutique de groupe : la MBCT (*Mindfulness-Based Cognitive Therapy)*.

Jon Kabat-Zinn met en avant le fait que les applications thérapeutiques de la « Pleine conscience » relèvent avant tout du « *soin* » plutôt que du curatif au sens fort du terme, renouant ainsi avec les principes hippocratiques. Outre sa légitimation en tant que pratique de santé, la « Pleine conscience » bénéficie de travaux expérimentaux tendant à valider son impact sur la plasticité cérébrale, le fonctionnement attentionnel et émotionnel. Mais si dans l'optique bouddhiste l'objectif est de « dompter » l'esprit tout en maintenant la posture corporelle adéquate, à l'inverse, les tenants de la « Pleine conscience » accordent une grande place à la corporéité et à la « sagesse du corps ».

Bibliographie

BONDOLFI G., « Les approches utilisant des exercices de meditation de type “mindfulness” ont-elles un rôle à jouer ? », *Santé mentale au Québec*, vol. 29, n° 1, 2004, p. 137-145.

KABAT-ZINN J., 1994. *Wherever you go, there you are : mindfulness meditation in everyday life*, New York, Hyperion.

2009a. *Au cœur de la tourmente, la pleine conscience,* Paris, Bruxelles, De Bœck.

MIDOL Nancy (1948-)

Éric CAULIER
Université de Nice Sophia Antipolis

Docteur en psychologie sociale en 1978 – Paris VII – puis en Anthropologie pour sa thèse d'habilitation à diriger les recherches en 1993, Nancy Midol s'est intéressée à l'anthropologie du corps à travers la pratique et l'enseignement de la danse. Elle se passionne pour l'hypnose, les transes et les médecines traditionnelles. Maître de conférences dans le laboratoire d'anthropologie de l'Université de Nice, elle a rédigé de nombreux ouvrages et articles sur la danse et les sports de l'extrême avant de d'orienter ses travaux vers les rites d'incorporation dans la religion afro-brésilienne de l'Umbanda. Son intérêt s'est étendu à la médecine traditionnelle chinoise en dirigeant le DU *Principe de la santé et du Bien-être dans la pensée traditionnelle chinoise*, (2000-2007). Avec *Démiurgie dans les sports et la danse* (1995), elle se livre à « *une anthropo-analyse des sports de glisse, de la culture fun, et du hip-hop naissant. Véritable révolution corporelle et philosohique qui brise avec la gestualité désincarnée de la danse académique* ». Diplômée de l'IFH (Institut Français d'Hypnose) en 1993, elle devient hypnothérapeute et membre du groupe de recherche sur l'Hypnose médicale GEAHM et du groupe de recherche sur la phénoménologie psychiatrique à l'Hôpital Pasteur de Nice.

Avec Hu Weiguo, Docteur en Médecine traditionnelle chinoise de Pékin, elle initie un dialogue entre médecine occidentale et orientale pour penser la santé en Europe. Nancy Midol a bien creusé la question des transes. Avec S. Baud, elle codirige *La conscience dans tous ses états.* Son ouvrage *Écologie des transes*, référence sur le sujet, a été salué par Edgar Morin. Un phénomène de transe(s) est toujours contextualisé, « *Il ne s'agit jamais d'un simple arrangement physiologique, mais d'un rapport qui lie l'intériorité d'un soi multiple avec une extériorité complexe* ». L'auteur met en évidence les diverses facettes de ce phénomène tout aussi universel que la raison ou l'imagination : principale ressource adaptative lorsque le monde devient étranger, chaotique et imprévisible, mais aussi pratique subversive exprimant une dissidence par rapport à l'ordre établi, processus rendant à l'humain la puissance adaptative de la vie. Depuis 2010, elle oriente ses recherches sur les phénomènes appelés : thérapies « quantiques ».

Bibliographie

MIDOL N., 1995. *Démiurgie dans les sports et la danse*, Paris, Masson.
2010. *Écologie des transes*, Paris, Téraèdre, coll. « L'anthropologie au coin de la rue ».

PETITMENGIN Claire (1953-)

Éric CAULIER
Université de Nice Sophia Antipolis

Claire Petitmengin[1] est professeure à l'IMT (Institut Mines-Télécom). Après des études en Philosophie au cours desquelles elle prend conscience de l'écart immense qui sépare les discours et les textes philosophiques de son expérience, elle réalise une thèse de Doctorat en Sciences cognitives sous la direction de Francisco Varela. Elle s'attache à l'étude et à la compréhension d'un processus méconnu : *L'expérience intuitive*.

Par une description fine des gestes intérieurs, elle dégage les caractéristiques essentielles de ce mode de connaissance et met en évidence sa structure générique. L'auteure adopte une approche située et revendique sa propre expérience du phénomène étudié. Elle constate que l'émergence d'une intuition se caractérise par l'absence de volonté et implique un désapprentissage, une pratique de transformation intérieure, un mode particulier d'être au monde. Les gestes, les sensations et les états intérieurs correspondants, y sont décrits et analysés minutieusement.

Cependant, « *Aussi loin que nous puissions aller dans l'explicitation de l'expérience intuitive, le clair espace dont sourd l'intuition n'est ni nommable, ni même pensable* ». Dans nombre d'articles et de collaborations – en particulier avec Michel Bitbol – Claire Petitmengin s'intéresse à l'expérience subjective et à sa modélisation. Ses recherches en neurophénoménologie portent sur l'expérience vécue et sur les méthodes permettant d'en prendre conscience et de la décrire.

Ainsi, elle met en évidence les conséquences épistémologiques de cette approche et montre les applications possibles dans divers domaines : de la pédagogie à la technologie en passant par la thérapie. Dans *Le chemin du milieu* (2007), elle nous entraîne au coeur de la vacuité *via* la pensée et la méditation bouddhistes.

[1] http://clairepetitmengin.fr/pr-sentation-2.html.

Bibliographie

PETITMENGIN C., 2003. *L'expérience intuitive*, Paris, L'Harmattan, coll. « Sciences cognitives ».

2007. *Le chemin du milieu. Introduction à la vacuité dans la pensée bouddhiste indienne*, Paris, Dervy, coll. « L'être et l'ESP ».

SCHUTZ William C. (1925-2002)

Bernard ANDRIEU
Université René Descartes – Sorbonne Paris Cité

Docteur en Psychologie sociale de UCLA, W.C. Schutz créa *FIRO* (*Fundamental Interpersonal Relations Orientations*), une théorie explorant les besoins de l'individu dans ses rapports avec les autres. Il fonda ensuite *The Human Element*, une méthode qui prône la qualité de la relation humaine par l'authenticité, la confiance et qui développe l'ouverture aux autres. D'après lui, les trois besoins d'un individu sont : l'inclusion dans des groupes humains, le contrôle du cours de sa vie, et le besoin d'affection. La satisfaction ou non satisfaction de ces besoins permettent d'expliquer et de prédire la manière d'agir, de ressentir et de penser d'un sujet en relation à soi ou aux autres :

- Les comportements s'expriment dans trois zones : l'inclusion, l'influence et l'ouverture ;
- Les sentiments se manifestent dans trois dimensions : le sentiment d'importance, de compétence et de sympathie ;
- Le concept de soi ou la manière de se percevoir concerne trois domaines : la présence, l'auto-contrôle et la prise de conscience

Ayant servi dans la Marine Américaine de 1944 à 1946, W.C. Schutz est réincorporé à la fin de ses études et reçoit le mandat d'apprendre à prédire comment n'importe quel groupe d'hommes travaillerait ensemble - en particulier dans les équipes des Centres d'Information de Combat sur les navires de guerrre. Le questionnaire FIRO B (Orientations Fondamentales des Relations Interpersonnelles) - internationalement reconnu - est le résultat de ces recherches. Le psychologue comprend le rôle fondamental des sentiments dans les relations et les comportements. Il s'y forge également ses idées sur la façon de construire un groupe. Il s'implique aussi dans les premiers *T-groups* et s'approprie des pratiques nouvelles et non conventionnelles de dynamique de groupe, et en particulier d'activités non verbales[1].

[1] Schutz W.C., 1966. *The Interpersonal Underworld*, Science & Behavior Books.

Dans son ouvrage de 1967 *Joy. Expanding Human Awareness,* l'auteur démontre comment, en raison d'une pauvre condition physique, de traumatismes et de problèmes émotionnels, « *nos corps sont inhibés à développer de la joie* »[2], celle-ci reposant sur des muscles toniques, un sang vigoureux, une respiration profonde et pleine, une bonne digestion, un appareil sexuel fonctionnel et un bon système nerveux. Le plein développement personnel, lui, s'appuie sur l'effort de contact et d'inclusion afin d'éviter la solitude, le contrôle de soi et le développement de l'affection.

Entre 1967 et 1975, le psychologue quitte la vie universitaire pour devenir résident de l'Institut d'Esalen en Californie. Avec Fritz Perls et d'autres enseignants de l'institut, il fonde et promeut le *Mouvement du potentiel humain.* En collaborant avec Abraham Maslow, Ida Rolf, Moshe Feldenkrais , Fritz Perls , Timothy Leary et Alexandre Lowen, il intègre dans ses recherches un grand choix de disciplines.

Références

DULUC A., 2003. *Leadership et Confiance*, Paris, Dunod.

MONSEMPÈS J.-L., « Le modèle de l'Élément Humain de Will Schutz », [on line] : http://www.institut-repere.com/Autres-themes/modele-de-l-element-humain-de-will-schutz.html.

SCHUTZ W.C., 1958. *FIRO ; a three-dimensional theory of interpersonal behavior*, New York, Holt, Rinehart & Winston.

1962. *LIPHE [Life Interpersonal History Enquiry] : A FIRO awareness scale,* Consulting Psychologists Press.

1964. *An approach to the development of human potential*, National Training Laboratories, National Education Association.

1966. *The Interpersonal Underworld,* Science & Behavior Books.

1967. *Joy. Expanding Human Awareness*, New York, Grove Press Inc.

1972. *Here Comes Everybody : Bodymind and Encounter Culture,* New York, HarperCollins.

1973. *Elements of encounter. A Bodymind approach,* Joy Press.

1974. *Exploration of Body/Mind Energy*, Cognetic, Inc.

1994. *The Human Element : Productivity, Self-Esteem and the Bottom Line*, Jossey-Bass ed.

SCHUTZ W.C. & TURNER E., 1976. *Evy, An odyssey into bodymind,* Harper & Row.

[2] Schutz W.C., 1966. *Op. cit.*, p. 12.

SELVER Charlotte

Bernard ANDRIEU
Université René Descartes – Sorbonne Paris Cité

Charlotte Selver, née Wittgenstein, chassée par les nazis alors qu'elle enseignait l'éducation physique à l'Université de Leipzig, émigre aux États-Unis en 1938 pour transmettre et faire évoluer le travail d'Elsa Gindler, son professeur, le « Sensory Awareness » : « *Le mot "perception" veut seulement dire "ce que je vois" ; et c'est souvent dans la tête que ça se passe. Par contre, "sensoriel" inclut tous les sens. Tout le système nerveux est imprégné par tout ce qui arrive, et on doit être suffisamment tranquille et (...) réceptif pour qu'il en soit ainsi, pour qu'aucune pensée ni aucun mot n'interfèrent. (...), ensuite, peuvent émerger une pensée profonde et fructueuse, une parole plus riche. (...) Je travaille beaucoup sur cette question : comment est-ce que je peux amener les personnes à abandonner l'idée de travailler sur telle ou telle partie du corps,* [mais seulement] *s'éveiller... vous savez, s'éveiller... être là, de plus en plus, totalement* » (Selver, 1977).

Elle enseigne pratiquement jusqu'à sa mort, en 2003, à l'âge de 102 ans.Wilhelm Reich participa à sa formation initiale et Fritz Perls (1893-1970), Erich Fromm (1900-1980) et Alan Watts (1915-1973) furent parmi les étudiants de Charlotte Selver. En 1940, Erich Fromm introduit C. Selver à la *New School for Social Research* de New York où elle donne ses premiers cours de Conscience corporelle.

L'origine de son travail vient de son intérêt pour la musique. Elle raconte dans son entretien de 1977 avec Ilana Rubenfeld, qu'elle voulait devenir pianiste. Mais « *Avec ma surdité croissante, je n'aurais pas été capable d'entendre ma musique, ni rien d'autre. J'utilisais le piano dans mon travail, l'"Ausdruckgymnastik" ("gymnastique d'expression", ndt) udié avec le professeur Rudolph Bode à Münich* ». Elle décrit sa relation avec Elsa Gindler à la fois formative et rigoureuse. Celle-ci lui disait : « *"Sentez-vous l'air quand vous sautez ?" Et les gens continuaient de sauter. Gindler disait : "Comment cela pourrait-il aider la petite Marie si le professeur lui dit « Regarde comme Elsie saute bien ; fais la même chose ! » Comment cela pourrait-il l'aider ? Elle doit trouver par elle-même"* ». De telles remarques, sentir le sol, sentir l'espace, sentir l'air, etc... était pour elle « *quelque chose de tout à fait nouveau, et ça m'a tellement saisie que j'ai décidé que je voulais travailler avec elle, (...) tout reprendre à zéro* ». Mais elle ne l'a pas acceptée, elle l'a rejetée 3 fois ! Lorsqu'elle est revenue quelques mois plus tard, elle lui a demandé de nouveau : « *"Est-ce que vous faites toujours le même travail ?" "Oui" "Avec succès ?" "Oui" "Continuez" m'a-t-elle dit d'une voix amicale. J'étais congédiée. (Rires)* ». Elle lui a expliqué : « *Vous devez désapprendre tout ce que vous avez appris, et c'est la chose la plus difficile au monde. Je préfèrerais ne pas prendre cette responsabilité. Mais si vous insistez, je vous accepte* ».

Fritz Perls passe un an et demi à étudier avec Charlotte Selver et incorpore ses idées à la Gestalt-thérapie, en particulier la conscience de l'ensemble de l'organisme. Alan Watts, qui s'est joint à son séminaire avant son départ pour la Californie, appelle son travail le *Zen vivant*. Il est vrai que Shunryu Suzuki Roshi (1904-1971) collabore avec Selver dans un atelier commun dans le Sonoma et Tassajara, premier monastère de formation de moines Zen en Occident, à San Francisco en 1958. En 1963, elle tient le premier atelier non verbal à l'Institut Elsalen. Le passage d'un travail corporel à une conscience spirituelle du soi corporel s'effectue ici.

Références

BROOKS C.V.W., 1974. *Sensory Awareness – the rediscovery of experiencing.* New York: Viking Press.

Interview de Charlotte Selver par Ilana Rubenfeld : « Somatics », *Magazine-Journal of the Bodily Arts and Sciences*, Spring 1977, Trad. fr. Anne-France Bienassis, consulté sur : http://gymholistiqueleblog.fr/interview-de-charlotte-selver-1977 et http://charlotteselverbook.org/Pages/news.html.

SELVER C. and BROOKS C.V.W., 2007. *Reclaiming Vitality and Presence : Sensory Awareness as a Practice for Life,* North Atlantic Books.

SHUSTERMAN Richard

Bernard ANDRIEU
Université René Descartes – Sorbonne Paris Cité

Du point de vue de la connaissance de soi, Richard Shusterman avec son concept de soma-esthésie, nous montre comment, de nos jours, la conscience du corps (2007) devient une connaissance de soi par soi au travers de l'écoute de ses sensations.

Il s'agit donc de construire une conscience somatique qui va servir à fournir au sujet des informations sur son corps et, *a fortiori*, sur son état corporel, voire sur sa propre santé. Savoir écouter son corps est une compétence difficile à atteindre et qui n'a pas toujours été de soi dans la civilisation occidentale plus impliquée dans les mécanismes de fonctionnement plutôt que sur les états. Partant de ce constat, R. Shusterman s'est penché sur les méthodes orientales plus axées sur l'écoute de soi (particulièrement la médecine chinoise) et qui mêlent la santé au bien-être. Il étudie dans ce texte comment l'orientalisation du corps occidental s'effectue aujourd'hui, c'est-à-dire comment notre civilisation s'intéresse de plus en plus à l'écoute de soi.

Le philosophe, dans son ouvrage de 2007 *Conscience du corps*, nous présente ce qu'il appelle la « *soma-esthétique* » ou l'étude critique de la culture mélioratíve de notre expérience et de notre usage du corps vivant en tant que site d'appréciation sensorielle et de façonnement de soi créateur. Du grec *aïsthesis* qui veut dire sensation corporelle, et de *soma* qui signifie corps, ce concept cherche à mettre en valeur le sens, la compréhension, l'efficacité et la beauté de nos mouvements et de l'environnement auxquels ils contribuent et à partir duquel ils tirent leurs énergies et leurs signifiances.

On distingue trois branches à la soma-esthétique :

- *analytique* : il s'agit d'une explication de la nature de nos perceptions et pratiques corporelles et de leur fonction dans notre connaissance et notre construction du monde ;
- *pragmatique* : c'est une exploration des méthodes spécifiques d'amélioration somatique, sans leur critique comparative ;
- *pratique* : il s'agit d'un travail corporel visant à l'amélioration somatique de soi.

Richard Shusterman décrit comment l'action incarnée peut venir modifier notre identité corporelle en développant des modes de réflexivité. L'identité corporelle est le résultat d'une connaissance de nous-mêmes, car sans cette réflexivité notre corps resterait un étranger fatal qui pourrait nous imposer ses modifications physiques et agir sur notre humeur. L'éveil de cette conscience corporelle suppose, comme l'exploite le développement personnel, une attention vive aux états vécus, aux sensations internes et aux mouvements de posture. Cette conscience somatique ne vise pas seulement l'amélioration du bien être, mais une connaissance de soi par soi-même. S'il existe bien, comme l'explique Merleau-Ponty dans ce volume même, une perception somatique non explicite, l'habitude, la conscience somatique, contre le même Merleau-Ponty, est le moyen pour R. Shusterman de fournir, au sujet des informations quotidiennes sur sa santé, à travers une analyse de ses postures, de ses mouvements ou de sa respiration.

Cette « soma-esthésie » est pour le philosophe moins un plaisir esthétique qu'une esthétique de l'existence, au sens foucaldien, du corps vivant. Le dispositif expérientiel mis en place doit permettre d'analyser la sensation et sa réappropriation esthésiologique afin que le sujet vive de l'intérieur la recalibration sensorielle de sa chair : la contrainte d'exercice (modification de la posture, intensification du vécu corporel, conscience sensorielle) repose sur un dispositif de déshabituation, puis de reconstruction d'une unité somato-psychique. La contrainte de l'exercice d'une expérience corporelle nouvelle précipite le sujet dans une identité jusque-là inédite qui augmente ainsi la connaissance qu'il prend de lui par soi-même.

Le pragmatisme de William James aura ouvert la voie d'une attention moins égotique que celle de Maine de Biran, ou spirituelle comme celle de Félix Ravaisson, par l'analyse de la sensation. Car W. James aura introduit un nouvel argument : « *l'influence inhibitoire de la réflexion* » sur l'action du corps et sur les sensations associées, interfèrerait en fait avec cette action. Cette introspection somatique exige une confiance dans la spontanéité informationnelle du corps afin qu'aucune volonté mentale d'analyse ne vienne interférer avec ce contact immédiat. Ce qui pourrait apparaître comme une illusion en survalorisant l'expérience immédiate du vécu corporel, se révèle être, dans une perspective holistique, comme un mode d'entrée pour une élaboration progressive de son identité corporelle.

Le terme d'« holisme », sous l'influence ici des modèles orientaux, se comprend dans une écologie corporelle au sens du philosophe norvégien Arne Næss (cf. dans la même collection, le volume *Éthique & environnement*), du soi corporel par une description des interactions entre le corps et le monde pour définir un corps cosmique. Être bien au naturel repose sur la circulation de l'énergie par les méridiens. Provenant d'Inde, de Chine ou du Japon, cette philosophie holiste mêle la santé et le bien-être dans une compréhension globale des activités quotidiennes de soins de soi et des autres. Cette autoréflexivité de santé repose, en philosophie du corps, sur une discipline d'existence.

Le texte de Richard Shusterman démontre comment l'orientalisation du corps occidental s'effectue aujourd'hui, par une référence à la médecine chinoise dans un contexte écologique, et par une recherche de réappropriation des techniques douces en complément avec le soin médicalisé. La croyance en l'intégration des parties dans un système englobant le corps dans le monde, peut certes conduire à une attitude illusoire, sinon sectaire : même l'intégrisme écologique ne parvient pas à effacer la portée philosophique de ces soins corporels qui atteignent aussi l'âme et l'esprit. Ainsi, le soin d'une partie de son corps aura des répercussions sur l'ensemble de l'économie énergétique de l'unité somato-psychique de la personne.

Dans la tradition taoïste, analysée ici par Richard Shusterman, une importante attention somatique concerne le soin à prendre du corps, mais elle est aussi connue pour sa défense d'une spontanéité non-réflexive de l'action et d'un détachement de la conscience de soi volontaire.

Il semble impossible que les deux traditions médicales occidentales et orientales puissent se rejoindre tant les postulats cliniques, les conceptions de l'intériorité et l'efficacité thérapeutique sont différents. Les réceptions occidentalisées des techniques orientales, par l'importation de ces modèles orientaux dans les sciences, les thérapies, les loisirs, les objets manufacturés et les publicités, s'effectuent par une intériorisation psychique de la couleur là où la correspondance du corps, de l'âme et du monde, se conçoit en Orient dans une compréhension holistique.

Le Michel Foucault des années 1980 rattache cette question de la connaissance du sujet par lui-même (*gnôti seauton*) dans l'Antiquité, au souci de soi (*epimeleia heautou*) qui se pratique par la diététique, le régime, les soins du corps et la médecine. Selon lui, « *se soigner, être à soi-même son propre serviteur et se rendre à soi-même un culte* »[1] au sens multiple *de therapeuein heauton,* lie le salut à la santé. La pratique de soi désigne ici un art de vivre par la transformation, la modification et l'amélioration du sujet. La médecine est comprise comme une « *activité de gouvernement de soi* »[2] qui implique un dialogue avec le médecin. La médecine est un savoir pratique (*epistemê praktikê*) et une *tekhnê* adaptée aux cas particuliers, qui repose sur « *une connaissance de ce qu'est le corps dans sa réalité même* »[3], étant entendu qu'on ne soigne l'âme que par le corps. Galien, par exemple,

---

[1] Foucault M., 2001 [1982]. *L'herméneutique du sujet*, Paris, Gallimard/Le Seuil, p. 95.
[2] *Ibid.*, p. 239.
[3] *Ibid.*, p. 323.

n'est pas « *un technicien de l'âme* »[4]. L'art de la conjecture du médecin agit sur un patient particulier, et le gouvernement de soi du « cabinet médical » (*iatreion)* d'Epictète développe la responsabilisation des malades à l'égard de leur état.

Au contraire, l'extimation de la chair la modifie au moyen du plaisir procuré par la nouvelle connaissance produite au cours et après l'expérience. Le geste de modifier le schéma corporel et l'image corporelle d'autrui par la contrainte d'exercice, trouve sa légitimité de la santé, du mieux être et du conatus. Progresser dans la connaissance de soi par le grandissement des limites incorporées suppose moins un abandon ou une obéissance qu'une mise en action de la conscience corporelle dans l'acte même de l'exercice. Cette attention réflexive repose sur une ouverture pré-réflexive, une acceptation de modification : le rôle d'autrui est dès lors fondamental dans la prise de conscience corporelle tant que l'auto-conscience corporelle n'est pas acquise pour soi-même.

Richard Shusterman, notamment dans son commentaire de James[5], précise une série de points permettant de développer cette conscience du corps :

- La perception de la continuité des sentiments corporels évite la discontinuité maladive de l'inconscience : le sentiment corporel vient qualifier l'état de notre humeur, l'équilibre entre les organes ;
- Toute modification mentale est accompagnée ou suivie d'un changement corporel[6] ;
- Déshabituer le corps tant dans l'attitude mentale que dans la posture corporelle ;
- L'attention (comme disposition corporelle) à l'effort, centration (*focusing*) musculaire ;
- Une perception émotionnelle ;
- La respiration focalisée ;
- L'introspection somaesthétique ;
- La préperception.

L'absence de Soi n'est pas obligatoirement l'absence du Soi. Si le soi doit disparaître et s'effacer lors de l'harmonisation énergétique, le dispositif expérientiel doit modifier les coordonnées esthésiologiques habituelles du sujet pour lui procurer un plaisir nouveau. Le plaisir ancien, comme l'analyse Proust, relève dans la chair du sujet la rémanence sensorielle à travers l'image mnésique. La perte de l'objet sensible fournit une extension

[4] *Ibid.*, p. 381.

[5] R. Shusterman, 2007. *Conscience du corps, Pour une soma-esthétique*, trad. de l'anglais (États-Unis) par Nicolas Vieillescazes, Paris, éd. de l'Éclat, p. 210-233.

[6] W. James, 1890. *Principles of psychology*, p. 18.

sentimentale à la chair qui étend son vif jusqu'à l'amertume mélancolique. Rien de tel dans l'expérience corporelle qui, dans le consentement comme dans la contrainte, vient bousculer l'ordre et la correspondance des émotions en précipitant le corps dans l'inédit, l'événement, l'inattendu. Faute d'anticiper corporellement, l'imagination ne parvient pas à combler son retard sur la sensation émergente.

Sentir son corps est ainsi un bon exemple d'interdisciplinarité entre la physique, les neurosciences, le vécu phénoménologique, l'impact psychologique et les thérapies corporelles. Mais sentir le corps est différent de sentir *son* corps. Pour sentir son corps, un seuil de perception de la lumière est constitué par la physiologie de notre organisme.

Références

SHUSTERMAN R., 1988. *Eliot and Philosophy of Criticism*, London and New York, Duckworth and Columbia University Press.

(ed.), 1989. *Analytic Aesthetics*, Oxford, Blackwell.

1992. *Pragmatist Aesthetics : Living beauty, Rethinking Art*, Oxford, Blackwell.

1992. *L'Art à l'état vif. La pensée pragmatiste et l'esthétique populaire*, trad. de l'anglais (États-Unis) par Christine Noille, Paris, éd. de Minuit, coll. « Le sens commun ».

1997. *Practicing Philosophy : Pragmatism and the Philosophical Life*, New York, Routledge.

(éd.), 1999. *Bourdieu : A Critical Reader*, Oxford, Blackwell.

1999. *La fin de l'experience esthétique*, Pau: Presse Universitaire de Pau.

2000. *Performing Live*, Ithaca : Cornell University Press.

2000. *Pragmatist Aesthetics : Living Beauty, Rethinking Art*, 2e éd. (avec une nouvelle introduction et un nouveau chapitre), New York, Rowman and Littlefield.

2002. *Surface and Depth : Dialectics of Criticism and Culture*, Ithaca : Cornell University Press, 2002.

(éd.), 2004. *The Range of Pragmatism and the Limits of Philosophy*, Oxford : Blackwell, 2004.

2007. *Conscience du corps. Pour une soma-esthétique*, trad. de l'anglais (États-Unis) par Nicolas Vieillescazes, Paris, éd. de l'Éclat.

2008. *Body Consciousness : A Philosophy of Mindfulness and Somaesthetics*, New York : Cambridge University Press.

« Le corps en acte et en conscience » (Traduit de l'anglais par Élise Louviot), dans B. Andrieu (textes réunis par), *Philosophie du corps : expériences, interactions et écologie corporelle*, Paris, Libr. Philosophie J. Vrin, 2010, p. 56-58.

SHUSTERMAN R., HILEY D. and BOHMAN J. (Ed.), 1991. *The Interpretive Turn : Philosophy, Science, Culture*, Ithaca, Cornell University Press.

SHUSTERMAN R., KRAUSZ M. (Ed.), 1999. *Interpretation, Relativism, and the Metaphysics of Culture*, New York, Humanity Books.

Troisième Partie

Faire / Fazer

DELSARTE François (1811-1871)

Franck WAILLE
Universités Lumière, Jean Moulin et ENS de Lyon

Les enseignements expressifs de François Delsarte sont généralement considérés comme ayant ouvert la modernité les arts du spectacle vivant[1], mais aussi comme étant le point de départ de ce qu'au XXe siècle on a appelé « les pratiques somatiques ». La vigueur et l'influence mondiale du Delsartisme américain[2] (trente années de « Delsartemania » durant lesquelles les enseignements de Delsarte ont été diffusés aux États-Unis d'Amérique et adaptés dans différents contextes : élocution, théâtre, gymnastique, développement personnel etc.) ont parfois amené la littérature étasunienne sur le sujet à survaloriser les apports des transmetteurs de Delsarte, tels que James Steele Mackaye[3] (l'élève de prédilection du maître français) ou Geneviève Stebbins[4] (la plus influente des delsartistes), minimisant alors ou dévalorisant les apports de Delsarte lui-même.

La première publication de textes de Delsarte dans leur langue d'origine[5] et les premiers travaux de Doctorat basés sur une étude approfondie des archives de cet artiste et pédagogue, récents[6], ont permis de plonger au cœur des enseignements delsartiens et de mettre spécialement en valeur leur dimension somatique, c'est-à-dire l'importance de la prise de conscience de ce qui se passe en soi lors des phénomènes expressifs, en particulier par le mouvement. Notre ouvrage *La méthode somatique expressive de François Delsarte* (2016), qui synthétise notre Doctorat et les recherches que nous

---

[1] Bourassa A.G., « Danse au Québec et modernité », *Festival International de Nouvelle danse*, 1987, p. 16.
[2] Chalfa Ruyter N.L., 1999. *The Cultivation of Body and Mind in Nineteenth-Century American Delsartism,* Westport Connecticut/London, Greenwood Press.
[3] Mackaye P., 1934. *Epoch. The Life of Steele Mackaye, Genius of the Theatre In Relation to His Times and Contemporaries. A Memoir by His Son Percy Mackaye,* New York, Boni and Liveright.
[4] Mullan K.J., « Somatics : investigating the common ground of western body-mind disciplines », *Body, Movement and Dance in Psychotherapy : An International Jornal for Theory, Research and Practice*, Vol. 9, Issue 4, Sept. 2014, p. 253-265 ; « Harmonic Gymnastics : A Genealogy of Ideas », *Currents the Journal of the Body-Mind Centering Association,* Winter 2016, p. 16-28.
[5] Porte A., 1992. *François Delsarte. Une anthologie*, Paris, IPMC.
[6] Randi E., 1992. *L'estetica di François Delsarte : la dimensione spettacolare*, Université de Padoue ; Waille F., 2011 [2009]. *Corps, arts et spiritualité chez François Delsarte (1811-1871). Des interactions dynamiques*, Lille, ANRT ; Gauthier B.C., 2011. *Édition critique de manuscrits de François Delsarte et examen de leur pertinence épistémologique dans la formation d'un corps scénique moderne*, Montréal, UQAM.

avons menées depuis (notamment sur les archives des delsartistes américains J.-S. Mackaye et Henrietta Hovey, et de l'élève franco-canadien du maître, Thomas-Étienne Hamel), met en valeur cette dimension somatique peu prise en compte jusque-là.

Par ailleurs, les enseignements de Delsarte ont été diffusés à travers le monde occidental bien avant le Delsartisme américain : en Europe d'abord ; en Australie ensuite grâce à Camille Delsarte (1818-1877), frère de François, qui s'est formé auprès de lui avant d'émigrer en Tasmanie en 1851 où il fit une carrière de chanteur et d'enseignant. Ces enseignements ont connu en Australie un véritable écho qui a favorisé par la suite la réception du Delsartisme américain. L'Australien Frederick Matthias Alexander, dont la méthode est considérée comme l'une des premières méthodes somatiques, a bénéficié de cette double diffusion ; des cours « de Delsarte » étaient donnés dans la première école des frères Alexander[7].

Comme beaucoup des futurs somaticiens, François Delsarte a bâti ses enseignements à partir d'une problématique personnelle : retrouver sa voix chantée, mise à mal par les études fu conservatoire de Paris. Cependant, son expérience de rééducation vocale n'est pas première. Elle s'appuie sur des processus d'observation des phénomènes expressifs qui se sont mis en place dès la fin de son enfance et qui, vers ses 16 ans, se sont plus particulièrement centrés sur les liens entre les gestes et la voix, suite à une remarque de l'un de ses professeurs, Jean-Jacques Deshayes, chorégraphe renommé de son époque. Sa rééducation vocale a été un temps d'approfondissement l'amenant à descendre aux niveaux anatomique et physiologique - il a entrepris des études dans ces domaines à l'École de médecine de Paris. Ainsi, l'ensemble de ces processus d'observation, de rééducation et d'étude du vivant l'ont amené à considérer les dimensions anthropologique, spirituelle et mystique qui sont devenues le cadre conceptuel de son travail de transmetteur.

La dimension somatique de ses enseignements est synthétisée par cette phrase-clé :

> « *Un élève de ma méthode est un observateur silencieux des phénomènes qui l'entourent et se manifestent au-dedans de lui-même* »[8].

Delsarte a élaboré un enseignement précis, à la fois pour la déclamation, le chant et le geste, fait de lois expressives minutieusement appuyées sur ses observations et d'exercices méthodiques. Mais, loin de proposer des recettes toutes faites, il demande à ses élèves de revenir au processus d'observation qui fut le sien, persuadé que l'individuel rejoignait le collectif et l'universel dans une dynamique de découverte ouverte à l'infini.

---

[7] Cf. http://bodylearningcast.com/delsarte/.

[8] François Delsarte, in A. Porte, 1992. *Op. cit.*, p. 260.

D'un autre côté, l'axe central de son travail était de favoriser l'harmonie et l'équilibre entre toutes les dimensions (vitale, intellectuelle et spiritualo-émotive) de la personne, ainsi que l'harmonie entre le corps et l'âme. Or, cela est au cœur de l'approche somatique, le choix du mot *soma* étant précisément motivé par la recherche d'un terme échappant à la traditionnelle dichotomie occidentale entre le corps et l'âme (ou l'esprit)[9]. Delsarte ne cesse donc de renvoyer à la notion aristotélicienne reprise par Thomas d'Aquin selon laquelle : « *L'âme, considérée dans son essence, est la forme du corps* »[10], autrement dit le principe d'existence qui lui est inséparable. Delsarte traduit cela de manière concrète par cette formule synthétique que nous avons appelée dans notre Doctorat la « loi des correspondances humaines » :

> « *À chaque fonction spirituelle répond une fonction du corps ;*
> *à chaque grande fonction du corps répond un acte spirituel* ».

Il convient ici de lire « spirituel » dans le sens de ce qui renvoie à l'esprit, à l'âme, à la psyché, à ce qui est psycho-spirituel. Cette formule, qui dit les interrelations constantes et réciproques du corps et de l'âme (psyché), peut être considérée comme l'un des fondements des approches psychosomatiques qui se sont développées depuis.

En définitive, la dynamique présente chez Delsarte invite à une vision large de la notion de somatique : non seulement liée à ce qui se passe en soi dans le mouvement, mais également dans les phénomènes vocaux et dans la parole articulée, centrée sur ce qui se passe en soi, mais en concevant cela comme pouvant résonner avec ce qui se passe chez l'autre comme dans l'ensemble de l'Univers ; une approche somatique non seulement vue telle une source de connaissances et d'équilibre de soi, mais également comme fondement possible de l'expression artistique et renvoyant à une intériorité et à la dimension spirituelle. C'est, en fin de compte, à une démarche somatique contemplative, expressive et intégrative des différentes dimensions de la personne, qu'invite François Delsarte.

---

[9] Hanna T., 1985 [1970]. *Bodies in Revolt : A primer in somatic thinking*, Novato, Freeperson Press.

[10] d'Aquin T., 1999. *Somme théologique*, Ia, Q. 76, a.1, sol. 4, Paris, éd. du Cerf, 1999, vol. 1, p. 665.

Références

GAUTHIER B.C., 2011. *Édition critique de manuscrits de François Delsarte et examen de leur pertinence épistémologique dans la formation d'un corps scénique moderne*, Montréal, UQAM.

PORTE A., 1992. *Francois Delsarte. Une anthologie*, Paris, IPMC.

RANDI E., 1992. *L'estetica di François Delsarte : la dimensione spettacolare*, Université de Padoue.

WAILLE F., 2011 [2009]. *Corps, arts et spiritualité chez François Delsarte (1811-1871). Des interactions dynamiques*, Lille, ANRT.

DESBONNET Edmond (1867-1953)

Bernard ANDRIEU
Université René Descartes – Sorbonne Paris Cité

Comme nous le raconte l'historien Gilbert Andrieu, éditeur des textes du culturiste et auteur de *L'homme et la force*, pendant près de quinze ans, avant de s'établir à Paris, Desbonnet est éclectique. Au travail des poids et haltères, il associe les sports de plein air, surtout le vélocipède[1]. Il ouvre des salles où il donne des conseils, probablement plus que des leçons, gratuitement le plus souvent, et c'est l'argent de sa mère qui lui permet d'offrir aux plus démunis une sorte de dérivation salutaire. Plus que tout, c'est la santé qui est au cœur de sa démarche, une santé qui reste influencée par la force qu'il admire chez les funambules de son temps comme ceux des temps anciens, mais qui ne peut que s'associer au plein air[2].

J'écrivais dans *L'homme et la force* :

« *Desbonnet ne pouvait se contenter d'une démarche empirique et, dès le début, il va chercher à acquérir les connaissances indispensables à son projet. Non seulement il suivra une scolarité traditionnelle au pensionnat Sainte Marie, puis à l'École Supérieure de Lille, mais il étudiera la physiologie avec le docteur Vallin et le docteur Julien, la zootechnie avec plusieurs vétérinaires : Frelier, Pollet, Hubert, Marchand... Il voyagera en Suède comme le feront Lagrange, Demenÿ ou Tissié. Bientôt, il ouvre ses premières écoles de culture physique : 26, rue Nicolas Leblanc à Lille en 1885, 88, rue d'Artois en 1888, 30, place du théâtre à Lille en 1895. Dans le même temps, il crée deux écoles en plein air au Bois de la Deûle où il fait pratiquer, en plus des poids et haltères : le canotage, la natation, le vélo, la course à pied, la lutte et la boxe. Pour encourager la jeunesse à déserter les cabarets, il organise des concours athlétiques le premier à Mouscron en*

[1] Desbonnet continuera, toute sa vie, à défendre les activités physiques de plein air comme nous pouvons le voir dans ses différentes revues. Leur étude systématique permettrait de dresser un tableau assez précis de ces activités et des justifications médicales qui les accompagnent. Jamais Edmond Desbonnet ne perdra de vue son objectif santé et, si nous voulions confirmer cette affirmation, il suffirait d'ajouter qu'il participera avec son école parisienne à l'avènement de la future kinésithérapie.

[2] L'éducateur était tellement avide de connaître les origines de la culture physique, celles de la force plus particulièrement, qu'il s'est comporté comme un véritable historien, soucieux de précision et de rigueur. Je ne peux que recommander la lecture de deux de ses livres très instructifs sur les activités physiques qui précèdent la culture physique : *Les rois de la force* et *Les rois de la lutte*, publiés en 1910.

Belgique, le 25 décembre 1894, le second à Lille le 18 août 1895 et le troisième à Bruxelles en 1897. Il s'agit bien de compétitions sportives, ancêtres de l'haltérophilie moderne ».

Sans autobiographie publiée de son vivant, ni à titre posthume, l'œuvre analysée par Gilbert Andrieu lors de ses travaux sur la force et la culture physique, s'enracinerait dans le culte de la beauté virile par cette gymnastique de plancher qui en « *est certainement à l'origine (...) puisqu'il le dit* »[3]. La fortification des corps n'est pas la seule écriture ni inscription que Desbonnet voulait pour lui-même dans l'histoire du sport, et en particulier celle de la culture physique.

Vers la cinquantaine, il rédige une série de six textes retrouvés par Gilbert Andrieu dans les archives qui lui ont été confiées par Marie-Thérèse Feugère, sa secrétaire, lors de l'exposition de la Collection Desbonnet en 1992-1993. Nous présentons ici les textes n° 2 et 6, plus ou moins hagiographiques, mais aussi bibliographiques, destinés à faire l'histoire de lui-même par lui-même et de ce qu'il considère comme son invention, la culture physique :

– ArchivDesb1 : « Chacun a sa tâche ici-bas » (13 p.) ;
– ArchivDesb2 : « Ma vocation – ma vie – les résultats de mes efforts » (11 p.) ;
– ArchivDesb3 : « Une vie – une œuvre » (3 p.) ;
– ArchivDesb4 : « Le mouvement culturiste. Comment furent créées les premières écoles de culture physique et d'éducation physique et sportive » (6 p.) ;
– ArchivDesb5 : « Fondation de clubs et de sports pour aider le peuple à déserter les cabarets » (2 p.) ;
– ArchivDesb6 : « La culture physique deviendra le plus utile auxiliaire de la médecine. Conférence au Comité National de l'EPS et de l'hygiène sociale » (21 p.).

Les critères de constitution du *corpus* révèlent combien ces textes ont des statuts bien différents, sans doute écrits entre 1914 et 1928 comme le révèle le premier où il dit avoir dépassé la soixantaine (« *Mon œuvre m'absorbait tout entier, l'enthousiasme ne m'animait pas moins à 60 ans qu'à 20, intact après les ruines* »[4] si l'on en juge les détails sur la mort des uns à la guerre, la date de la conférence du 13 mars 1920 et l'organisation des récits avec les détails contextuels. Dactylographiés, ils ont été relus et annotés de sa main comme en témoigne les marges manuscrites et les ratures que nous avons reproduites dans l'établissement du texte dont nous présentions ici une étude thématique.

---

[3] Andrieu G., Defrance J. (éds.), 1993. *Accord à corps. Edmond Desbonnet et la culture physique*, Paris, Créaphis/Maison de la Villette, p. 13.
[4] ArchivDesb1, « Chacun a sa tâche ici-bas », p. 4.

Mais, plutôt que d'établir les modèles scientifiques dans leur hétérogénétité, il se démarque dans ce qui serait différents types de culture physique pour accentuer sa rupture épistémologique en une culture physique « *raisonnée, curative, fortifiante, sans cabotinisme* »[5]. Cette revendication souligne plutôt le caractère militant. Son écriture participe bien, estime Gilbert Andrieu, à la fois d'une impulsion et d'une admiration élaborées dans la culture familiale : « *Les premières tentatives d'E. Desbonnet en faveur de la culture physique, se situent dans la région de Lille entre 1885 et 1899 et sont le fruit d'une sorte d'impulsion et d'une admiration pour les hommes forts du début du siècle. Triat sera pour lui un modèle, mais au-delà du gymnasiarque dont il a pu retrouver les traces dans quelques publications familiales* »[6].

Entre 1885-1888, cette chronogenèse indique comment l'héroïsation se fonde sur une série de premières et d'inventions (création de clubs, de compétitions, de fiches, de méthodes, de revues…) sans que Desbonnet ne les situe, comme si toutes ces inventions provenaient seulement de son esprits sans référence à d'autres pionniers dans le contexte des autres techniques, salles et gymnastiques. Cet effacement est caractéristique d'une auto-légitimation immodeste, même s'il reconnaît des maîtres-formateurs dont la finalité est d'apparaître comme le seul, sinon l'unique, pionnier de son sport.

Mais, au-delà de l'idiosyncrasie familiale, Desbonnet veut légitimer son action dans le contexte idéologique du discours sur la dégénérescence de la race : « *Héritier d'une maison de commerce très prospère, fondée en 1859, maison qui avait fait la fortune de mon père et qui, après la mort de celui-ci, revint à ma mère, je pouvais me croiser les bras, vivre de mon capital et du travail de mes ouvriers. J'ai sacrifié un avenir certain de prospérité et de quasi-farniente pour me ruiner d'abord et ruiner ensuite ma mère dans l'œuvre de la Régénération Physique et Morale de la Race Française qui fut le but de toute ma vie d'éducateur* »[7]. Mettant en balance son sacrifice familial avec l'enjeu de régénération de la race française, il refuse la position de rentier pour lier la culture physique à une régénération physique et morale dans le droit fil du lien entre sport et nationalisme.

La référence au cheval, comme dans le livre de 1908 *L'art de créer le pur-sang humain* publié avec Georges Rouhet, Georges Strehly et Albert Surier, est déjà bien présente dans les manuscrits à travers la mise au point, dès 1886, de fiches physiologiques : « *Désormais, chaque sujet désireux de faire de la Culture Physique sera examiné, mesuré, dynamométré, pour permettre d'apprécier son état général, et il possédera*

---

[5] ArchivDesb1, *Op. cit.*
[6] Andrieu G., 1988. *Op. cit.*, p. 19.
[7] ArchivDesb2, « Ma vocation – ma vie – les résultats de mes efforts », p. 1-2.

un carnet anthropométrique »[8]. Ce document suit les progressions de poids, de volume musculaire, et de taille en rapport avec la progression des exercices respiratoires, mais aussi de force physique. Desbonnet poursuivra son interprétation raciale dans deux articles dans *La culture physique*, en 1926, dans son article « Les origines de la culture physique. Sa nécessité pour l'avenir d'une race. L'exercice modéré et dosé triomphe là où les remèdes ont échoué », et en 1936 dans un 2e article, « L'instruction publique tue la race française. Il faut alléger ses programmes qui contiennent la moitié de choses inutiles ».

Ma vocation – ma vie – les résultats de mes efforts, un texte de 11 pages, est un « *un bref exposé de ma vie et de mon œuvre* »[9] qui abandonne ce ton intime et confessionnel pour scander une histoire de la culture physique et de son inventeur par une série chronologique de petits textes, qui introduit un ordre laudatif dans une liste continue d'items qui fait histoire pour lui-même : « Je lâche la proie pour l'ombre » ; « Mes débuts » ; « Création de la gymnastique des organes » ; « Étude de la physiologie et de la zootechnie » ; « Je proclame la valeur de la nudité et je crée l'exercice devant le miroir » ; « Création des séries d'exercices » ; « Organisation des fiches physiologiques et de l'examen médical » ; « Recherche du grand format » ; « Contre l'alcoolisme et la débauche » ; « La musculation par la localisation du travail » ; « Les contractions complètes ; « Les doubles contractions » ; « La toilette des organes – l'exercice curatif » ; « Fondation des premières écoles de culture physique » ; « Fondation des premières écoles d'éducation physique et de plein air » ; « Création du journal *L'Athlète* » ; « La propagande par l'exemple » ; « En faveur de la beauté plastique » ; « Pour les bébés » ; « Le bol d'air hebdomadaire » ; « Conférences – Démonstrations sur sujets nus » ; « Les traités de culture physique pour le peuple » ; « L'haltérophile-Club de France » ; « Pour boire de l'eau pure, il faut aller à la source » ; « Pour les militaires » ; « Le jiu-jitsu en France »[10].

Cette liste mélange des faits de santé personnelle, de lutte contre la dégénérescence et de propositions d'exercices hygiéniques. Elle montre ce que retient Desbonnet, ce qu'il considère comme important pour une histoire de la culture physique à constituer. L'éducateur met l'accent ici sur ses créations dans le développement de sa discipline, la signification de la pratique et les différentes valeurs morales qu'il défend. Le texte adopte alors un ton plus institutionnel en reconstituant ce qui serait les grandes étapes, mais du point de vue de son créateur, de la culture physique. Desbonnet réalise un classement autobiographique des événements de sa vie.

---

[8] ArchivDesb2, *Op. cit.*, p. 5.
[9] ArchivDesb2, *Op. cit.*, p. 1.
[10] *Op. cit.*

À partir de sa propre guérison, il suppose l'universalité du bienfait de sa méthode pour l'ensemble de la population. Desbonnet introduit le pouvoir curatif des exercices de la culture physique qui va au-delà du simple entretien de soi « *Ces exercices curatifs, comme leur nom l'indique, visent les malades mêmes et n'ont d'autre objectif que la santé, prolongeant l'existence. Ils ne sont ni de la boxe, ni de la lutte, ni du vélo, ni de la course, ni du canotage, ni du football, ni du saut, ni du lancement de disque ou de poids, ni du tennis, ni de la natation, ni de la gymnastique aux agrès, etc... Ils ne sont pas un sport, mais une pratique hygiénique ; ils excluent toute idée de concours, de records, de gloriole, de manifestations publiques, de mouvements d'ensemble* »[11]. L'auteur introduit le critère de la pratique hygiénique en médicalisant moins le processus de guérison dans une institution qui serait la salle de gymnastique, qu'en responsabilisant chacun(e) dans une économie de gestes d'auto-santé au quotidien.

Références

ANDRIEU G., 1988. *L'homme et la force*, Joinville-le-Pont, éd. Actio.

ANDRIEU G., DEFRANCE J. (éds.), 1993. *Accord à corps. Edmond Desbonnet et la culture physique*, Paris, Créaphis/Maison de la Villette.

DEFRANCE J., 1984. *La fortification des corps. Essai d'histoire des pratiques d'exercice corporel*, Thèse de IIIe cycle, Paris, EHESS.

1987. *L'excellence corporelle. La fonction des activités physiques et sportives modernes 1770-1914*, Rennes, PUR.

DESBONNET E., 2013. *Mémoires*, Paris, L'Harmattan

[11] *ArchivDesb6*, « La culture physique deviendra le plus utile auxiliaire de la médecine ». *Conférence au Comité National de l'EPS et de l'hygiène sociale*, p. 4.

FOSTER Ellé

Bernard ANDRIEU
Université René Descartes – Sorbonne Paris Cité

S'inspirant des cours sur le mouvement du Centre Solaire, créé en 1912 à New York par la danseuse Florence Fleming Noyes (1876-1928), Ellé Foster s'inspire de la théorie des chakras, et notamment du 3e : le centre du plexus solaire, (ou centre solaire) relié à l'élément feu, à la couleur jaune, à la personnalité et à l'individualité. Sa correspondance physique se fait avec la cavité abdominale, le rein droit, l'estomac, le foie, la vésicule biliaire, le système nerveux, la peau, les yeux et le sens de la vision. Il permet, par la visualisation, de diriger l'énergie vitale à travers notre corps comme à l'extérieur de celui-ci, et intervient aussi dans la régulation thermique.

Mais, plutôt que de développer le corps mental par la conscientisation, Ellé Foster propose de renforcer le Centre Solaire par une série d'exercices afin de « *contrôler notre équilibre* »[1]. Son œuvre bénéficie aujourd'hui d'une approche spiritualiste plutôt qu'énergétique, comme dans cet extrait qui présente deux textes : « *L'un d'Ellé Foster qui aborde le "centre solaire" comme centre de l'âme et du corps, localisé dans le "plexus solaire" ; et l'autre de Karlfried Graf Durckheim qui présente le "centre de gravité" du corps et de l'esprit, situé dans le "hara". Le raccourci serait d'opposer l'un à l'autre, tel l'Occident à l'Extrême-Orient. Ce serait oublier que nous sommes constitués de 3 niveaux psychosomatiques au sein desquels se situent 3 fonctions essentielles. La fonction "intellectuelle", ou plus exactement cérébrale, ayant pris l'importance abusive qu'on lui connaît avec ses limitations cognitives, l'approche corporelle/sensorielle devient de plus en plus nécessaire et indispensable à un nouveau mode de vie au quotidien. Elle ne renie rien de l'intellect qui n'y trouve aucune opposition, elle oriente l'âme et l'esprit dans les mystères du corps qu'on est* ».

[1] Foster E., 1973. *Le centre solaire du corps. Source d'énergie et d'équilibre. 58 mouvements pour vivre mieux*, Paris, Épi, p. 23.

Références

FOSTER E., 1973. *Le centre solaire du corps. Source d'énergie et d'équilibre. 58 mouvements pour vivre mieux*, Paris, Épi, traduit de l'anglais par Édith Ochs. Préface André Cournand.

1986. *Mère, la terre m'invite à danser : méthode d'éducation corporelle pour les enfants*, Paris, Épi, coll. « Sagesses orientales ».

« Le centre solaire », *3ème Millinaire. Revue humaniste. La libre recherche spirituelle,* n° 115 : L'approche corporelle. Du corps qu'on a au corps qu'on est, Printemps 2015.

HÉBERT Georges (1875-1957)

Pierre PHILIPPE-MEDEN
Maison des Sciences de l'Homme Paris Nord

Lieutenant de vaisseau, Directeur du Collège d'Athlètes de Reims et de la revue *L'Éducation Physique*, Georges Hébert a rénové les idées sur l'éducation physique par sa conception naturaliste du corps. Après ses années de formation à l'École Navale, il profite de ses voyages pour observer différents comportements gymniques d'armées régulières, de guérilleros, de travailleurs manuels et d'universitaires.

En 1903, au Bataillon des fusiliers marins de Lorient, il rompt avec les méthodes de l'École normale militaire de gymnastique et d'escrime de Joinville-le-Pont dont l'essentiel repose sur la pratique des agrès, du *drill* et des exercices statiques dérivés de l'influence de la gymnastique suédoise de Pehr Henrik Ling (1976-1839) et la gymnastique volontaire de Philippe Tissié (1852-1935), consistant en décomposition du corps en partie exercées séparément par des mouvements analytiques, conventionnels et automatiques. Hébert tient au contraire à se placer sous ce qu'il reconnaît comme une école française de Rabelais (1494-1553) à Georges Demenÿ (1850-1917), en passant par Amoros (1770-1848).

Hébert substitue aux procédés en usage l'exécution de 10 familles d'actions, dites « naturelles ou utilitaires », pour lesquelles le corps humain serait spécialement organisé : la marche, la course, le saut, le grimper, le porter, le lancer, la nage, la défense, la quadrupédie et l'équilibrisme. L'ensemble est accompli en déplacement, à un rythme rapide, soutenu et continu, autant que possible sur un parcours en pleine nature, sur un terrain accidenté pour privilégier les facultés d'adaptation, à défaut sur un plateau d'entraînement aménagé. Le recours à une nudité relative pendant ses entraînements est d'abord signe de l'intérêt qu'il porte à l'exécution parfaite du mouvement physique, à son contrôle et à sa correction, ensuite à son attrait pour les pratiques et les théories naturistes de Bernarr Macfadden (1868-1955) dont il traduira plusieurs articles, puis de Paul Carton (1875-1947), sur les effets thérapeutiques de l'air, du soleil et de l'eau, ainsi qu'à ceux d'une alimentation frugale, voire végétarienne, en vue d'une amélioration de la résistance organique et de l'endurance. Sa méthode, qu'il nomme « Méthode naturelle d'éducation physique, virile et morale » (MN), doit être économique, applicable partout et à tous les âges, aux femmes aussi bien qu'aux hommes. Aussi ne l'établit-il pas en dogme, gardant en vue sa perfectibilité par l'expérience. Le système d'évaluation des résultats qu'il propose dans son ouvrage *Le Code de la Force* (1911), repose sur une série de performances côtées ou davantage sur les données de la physiologie (système centimètres, grammes, secondes) que celles de l'anatomie (ruban métrique, spiromètre, etc.). Plaçant l'altruisme à la base de ses réformes, Hébert résume sa doctrine en une formule : *Être fort pour être utile, être fort pour se sauver soi-même ou porter secours à son prochain.*

À la sortie de la guerre 1914-1918, la MN est adoptée par diverses instances privées, entre autres les Compagnons de l'Université Nouvelle (1919), la Ligue internationale d'éducation nouvelle (1921), l'École du Vieux-Colombier (1921), la Compagnie des Chemins de Fer du Nord (1922), les écoles des usines Michelin (1925), les scouts (1926), etc. Sa notoriété devient internationale. Son influence retentit en URSS (1925), en République de Cuba (1927), en Pologne (1928), en Bolivie (1930), au Vietnam (1934), au Liban (1945), en Jordanie (1956), etc. En 1925, dans la communauté féminine et hébertiste, *La Palestra*, sa méthode prend la forme d'un modèle d'enseignement holiste constitué de 6 branches : un entraînement complet par la MN, un apprentissage de tous les métiers manuels courants, une culture mentale et morale, une culture intellectuelle, une culture esthétique avec des développements sur l'ésotérisme chrétien et une initiative naturiste.

Dans l'entre-deux-guerres, Hébert donne l'image d'un personnage en rupture, en opposition, conservateur et réactionnaire, se dressant contre la militarisation, la médicalisation puis la sportivisation de l'éducation physique. La devise qu'il inscrit sur la revue *L'Éducation Physique* est explicite : « *L'éducation physique sera une œuvre scolaire, aux maîtres de la réaliser* ». Défenseur des équilibres naturels, il prêche l'empirisme contre le scientisme, le synthétisme contre l'analytisme, l'utilitarisme contre l'olympisme. Bien qu'Hébert ne soit pas intimement lié au régime de Vichy, l'adoption de sa méthode par le Commissariat de Borotra (1941) fait qu'il s'y trouve irrémédiablement associé. Le cinquantenaire de la MN en 1955, sous l'égide du Président de la République, indique cependant le rôle que l'hébertisme continue de jouer dans les divers milieux militaires et civils. Celle-ci s'amenuisera pourtant jusqu'à disparaître avec l'importance prise par la doctrine du sport éducatif dans les années soixante.

Au début de l'engagement français en Afghanistan (2001), avec l'échec du sport éducatif dans la préparation des combattants à des terrains accidentés, la MN fait un retour dans le monde militaire pour la formation des experts en Entraînement physique militaire et sportif (EPMS). À la même période, elle trouve un regain d'intérêt dans quelques pratiques sportives alternatives : le Parkour, le *Freerunning* et le *MovNat*. Or, depuis quelques années, les athlètes de ces sports qui se trouvent en quête de sens, se tournent vers la section hébertisme (Sport'Nat) de la Fédération Belge d'Hébertisme et de Yoga (FBHY) où la Méthode Naturelle est toujours pratiquée de façon traditionnelle.

Références

HÉBERT G., 1925. *Le Sport contre l'Éducation physique*, Paris, Vuibert.

1936. *L'Éducation physique, virile et morale, par la Méthode Naturelle*, t. 1 : Exposé doctrinal et Principes directeurs de travail, Paris, Vuibert.

PHILIPPE-MEDEN P., « Corporéité hébertiste et philosophie mystique », *Horizons/ théâtre*, n° 4, Bordeaux, PUB, 2014, p. 135-145.

« Georges Hébert et l'esthétique de la nature », dans T. Froissart et J. Saint-Martin (dir.), *Le Collège d'athlètes de Reims : institution pionnière et foyer de diffusion de la Méthode naturelle en France et à l'étranger*, Reims, PUR, 2014, p. 261-279.

« L'Éducation Physique, une revue : Sportive, Scientifique, Pédagogique, d'Enseignement et de Critique (1902-1940), *Gazette Coubertin : sport et littérature*, n° 36-37, 2014, p. 20-25.

KELLGREN Henrik (1837-1916)

Bernard ANDRIEU
Université René Descartes – Sorbonne Paris Cité

Henrik Kellgren est un praticien de la gymnastique médicale suédoise et a répandu cette technique au-delà de la Suède. En 1863-1865, il s'y exerce au *Kungliga Gymnastika Centralinstitut* de Stockholm, fondé 1813, auprès de Pehr Henrik Ling, le pionnier de la gymnastique médicale, et obtient un diplôme de l'Institut qui lui permet d'être professeur de gymnastique pédagogique chez Lidköping. Après la mort de son épouse et de son fils, il s'établit en Allemagne en installant le *Schwedisches Heilgymnastisches Institut* à Gotha. D'autres établissements similaires sont construits tels Norderney (1877) Baden-Baden (1883) et Paris (1884).

Son beau-fils, Edgar Ferdinand Cyriax (1874-1955), qui réside à Londres, est également une figure importante dans la diffusion des techniques de Kellgren de la gymnastique et du massage réparateurs suédois au Royaume-Uni. Ainsi, il établit la bibliographie et l'histoire du traitement de manipulation[1] et enseigne la physiologie à l'Institut central pour la gymnastique suédoise, à Londres. À sa mort, en 1955, il laisse une grande collection de livres, brochures et papiers traitant du sujet.

Références

CYRIAX E.F., 1903. *The elements of Kellgren's manual treatment,* London, J. Bale, Sons & Danielsson, 1903. xiv, 506 p.
1924. *Collected papers on mechano-therapeutics,* London, J. Bale, Sons & Danielsson, 1924.1 p. l., xiv, 472 p.

[1] Cyriax E.F., 1903. *The elements of Kellgren's manual treatment,* London, J. Bale, Sons & Danielsson, 1903.xiv, 506 p. ; 1924. *Collected papers on mechano-therapeutics,* London, J. Bale, Sons & Danielsson, 1924.1 p. l., xiv, 472 p.

KELLOG John Harvey (1852-1943)

Bernard ANDRIEU
Université René Descartes – Sorbonne Paris Cité

Le combat contre la masturbation mené par John Harvey Kellog, inventeur avec son frère des célèbres céréales, s'appuie sur une cure d'ensemble du corps. Le régime à suivre interdit de porter atteinte à ce qui serait l'identité naturelle et saine. Ainsi, il conviendrait de retrouver dans la fonction sexuelle « *l'innocence de la vie animale et l'amour chaste des fleurs* »[1]. La ruralité des thérapies est définie dans les manuels de bonne santé par la diète végétarienne, l'exercice, l'air frais, la suppression du thé, du café, du tabac, de l'alcool, des épices et condiments. Ainsi, la condamnation de la masturbation tient aux conséquences naturelles qui affecteraient un ou deux doigts de la main (la main droite le plus souvent), car ils seraient irrités par « *la décharge acide des secrétions vaginales* »[2]. Son mariage en 1879 avec une brillante étudiante d'hygiène, Ella E. Eaton (1853-1920), ne modifie pas son régime d'abstinence, l'activité sexuelle n'étant pas nécessaire pour la santé. La rétention du sperme tient au fait physiologique « *qu'il est composé d'une substance identique au tissu nerveux et que par absorption il joue un rôle très important dans le développement et le maintien du système nerveux* »[3]. La sexualité doit être réservée à l'acte reproductif car elle épuise « *de tous les actes essentiels. Ses effets sur la personne retardée limitent la croissance, affaiblissent la constitution et atténuent l'intellect* »[4].

Parmi les 39 vices relevés par Kellog[5], les mauvaises positions dans le lit sont dénoncées comme celle d'un enfant constamment couché sur le ventre ou souvent trouvé avec ses mains sur son sexe. Dans la section « *Treatment for self Abuse and its effects* », l'auteur réunit toutes les cures tactiles de la punition à l'exercice, de la compresse à la douche, de l'électricité à la chirurgie. Bander et attacher les mains ne suffiraient pas pour soigner de la masturbation : la circoncision des jeunes garçons serait le bon moyen pour éviter le plaisir de l'érection et de la friction manuelle. Kellog, comme le fait

[1] Kellog J.H., 1888. *Plain facts for Old and Young Embracing the Natural History and Hygiene of Organic Life*, Iowa, Burlington, p. 22.
[2] Kellog J.H., 1892. *Ladies Cruche in Health and Disease : Gilrhood, Maidenhood, Wifehood, Motherhood*, Iowa, Burlington, p. 152.
[3] Kellog J.H., 1888. *Op. cit.*, p. 56.
[4] *Op. cit.*, p. 118.
[5] *Op. cit.*, p. 249-259.

remarquer John Money[6], ne s'appuie pourtant pas sur les statistiques de 1870-1880 qui lui en aurait indiqué que les circoncis se masturbent autant que les autres garçons.

Pour lui, le but est de supprimer l'irritation produite par le mouvement du prépuce qui se transforme en excitation par la répétition manuelle. S'inspirant directement des travaux du Dr Archibald, superintendant du *Iowa Asylum for Feeble-Minded Children*, mais voulant étendre ces chirurgies sexuelles à tous les enfants masturbateurs, Kellog recommande pour les femelles à l'excitation anormale d'entamer l'orgasme sexuel, qu'il soit produit par des pensées érotiques ou par des sensations voluptueuses, « *l'application de l'acide carbonique pur sur le clitoris est un excellent moyen d'apaiser l'excitation anormale et d'empêcher la répétition de la pratique* ». La masturbation est aussi mentale que physique, car l'action de la cure chimique du clitoris ou de l'ablation chirurgicale du prépuce, vise autant l'organe que la pensée érotique qu'il conviendrait d'éradiquer pour être sain de corps et d'esprit.

Références

KELLOG J.H., 1888. *Plain facts for Old and Young Embracing the Natural History and Hygiene of Organic Life*, Iowa, Burlington.

1892. *Ladies Cruche in Health and Disease : Gilrhood, Maidenhood, Wifehood, Motherhood*, Iowa, Burlington.

MONEY J., 1985. *The Destroying Angel : Sex, Fitness & Food in the Legacy of Degeneracy Theory, Graham Crackers, Kellogg's Corn Flakes and American Health History*, New York, Prometheus Books.

[6] Money J., 1985. *The Destroying Angel : Sex, Fitness & Food in the Legacy of Degeneracy Theory, Graham Crackers, Kellogg's Corn Flakes and American Health History*, New York, Prometheus Books, p. 100-105.

LE BOULCH Jean (1924 - 2001)

Christyan Giullianno DE LARA SOUZA SILVA
Réseau Municipal d'Enseignement de Natal, Brésil.

Jean Le Boulch nasceu em 28 de Janeiro de 1924, em Lambézellec (Brest), na França. Formado em Educação Física, Psicologia e Medicina, iniciou sua carreira como Professor em 1947, no CREPS (Centre Regional d'Éducation Physique et Sportive) de Dinard, local onde lecionou até 1969. Foi inspetor nas Escolas da Câmara de Comércio em Paris, desenvolveu diversos trabalhos, pesquisas, ministrou cursos e conferiu palestras em escolas e universidades de vários países, dentre eles : Canadá, Argentina, México, Peru, Espanha, Itália e Brasil. Escreveu diversos artigos e livros dentre eles : *Introdução a Psicocinética* (1977) ; *O desenvolvimento psicomotor : do nascimento até 6 anos* (1982) ; *A educação pelo movimento : a psicocinética na idade escolar* (1983) ; *Rumo a uma ciência do Movimento Humano* (1987) ; *Educação psicomotora : a psicocinética na idade escolar* (1987). O corpo na escola no século XXI : Práticas corporais (1998).

Inicialmente dedicou-se à formação e publicação de trabalhos para futuros professores de EPS (*Éducation physique et Sport*), suas contribuições iniciaram-se com a publicação de seu primeiro livro *A Educação pelo movimento* em 1966, este que traçou seu caminho e sua convicção, o movimento como elemento fundamental na educação do ser. Seu livro se dirigiu não apenas aos professores primários e da educação fundamental, mas também aos que trabalham com a educação e reeducação de crianças.

Entretanto, sempre se mostrou crítico à formação em Educação Física considerada por ele enciclopédica e superficial sob muitos aspectos, centrada nas questões técnicas do movimento humano, no uso do esporte para fins ideológicos, no entendimento estritamente biológico do corpo buscando apenas a eficácia e aptidão ao trabalho, no adestramento do corpo, questões características das políticas na educação Francesa da época.

Desse modo, com pensamento diverso sobre valor da Educação Física e do movimento do corpo para o desenvolvimento do ser humano, empreendeu estudos na área da medicina, especializou-se em reabilitação funcional, e atuou com reabilitação motora, aprofundando-se na biologia e fisiologia, imprescindível para as ciências do movimento. Sendo ainda insuficiente para uma abordagem mais ampla, graduou-se também em Psicologia, sempre desejando unir conhecimentos para a compreensão da complexidade do corpo e do movimento humano.

Assim, baseando-se em estudos diversos propôs os princípios fundamentais para sua Teoria Psicocinética, apresentando-a não como um novo método de Educação Física, mas como uma teoria geral do movimento, buscando uma reflexão mais aprofundada e ampla para a Educação Física e para o estudo do movimento humano, fundados não apenas nas ciências biológicas, mas considerando também as ciências humanas.

A Psicocinética é uma teoria geral do movimento humano, foi o grande legado de Jean Le Boulch, elaborada durante toda a vida como professor e estudioso, se expressa em princípios metodológicos baseados em diversas ciências que busca desvendar a complexidade do movimento humano revelando-o como elemento derradeiro constitutivo da espécie e imprescindível ao seu desenvolvimento.

A Psicocinética proposta por Le Boulch apresenta em seus pressupostos elementos que revelam outros modos de olhar o corpo e o movimento humano, aproximam visões antes distantes relacionadas à educação do ser. Sua teoria está ligada a uma filosofia da educação. No âmbito da educação pelo movimento, apresenta o homem como um ser social, que se educa na relação de comunicação com outrem, como um ser da coletividade. Assim, tem sua ação voltada para as atividades corporais, de modo geral e ao movimento humano, seu objetivo cumprir-se-á na medida em que o ato motor nessa perspectiva não se configura como processo isolado, mas como uma ação significativa para o ser humano como um todo em relação ao seu entorno.

De mesmo modo, acreditava numa concepção unitária de pessoa, sendo o organismo indecomponível, e que para que houvesse o desenvolvimento de modo significativo às capacidades e torná-las utilizáveis na vida, era preciso considerar a pessoa em sua totalidade. A totalidade corporal apresentada por ele apoiava-se na noção de « *estruturação recíproca* », referindo-se à relação vivida entre o homem e o mundo, o homem percebendo ele mesmo e o homem percebendo o mundo e a partir das experiências vividas dessa relação e interação com o mundo, se educava.

Le Boulch abordou a compreensão da motricidade humana e a sua complexidade, defendeu o desenvolvimento e a aprendizagem da pessoa através do movimento do corpo, historiou a Educação Física na França, mas, sobretudo, seus estudos sempre se constituíram envoltos ao interesse pela Educação, Psicologia e na confiança inabalável da experiência do movimento corporal para desenvolvimento das pessoas de modo geral e das crianças.

Bibliografia

LE BOULCH J., 1977. *Introdução a Psicocinética*, Lisboa, Semente.

1977. *Face au sport. De l'éducation physique en France depuis 1945 à la psychocinétique. Étude critique et perspectives*, Paris, ESF[1].

1982. *O desenvolvimento psicomotor : do nascimento até os 6 anos,* Porto Alegre, Artmed.

1983. *A educação pelo movimento*, Porto Alegre, Artes Médicas.

1983. *Curso de psicomotricidade*, Uberlândia, UFU.

1987. *Rumo a uma ciência do Movimento Humano*, Porto Alegre, Artes Médicas.

1987. *Educação Psicomotora : a psicocinética na idade escolar*, Porto Alegre, Artes Médicas.

1989. *Sport éducatif. Psychocinétique et apprentissage moteur*, Paris, ESF.

« O conceito de Educação Motora », in A. De Marco (org.), *Pensando a educação motora*, Campinas, Papirus, 1995.

1995. *Mouvement et développement de la personne*, Paris, coédition Vigot/Sported Éditions.

2008. *O corpo na escola no século XXI : Práticas corporais*, São Paulo, Phorte.

[1] Livros sem edição no Brasil.

LILLY John Cunningham (1915-2001)

Bernard ANDRIEU
Université René Descartes – Sorbonne Paris Cité

En 1954, John Cummunghan Lilly met au point le caisson à isolement sensoriel. Dans ses expériences, le sujet nu, la tête immergée dans un réservoir contenant l'eau lentement débordante à 34,5° C. (soit 94,5° F.), porte un masque (enfermant la tête entière) pour respirer. La température de l'eau est telle qu'il ne se sent ni chaud ni froid ; une grande fraction des pressions habituelles sur le corps provoqué par la pesanteur manque. Le niveau sonore est bas car il entend seulement sa propre respiration et quelques bruits faibles de l'eau de la tuyauterie ; l'interface eau-air ne transmet pas les bruits aéroportés très efficacement. Juste après l'exposition, il écrit ses notes personnelles sur son expérience.

Le sujet bénéficie toujours d'un plein repos de nuit avant d'entrer dans le réservoir. Les instructions doivent empêcher tout mouvement aussi loin que possible. Un premier ensemble d'expositions de formation surmonte les craintes de la situation elle-même.

J.C. Lilly élabore une communication inter-espèces, avec les dauphins notamment, en leur apprenant un anglais rudimentaire et ses travaux ont permis la création du *United States Marine Mammal Protection Act* (Pacte de protection des mammifères marins des États-Unis) en 1972.

Références

LILLY J.C., 1961. *Man and dolphin : Fascinating adventures of a new scientific frontier*, Londres and New York, Doubleday & Company, (1ère éd. française 1962, Paris, Stock, *L'homme et le dauphin : aventures sur une nouvelle frontière scientifique*, trad. De Jean Autret).

1967. *The Mind of the Dolphin : A Nonhuman Intelligence*, Garden City, NY, Doubleday.

2006 [1977]. *The Deep Self : Consciousness Exploration in the Isolation Tank*, Gateways Books & Tapes.

LILLY J.C., GOLD E.J., 1996. *Tanks for the Memories : Floatation Tank Talks*, Gateways/IDHHB.

LING Pehr Henrik (1776-1839)

Benoît GRISON
Université d'Orléans

Gymnaste, poète et éducateur physique suédois, Pehr Henrik Ling est l'auteur du *Traité sur les Principes généraux de la gymnastique* (1834-1840). Dès la fin de l'adolescence, il développe un intérêt conjoint pour la littérature et les pratiques gymniques, cherchant à réguler ses problèmes de santé. D'abord marqué par la gymnastique allemande de Jahn, puis formé durant ses études au Danemark à la méthode du gymnaste Nachtegall, il crée à son retour en Suède, en 1804, son propre système de gymnastique.

Dès 1813, il fonde et dirige à Stockholm l'Institut royal Central de Gymnastique (GCI). Sa méthode sera bientôt connue sous le nom de « gymnastique suédoise » : celle-ci, et les « massages suédois » qui lui sont associés, essaimront à partir des années 1830 dans une bonne partie de l'Europe, avant de connaître un déclin après la Seconde Guerre mondiale. La « gymnastique suédoise » peut se pratiquer collectivement, mais est résolument non-compétitive et anti-élitiste. Au moment où les compétitions du sport anglo-saxon et l'Olympisme se développent, la « gymnastique suédoise » leur préfère ses festivals gymniques non-compétitifs, dont la « Lingiade » de Stockholm en 1939 fut le dernier exemple notable. Le système de Ling, soucieux d'une légitimation médicale, est centré sur l'individu (enfant, homme et femme de différents âges…), auquel il veut s'adapter ; c'est une gymnastique de santé : Ling insiste sur la maîtrise du souffle, rejette le surexercice et les postures « non physiologiques » tout comme il est hostile à la compétition. Sa conception de l'interaction corps-esprit est influencée fortement par les romantiques scandinaves et allemands et leur *Naturphilosophie* : c'est un *holisme corporel* qui implique une quête de l'harmonie entre parties de l'organisme au sein de la Nature.

Ce dernier trait, ainsi que l'éthique non-compétitive et la centration sur la santé, rapprochent la « gymnastique suédoise » des « arts internes » chinois, *Taï Chi Chuan* et *Qi Gong*. Cette convergence n'est sans doute pas fortuite : certains historiens font l'hypothèse que Ling les aurait empruntés aux travaux du Père jésuite Amiot, sinologue français qui, dès le XVIIIe siècle, fit importer des exercices traditionnels chinois à la cour du roi Louis XV. Ajoutons que Ling aurait acquis des bases d'arts martiaux auprès d'un immigré venu de Chine.

Bibliographie

LING P.-H., 1834-1840. *Traité sur les Principes généraux de la gymnastique*, Copenhague, UPSAL (posthume).

MECHBACH J., LUNDQUIST WANEBERG P., « The World Gymnaestrada – a Non-Competitive Event : the Concept "Gymnastics for All" from the Perspective of Ling Gymnastics », *Scandinavian Sport Studies Forum*, Vol. 2, 2011, p. 99-118.

OTTOSSON A., « The first historical movements of kinesiology : scientification in the borderline between physical culture and medicine around 1850 », *Int. J. Hist. Sport*, Vol. 27(11), 2010, p. 1892-1919.

PRADIER J.-M., 1997. *La scène et la fabrique des corps : ethnoscénologie du spectacle vivant en Occident (Ve siècle av. J.-C.-XVIIIe siècle)*, Bordeaux, PUB.

MEN Hui Feng (1936-)

Éric CAULIER
Université de Nice Sophia Antipolis

Hui Feng Men a débuté la pratique du *Wushu* (arts martiaux) à l'âge de 10 ans. Surnommé en Chine « l'encyclopédie vivante des arts martiaux », il est reconnu par le gouvernement comme l'un des dix maîtres les plus fameux dans ce domaine. 9e Duan, il a apporté nombre de contributions majeures au niveau de la découverte, de la recherche et de l'organisation des arts martiaux chinois, en particulier du *Taijiquan*. Men Hui Feng apparaît comme un pont entre deux modes de pratique : transmission traditionnelle et enseignement universitaire.

Il est à l'origine de la codification de nombreuses formes de *Taijiquan*. Il a élaboré, pour les différents styles, une sorte de « grammaire » et de « vocabulaire » de base. Il est l'un des principaux architectes du système des grades (duan). Il a créé le style *Dongyue* présenté au sommet du mont Tai le 1er janvier de l'an 2000, faisant ainsi entrer ce patrimoine culturel dans le IIIe millénaire.

Pour lui, « *Le passage à la maîtrise ne peut survenir que lorsque l'on vit le mouvement, non quand on le fait* ». Le *Wu gong* (grammaire de base), en combinant les quatre mouvements essentiels de montée/descente et ouverture/fermeture, permet de réaliser les petite et grande circulations de l'énergie. La pratique du *Wu gong* et du *Ba fa* (vocabulaire de base) facilite la mémorisation, permet d'habiter les formes et ouvre à la dimension intérieure du geste. Cette approche permet d'incorporer graduellement l'unité du corps (tronc/bras/jambes) et de l'esprit (souffle/imagination/conscience). Éric Caulier, l'un de ses élèves proches, a été le premier à l'inviter à Europe et a contribué à faire connaître son approche.

MIDDENDORF Ilse (1910-1995)

Bernard ANDRIEU
Université René Descartes – Sorbonne Paris Cité

À la différence de l'eutonie, la thérapie respiratoire mise au point en 1957 par le médecin allemand Volkmar Glaser (1912-1997)[1] intègre le massage. La personne doit entrer en contact profond avec la main du thérapeute qui prodigue un massage très doux dans le but de guider au mieux la respiration, afin qu'elle retrouve un rythme proche de celui qu'elle possédait à la naissance. Dès 1935, Ilse Middendorf utilise également cette technique respiratoire à Berlin.

Contre la volonté de ses parents, elle se forme à 18 ans à l'enseignement de la gymnastique, alors d'avant-garde, suit des cours à l'institut pour des soins de nerf et « d'haleine » à Baden-Baden, et fonde sa propre pratique après avoir suivi la fondatrice hollandaise Cornelis Veening (1885-1974), pionnière de la thérapie d'haleine. Cornelis Veening et Margarethe Mhe avaient intuitivement établi une corrélation entre respiration profonde et passé psychologique. En 1965, Ilse Menddendorf fonde *The Institute for The Perceptible Breath* à Berlin.

Références

MHE M., 1959. *Unbewußtes Malen. Eine Folge von Bildern Gebundene Ausgabe,* unbekannt.

MIDDENDORF I., 1990. *Der erfahrbare Atem*, 1990, S. 14/15

Der Erfahrbare Atem. Mit 2 CDs : Eine Atemlehre, Band 2, Band 28 von Reihe.

1990. *Innovative Psychotherapie und Humanwissenschaften*, Junfermann Verlag.

1999. *Psychosomatische Störungen*, mit Jakob Derbolowsky, Psychopaedica.

2000. *Der Erfahrbare Atem in seiner Substanz*, Junfermann Verlag.

ROSENMAYR-KHEMIRI E.M., « *Atemtherapie nach Middendorf bei Stimmstörungen* », in G. Böhme, *Komplementäre Verfahren bei Kommunikationsstörungen*, Thieme, Stuttgart 2010.

WEDEMEYER-KOLWE B., 2004. *Der neue Mensch : Körperkultur im Kaiserreich und in der Weimarer Republik*, Königshausen & Neumann.

http://erfahrbarer-atem.de/.

http://www.veening-atem.de/.

[1] Glaser V., 1957. *Sinnvolles Atmen*, Berlin, Ed. Lüttle.

PRIESSNITZ Vinzenz (1799-1851)

Bernard ANDRIEU
Université René Descartes – Sorbonne Paris Cité

L'Autrichien Vinzenz Priessnitz[1], fils d'agriculteur, se soigne d'un funeste coup de sabot reçu à la poitrine avec des compresses d'eau froide. Stimulé par l'intérêt que sa guérison provoque dans les environs, il transforme la ferme familiale en centre d'hébergement et de soins à Gräfenberg, en Silésie autrichienne. Il publie dès 1835 son modèle de cure fait à la fois d'ingestion d'eau froide et d'immersion dans des bains froids : « *Son système se fonde désormais sur la combinaison de quatre facteurs – la transpiration forcée, l'application d'eau froide, l'exercice physique et le régime alimentaire – censés seconder le travail curateur de la nature en provoquant des crises, en fluidifiant les humeurs et en favorisant l'évacuation des matières morbides. Réveillé à quatre heures du matin, le curiste est d'abord enveloppé dans une couverture épaisse. Après cinq ou six heures de transpiration, il s'assied sur une chaise au milieu d'un baquet et reçoit des applications d'eau froide (d'une température d'environ 30° tout d'abord, puis décroissante jusqu'à 10, voire 5°) à l'aide de compresses imbibées ou par aspersion* »[2]. Cette technique des compresses de Priessnitz exerce à la fois une compression et une contraction par la différence thermique, mais le vécu corporel des patients, dans son institution hydrothérapeutique ouverte en 1826, s'effectue selon des prescriptions adaptées[3]. La rigueur et la vigueur se trouvent associées dans cette vie rude de paysan où il s'agit de « *réagir contre l'amollissement en fuyant temporairement les mœurs de la cour ou la sophistication de la vie urbaine et revigorer ses énergies vitales en exposant son organisme à la violence des éléments naturels* »[4].

---

[1] Priessnitz V., 1835. *The Cold Water Cure, Its Principles, Theory and Practice,* London, W. Strange ; 1843. *The Cold Water Cure,* by Vincent Priessnitz of Graefenberg, in Silesia. *Principles, theory and practice*. Photo of Priessnitz, with a short history, 51 p.

[2] Baubérot A., « L'Hydrothérapie de Priessnitz et sa propagation », dans *Histoire du naturisme. Le mythe du retour à la nature*, Rennes, PUR, 2004, p. 44.

[3] Kirchfeld F., Boyle W., « Fourdations of nature Cure Vincent Priessnitz (1799-1852) », *Nature Doctors, Pioneers in Naturopathic Medicine*, Portland, Ed. Medicina Biologica, 1994, p. 13-30.

[4] *Op. cit.*, p. 48.

L'abbé Sébastien Kneipp[5] (1824-1897), qui se serait guéri lui-même de la tuberculose, s'inspire de l'ouvrage de Johann Sigmund Hahn (1696-1773), dans son édition de 1833, *Lectures on the Wonderful Healing Power of Fresh Water*. À partir de 1849? il se traite lui-même par l'eau froide selon les principes définis par J.S. Hahn. L'eau, comme les herbes, doit dissoudre la matière morbide de l'intérieur du corps, l'évacuer et rendre l'organisme plus fort. Selon lui, les 4 pierres d'assise d'une bonne santé sont : les plantes (médicinales et aromatiques), l'exercice, la nutrition et l'eau (froide), dont les différentes utilisations améliorent les pouvoirs d'autoguérison du corps. La conjonction des effets sanitaires de l'eau froide et des herbes reflètent « *l'harmonie universelle selon le dessein de Dieu dans la création* »[6]. Kneipp utilise « *enveloppes, compresses, paquets, bains et cuisson à la vapeur, mais sa contribution principale à l'hydrothérapie était sa découverte de la puissance curative du jet froid ou verse* »[7] En 4 mois, il soigne William, un enfant malade des yeux, chétif, émacié et dépressif : « *Le petit a dû prendre 2 bains chauds par semaine. 4 fois hebdomadaires, j'ai fait plonger une chemise en eau salée froide et l'ai mis dessus. Elle est restée sur lui 1 heure et demi. D'ailleurs, j'ai laissé le pied nu de promenade du garçon dans l'herbe humide ou quand il pleuvait. Après les 4 premières semaines, William a pris 3 à 4 bains de 15° chaque semaine ; les bains étaient de seulement d'une durée de 10 minutes et ont été toujours suivis d'exercice. Ils ont été continués pendant plusieurs semaines. Le garçon s'est également lavé les yeux deux fois par jour avec l'eau salée* »[8].

La modification du régime de vie, la confrontation à la rigueur froide de l'eau et de la pluie, sont autant d'éléments susceptibles de restaurer la sensation du schéma corporel et la constitution de l'image du corps. La sensation tactile obtenue est une sorte de réveil organique et une activation de la vitalité naturelle du corps. En retrouvant le rythme biologique, le corps parviendrait, par ces thérapies régulatrices, à se relaxer en rétablissant un équilibre entre les différents pôles mental, émotionnel, physique et social dans une relation écologique à l'environnement.

---

[5] Baubérot A., « La réception de la méthode Kneipp en France », dans *Histoire du naturisme. Le mythe du retour à la nature*, chap.IV, Rennes, PUR, 2002, p. 83-110.

[6] Kirchfeld F., Boyle W., « The World's Most Famous Nature Doctor, Sebastien Kneipp (1824-1897) », *Nature Doctors, Pioneers in Naturopathic Medicine*, Portland, Ed. Medicina Biologica, 1994, p. 73-99 ; ici p. 80.

[7] *Op.cit.*, p. 81.

[8] Kneipp S., 1990 [1886]. *Ma cure d'eau ou Hygiène et médication pour la guérison des maladies et la conservation de la santé,* Strasbourg, Paris, Le Roux Retaux-Bray.

L'hydropathie de Priessnitz est importée en 1842 en Angleterre[9], dans la ville de Malvern dans le Worcestershire, par les médecins James Manbu Gully (1808-1883), James Wilson (1807-1867) et Ralph Barnes Grindrod (1811-1883), Gully signant un livre introductif en 1848 sous le titre *The Water Cure in Chronic Disease*.

En France, comme l'a montré Arnaud Baubérot[10], l'hydrothérapie recommande l'eau froide dès la thèse de médecine de 1804 rédigée par B. Clémenceau, *Propositions générales sur les propriétés et l'usage de l'eau*. J.-F. Jammes présente la sienne en 1818 sur l'*Essai sur l'action et l'empli thérapeutique des bains froids* à Montpellier. En 1837, Louis Fleury est le premier à consacrer un article à « l'hydrosudopathie, ou système thérapeutique basé sur l'action combinée de l'eau froide et de l'excitation de le perspiration cutanée », la méthode de Priessnitz, dans les *Archives générales de médecine*. Dès 1874, l'immersion est recommandée par les Dr Constans, Lumier et Dumesnet dans leur *Rapport général sur le service des aliénés* : si le bain d'étude affaiblit l'organisme, le bain à moins de 14° est considéré comme dangereux ; même si entre cette température et 20° il est bienfaiteur pour les névroses convulsives et les folies maniaques, l'effet sédatif ne pourra être atteint qu'entre 25° et 32°. L'hydrothérapie thérapeutique utilise la réaction au froid par le bain, l'enveloppement dans le drap mouillé, la compression sur la tête pour produire un choc thermique salvateur ; la douche par percussion en jet de 8 à 10 secondes durant 2 à 3 minutes, produit révulsion et réaction. Ce réveil des sensations corporelles est considéré comme le moyen de ramener le patient absorbé par son imaginaire, dans la réalité d'un vécu matériel. La technique du clinicien consiste « *à percevoir par le toucher le corps du patient et de ne pas écouter les effets que cela provoque* »[11], car le vécu corporel et sexuel du patient doit s'appuyer sur des sensations supportables par le massage en étant attentif à ce qui est perceptible au niveau des sensations toniques du patient.

Références

BAUBÉROT A., 2004, *Histoire du naturisme. Le mythe du retour à la nature*, Rennes, PUR.

KIRCHFELD F., BOYLE W., « Foundations of nature Cure Vincent Priessnitz (1799-1852) », *Nature Doctors, Pioneers in Naturopathic Medicine*, Portland, Ed. Medicina Biologica, 1994, p. 13-30.

[9] Porter R., « Public Medicine », *The Greatest Benefit to Mankind. A Medical History of Humanity from Antiquity to the Present*, HarperCollins Publishers, 1997, p. 392.

[10] Baubérot A., 2002. *Op. Cit*, p. 63-80.

[11] *Op. cit.*, p. 56.

KNEIPP S., 1890 [1886]. *Ma cure d'eau ou Hygiène et médication pour la guérison des maladies et la conservation de la santé,* Strasbourg, Paris, Le Roux Retaux-Bray.

PRIESSNITZ V., 1835. *The Cold Water Cure, Its Principles, Theory and Practice,* London, W. Strange.

1843. *The Cold Water Cure,* by Vincent Priessnitz of Graefenberg, in Silesia. *Principles, theory and practice*. Photo of Priessnitz, with a short history, 51 p.

PORTER R., « Public Medicine », *The Greatest Benefit to Mankind. A Medical History of Humanity from Antiquity to the Present*, HarperCollins Publishers, 1997.

Quatrième Partie

Penser / Pensar

BERNARD Michel

Bernard ANDRIEU
Université René Descartes – Sorbonne Paris Cité

Le philosophe Michel Bernard, dont la référence est constante aujourd'hui sans toujours le lire attentivement, avec son livre *Le Corps* en 1972, ne développe pas une philosophie du sport, mais plutôt une philosophie du corps. Si toute réflexion sur le corps est éthique et métaphysique, c'est parce que « *toute philosophie ne peut éviter ou évacuer une réflexion sur le corps sans se condamner à n'être qu'une spéculation vide, futile, stérile* »[1] ; mais, se distanciant du livre chrétien et théologique de Claude Bruaire pourtant pionnier, *Philosophie du corps* (1968), s'il reconnaît que toute approche du corps implique un choix philosophique, annonce un livre qui n'apparaîtra jamais tel quel : *Les fondements d'une anthropologie du corps dans la culture contemporaine*[2]. Bernard, sous l'influence de Jean-Marie Brohm (sur laquelle il revient 4 ans plus tard dans la nouvelle édition), ne croit pas en la séparation idéologique entre la pratique de loisir corporel et celle du sport de compétition, « *structure mythologique du corps* »[3]. Le corps sportif est ainsi « *la dernière forme des mythologies corporelles*, celle du « *corps sain, beau et fort* »[4], produit par la civilisation des loisirs », prouvant par là la réduction qu'il effectue entre les deux types de pratiques du corps.

Dans son article de 1975, « L'ambivalence du corps », Michel Bernard s'en prend aux Instructions Officielles d'EPS de 1967 et ses commentaires estiment que l'éducation physique voudrait s'adresser à l'homme dans sa totalité et pas seulement à une éducation du corps. L'auteur y perçoit le maintien d'un thème philosophique traditionnel, identique depuis Descartes jusqu'à Kant : le dualisme. « *Le corps devient, en quelque sorte, la mauvaise conscience de l'éducateur physique* »[5] : plutôt que de réhabiliter et libérer le corps de « *sa vassalité à la res cogitans, de la domination idéaliste de l'intellect* »[6], l'homme dans sa totalité n'est pas compris comme holistique alors même que le contexte des années 70 pourrait interpréter en ce sens l'émergence de nouveaux modèles de relation entre esprit-corps-monde.

[1] Bernard M., 1ère édition, 1972. *Le Corps*, Paris, Encyclopédie Universitaire, p. 8.
[2] *Op. cit.*, p. 8, note 3.
[3] *Op. cit.*, 14.
[4] *Op. cit.*, p. 137.
[5] Bernard M., « L'ambivalence du corps en éducation physique », *Esprit, Éducation physique et sportive*, Paris, Esprit, mai 1975, p. 725.
[6] *Op. cit.*, p. 726.

Pour le philosophe, le vocabulaire fonctionnaliste du modèle techniciste du corps trouve dans le système neuromusculaire volontaire des modes de réduction de l'effort. Ainsi, l'ajustement du corps au monde trouve dans le modèle économique du capitalisme analysé par Marx, des modes de rendement qui cautionneraient la maîtrise du corps et l'amélioration des qualités psychologiques.

Face à la normativité dominante du modèle psychosociomoteur, ici la praxeologie de Parlebas a pu l'imposer, contre Le Boulch, dans ce moment-là dans le champ de l'EPS comme ce qui serait une prise en compte de la communication, Michel Bernard regrette que « *le corps dont parle le discours de l'éducation physique, est un corps desérogénéisé, désexualisé et même asexué* »[7]. La manière dont on tient un discours sur le corps se traduit par une multiplicité et une diversité de modèles qui entretiendraient une ambigüité car « *seul, le corps est lieu et processus éducatif puisque c'est en lui que s'opère, s'accomplit l'activité de structuration symbolique du monde dont notre langage est le moteur fondamental, en même temps que le témoin principal* »[8].

Face à cette critique, la philosophie de l'expressivité du corps est le résultat de sa thèse en philosophie[9]. Sylvain Ferez a pu préciser ce contexte de la direction de sa thèse par Paul Ricœur. Michel Bernard « *voulait faire sa thèse avec Canguilhem, qui ne l'a pas pris mais qui l'a orienté dans ses choix* ». Après plusieurs changements,à la fois de sujets de thèse et de directeurs envisagés, « *les choses ne se sont pas très bien passées avec Ricœur. Lors de la soutenance, leurs divergences se sont confirmées :* [celui-ci a reproché au Doctorant] *de considérer la voix dans sa dimension organique, en-dehors du langage et de la construction du sens (ce qui avait visiblement quelque chose d'un peu scandaleux vu du côté de son approche herméneutique...).* [Néanmoins], *son travail portait sur Gabriel Marcel, le grand représentant de l'existentialisme chrétien, auteur sur lequel Ricœur avait déjà publié (et que Bernard cite dans son premier ouvrage : La Philosophie religieuse de Gabriel Marcel. Étude critique)* »[10]. La phénoménologie de l'expressivité corporelle décrite par Bernard se sépare de ce qui serait celle de Merleau-Ponty « *d'essence idéaliste* »[11], même s'il y a

---

[7] Bernard M., 1975. *Op. cit.*, p. 734.

[8] *Op. cit.*, p. 738.

[9] Bernard M., 1976. *L'expressivité du corps. Les avatars d'un concept et les discours*, Thèse sous la dir. de Paul Ricœur, Université Paris X.

[10] Nous nous sommes entretenus avec Michel Bernard sur cette question avec Fabienne Martin-Juchat en juin 2008 (cf. les Entretiens de Sylvain Ferez, qui prépare un livre sur lui avec Michel Bernard. Ce texte est de lui et je le remercie pour cette précision.

[11] Bernard M., 1976. *L'expressivité du corps. Les avatars d'un concept et les discours*, Thèse sous la dir. de Paul Ricœur, Université Paris X, p. 17.

bien une rupture entre la phénoménologie de la perception et les derniers textes (Andrieu, 1993), afin de sortir l'expressivité de la logique du signe qui suppose un sujet référent.

Bibliographie

Thèses

BERNARD M., 1976. *L'expressivité du corps. Les avatars d'un concept et les discours*, Thèse sous la dir. de Paul Ricœur, Université Paris X.

1952. *La Philosophie religieuse de Gabriel Marcel.* Étude critique, Paris, éd. des Cahiers du Nouvel Humanisme, 147 p.

1972 *Le Corps*, (1ère éd.) Paris, Encyclopédie Universitaire, 141 p. Rééd. En 1976 aux éd. Universitaires Jean-Pierre Delarge, 163 p.

1974. *I riti del corpo : il presente di un' illuzione*, Rome, Tattilo.

1976. *L'Expressivité du corps*, Paris, Jean-Pierre Delarge (rééd. en 1986 chez Chiron).

1980. *El Cuerpo*, Buenos Aires, Editiorial Paidos.

1980. *Der Menschliche Korper und Seine Gesellschaftliche Relevanz : Phaenomen-Phantasma-Mythos*, Hamburg, Limpert verlag.

1988. *Critique des fondements de l'Éducation. Généalogie du pouvoir ou de l'impouvoir d'un discours*, Paris, Chiron.

2000, sous presse. *De la création chorégraphique. De la danse comme acte fondateur*, Paris, Chiron/Centre national de la danse, coll. « Complexe ».

Chapitres dans des ouvrages

BERNARD M., « La psychologie », dans F. Châtelet (dir.), *Histoire de la philosophie*, Paris, Hachette, 1973.

« Carl Roger : sa vie, son œuvre », dans *Les dix grands de l'inconscient*, Paris, CEPL, 1973.

« Psychomotricité », dans *Encyclopædia Universalis*, Paris, 1973.

« Sport », dans *Encyclopædia Universalis*, Paris, 1973.

« Le Mythe de l'improvisation théâtrale ou les travestissements d'une théâtralité normalisée », *Revue d'Esthétique, L'envers du théâtre*, n° 1-2, Paris C. Bourgois, 1977, coll. 10/18.

« Introduction », dans Bernard M. *et coll.* (dir.), *Quelles pratiques corporelles maintenant ?*, Paris, Jean-Pierre Delarge, 1978.

« Sport et institution ou les métamorphoses du pouvoir », dans Bernard M. *et coll.* (dir.), *Quelles pratiques corporelles maintenant ?*, Paris, Jean-Pierre Delarge, 1978.

« Le corps expressif ou l'ombre fallacieuse de la voix », dans Bernard M. *et coll.* (dir.), *Quelles pratiques corporelles maintenant ?*, Paris, Jean-Pierre Delarge, 1978.

BERNARD M., « Les Masques », dans M. Corvin (dir.), *Dictionnaire du Théâtre*, Paris, Bordas/Dunod/Gauthier-Villars, 1990.

« Théâtre et danse », dans M. Corvin (dir.), *Dictionnaire du Théâtre*, Paris, Bordas/Dunod/Gauthier-Villars, 1990.

« Les nouveaux codes corporels dans la Danse contemporaine », dans M. Bernard *et coll.* (dir.), *La Danse*, art du XXe siècle, Lausanne, Payot, 1990.

« De la corporéité comme anticorps ou de la subversion esthétique de la catégorie traditionnelle du corps », dans *Le Corps rassemblé*, Montréal, Agence d'Arc, UQAM, 1991.

« Le délire analogique de F. Delsarte ou les effets pervers et bénéfiques de la dérive d'un modèle théologique du corps », dans *Delsarte 1811-1871. Source. Pensées,* Catalogue d'exposition du 14 au 21 mai 1991, Musée de Toulon, Chateauvallon, TNDI.

« L'imaginaire germanique du mouvement ou les paradoxes du langage de la danse de Mary Wegman », dans *Confluences. Le dialogue des cultures dans les spectacles contemporains. Essai en l'honneur d'Anne Wersfeld*, Paris, Prépublications du petit bricoleur de Bois Robert, 1992.

« Des utopies à l'utopique ou quelques réflexions désabusées sur l'art du temps », dans M. Bernard *et coll.* (dir.), *Danses et utopies*, Paris, L'Harmattan, 1999.

Articles

BERNARD M., « Une interprétation dialectique de la dynamique de l'Equipe sportive », *Éducation physique et sport*, n° 62, 1962 et n° 63, 1963.

« La notion d'expression corporelle », *Éducation physique et sport*, n° 74, 1965.

« L'ambivalence du corps en éducation physique », *Esprit, Éducation physique et sportive*, Paris, Esprit, mai 1975.

« L'Expressivité du corps » (exposé préliminaire), *Quel Corps ?*, n° 7, mars 1977, St Mandé, Quel Corps ?, p. 5-10.

« La Stratégie vocale ou la transvocalisation », *Esprit*, n° 20, juillet-août 1980, Paris Esprit.

« La voix dans le masque et le masque dans la voix », *Traverses*, n° 20, Paris, 1980.

« Les paradoxes de la douleur ou la matrice cachée de la fiction corporelle », *Esprit, Le Corps entre illusion et savoir*, Paris, Esprit, 1982.

« Esquisse d'une théorie de la perception du spectacle chorégraphique », *Prétentaine*, n° 1, 1994, p. 39-46.

« Itinéraire d'un livre occulté : critique des fondements de l'éducation ou généalogie du pouvoir ou de l'impourvoir d'un discours », *Prétentaine*, n° 5, mai 1996, p. 129-134.

« Une évidence ambiguë. Esquisse problématique des rapports de la danse et de la musicalité », *Prétentaine*, n° 12/13 : Corps, 2000, p. 369-378.

BERNARD M., VIGARELLO G., POCIELLO C., « Itinéraire d'un concept », *Esprit, Éducation physique et sportive*, Paris, Esprit, 1975.

BOURDIEU Pierre (1930-2002)

Grégory LAMBRETTE
Université de Lorraine

Illustre sociologue et intellectuel français dont l'influence s'est révélée considérable dans les Sciences humaines et sociales. Son analyse des mécanismes présidant à la reproduction des distinctions et conformations sociales, et par-là même des positions de domination, a également porté sur un corps en tant que capital symbolique d'investissement. L'*habitus* corporel est ainsi un ensemble de règles intériorisées organisant implicitement, selon Bourdieu, le rapport des individus d'un même groupe social avec leur corps.

Le rapport au corps ne se réduit pas à une « image du corps », sorte de représentation subjective constituée pour l'essentiel à partir de représentations objectives du corps produites et renvoyées par les autres. Le rapport au corps rend compte de nécessités inscrites dans les conditions de classe produisant et indiquant des manières de se porter et de se comporter. « *L'hexis corporelle est la mythologie politique réalisée, incorporée, devenue disposition permanente, manière durable de se tenir, de parler, de marcher, et, par-là, de sentir et de penser* »[1].

Références

BOURDIEU P., « Remarques provisoires sur la perception sociale du corps », *Actes de la Recherche en sciences sociales*, vol. 14, n° 1, 1977, p. 51-54.

1979. *La distinction. Critique sociale du jugement*, Paris, éd. de Minuit.

1980. *Le Sens pratique*, Paris, éd. de Minuit.

2002. *Le Bal des célibataires. Crise de la société paysanne en Béarn*, Paris, Le Seuil.

BOURDIEU P., PASSERON J.-C., 1974. *Les Héritiers : les étudiants et la culture*, Paris, éd. de Minuit, 1974.

[1] Bourdieu P., 1980. *Le Sens pratique*, Paris, éd. de Minuit, p. 117.

BUTLER Judith

Paula NUNES CHAVES
Université Fédérale du Rio Grande do Norte

Judith Butler é uma filósofa estadunidense e professora de retórica e literatura da Universidade da Califórnia em Berkeley. Sua obra é amplamente conhecida e associada aos estudos gays, lésbicos, de gênero e *queer*, influenciando pesquisas nos mais diversos campos do conhecimento como a sociologia, a filosofia, a antropologia e a Educação, sendo de leitura indispensável para quem trabalha com tais temáticas. Embora se destaque como uma das teóricas contemporâneas mais influentes dos estudos de gênero, suas formulações e obras abrangem uma gama de questões relacionadas à constituição dos sujeitos, à desestabilização das identidades, ao parentesco, dentre outras coisas.

Seu primeiro livro foi publicado em 1987 sob o título de *Subjects of Desire : Hegelian Reflections in Twentieth-Century France*, realizando uma reflexão sobre a recepção das obras de Hegel na França e suas influências nos filósofos franceses do século XX. Em 1990, ela publica um de seus livros mais célebres *Gender Trouble : Feminism and the Subversion of Identity*, trazendo uma densa discussão sobre gênero, sujeito e identidade e, em 1993, lança o livro que é considerado uma continuidade de *Gender Trouble*, intitulado *Bodies That Matter : On the Discursive Limits of* "*Sex*", apontando não somente o gênero, mas também o sexo como uma construção linguística e discursiva, desnaturalizando tais categorias e questionando-se sobre quais são os « *corpos que importam* ». Em 2004, Butler publica outro livro no qual predomina a discussão de gênero, em *Undoing Gender*, ela debruça-se sobre questões como diferença sexual, transexualidade e redesignação sexual.

Em português, estão disponíveis além de *Gender Trouble* de 1990, traduzido como « *Problemas de Gênero : Feminismos e subversão de identidades* » (2012), os livros « *O clamor de Antígona : Parentesco entre a vida e a morte* » (publicado originalmente em 2000 e traduzido em 2014) contendo uma reflexão sobre a contingência nas relações de parentesco ; « *Quadros de Guerra : Quando a vida é passível de luto ?* » (publicado originalmente em 2009 e traduzido em 2015), no qual a autora discute a valoração de uma vida a partir do luto e lamentação sentidos por sua perda e « *Relatar a si mesmo : Crítica da violência ética* » (publicado originalmente em 2005 e traduzido em 2015), dedicado a questão de nossa constituição a partir do outro.

Judith Butler se inscreve no escopo de uma filosofia política, sendo, como aponta Salih (2013), uma pensadora com uma complexa e ampla filiação teórica, política e filosófica que faz de sua própria obra uma produção diversa, provocativa, instigante e de difícil rotulação ou classificação, portanto, uma obra « *textualmente queer* » (Salih, 2013). Dentre seus influenciadores, podemos citar as filosofias de Hegel, Foucault, Derrida, a psicanálise, bem como os estudos feministas de Simone de Beauvoir, Gayle Rubin, Monique Wittig, Luce Irigaray, dentre outras.

Com sua escrita subversiva, perturbadora e questionadora, pautada em perguntas sem aspirações por respostas acabadas, ela incomoda a estabilidade da categoria « *sujeito* », principalmente do sujeito feminino como algo determinado natural ou biologicamente. As obras de Butler são transversalizadas pelas ideias de processo e devir, colocando em dúvida a existência dessa categoria essencialista de « *sujeito* », tendo em vista que este se encontra sempre em processo, e para construir-se, necessariamente, destrói-se constantemente. Para Butler, nesse processo de devir de um sujeito provisório e cindido, a sujeitidade é sempre constituída através do discurso, como um constructo performativo, assim como a identidade e o gênero (Butler, 2012).

Nessa direção da instabilidade das identidades, a autora conclui que o processo de tornar-se mulher, nada possui de fixo, abrindo a possibilidade para o surgimento de corpos, cuja definição ou classificação não podem ser possíveis na categoria unívoca e tradicional do masculino ou do feminino, caracterizando a subversão que cessa o sentido do binário, que acaba por se multiplicar, sem a necessidade de falar em terceiro gênero (Butler, 2012).

Butler em seu livro *Undoing Gender* originalmente publicado em 2004 e traduzido para o espanhol como Deshacer el género (2006) afirma que « *[...] o que é feminino e o que é masculino pode ser alterado e que esses termos culturais não tem um significado fixo ou um destino intrínseco, e que são maleáveis do que previamente se pensava* »[2]. É essa experiência para além da determinação de gênero que caracteriza o *queer*. Nesse sentido, a teoria *queer*, segundo a autora, tenciona e ambiciona um processo de desfazer-se do gênero, no intuito de colocar a experiência da sexualidade para o primeiro plano movendo a diferença sexual do binarismo para a multiplicidade (Butler, 2006).

Nesse jogo de possibilidades de ser sujeito de várias maneiras e de reconstruir subversivamente as identidades, Butler (2012) inaugura um de seus principais legados, que causou uma série de reviravoltas que culminaram em uma nova maneira de olhar para o gênero enquanto um constructo performativo. A teoria da performatividade, apresentada em « *Problemas de Gênero : Feminismos e subversão de identidades* » (2012),

[2] Butler J., 2006. *Deshacer el género.* Tradução de Patrícia Soley-Beltran, Espanha, Paidós, p. 94, tradução nossa.

tradução de *Gender Trouble : Feminism and the Subversion of Identity* lançado em 1990, inaugura o gênero pensado como performativo, ampliando a categorização estática da identidade de gênero masculina e feminina para uma construção que se faz e se refaz constantemente na cultura.

Pensadora interessada na linguagem e, tendo como referência o conceito de performatividade baseada na teoria dos atos de fala ou dos atos performativos de John Austin, Butler (2012) concebe o gênero como um estilo corporal, um conjunto de atos performativos e intencionais que culminam na construção de um sentido, ele é uma fantasia ou fabricação que se faz na superfície dos corpos. E em seu caráter fantasístico, abre possibilidades para rupturas, paródias e críticas exageradas de si mesmo. A teoria da performatividade alcançou um grande reconhecimento dentro dos estudos de gênero e é, ainda hoje, uma influência e uma referência importante no desenvolvimento de pesquisas neste âmbito.

Judith Butler é uma filósofa que expressa em suas múltiplas identidades de mulher, judia, feminista, lésbica, *queer*, a impossibilidade de um sujeito e de uma identidade unívoca, estável e fixa presente em suas teorias. Classificá-la em um único movimento teórico, político ou filosófico seria reduzir a originalidade, a complexidade e a performatividade de seu pensamento, apresentado em uma obra filosófica densa e rica que deve ser consultada por todos que se interessam pelo corpo, suas identidades, sexualidades, gêneros, expressões e nuances na contemporaneidade.

Referências

BUTLER J., 2012. *Problemas de gênero: feminismo e subversão de identidade*, Rio de Janeiro, Civilização Brasileira.

2006. *Deshacer el género.* Tradução de Patrícia Soley-Beltran, Espanha, Paidós.

SALIH S., 2013. *Judith Butler e a Teoria queer.* Tradução e notas Guacira Lopes Louro, 1e ed. Belo Horizonte, Autêntica.

DELEUZE Gilles / GUATTARI Félix

Bernard ANDRIEU
Université René Descartes – Sorbonne Paris Cité

En étudiant Lewis Carrol, Francis Bacon, Spinoza, Nietzsche, Kant, Proust, Foucault, Sacher-Masoch et Bergson, Gilles Deleuze aura réinterprété l'histoire des idées comme une écriture du corps. Qu'il s'agisse de Nietzsche, Spinoza, Leibniz et Bergson, le philosophe utilise la même stratégie interprétative : le signe est second par rapport au vivant. Ce que nous connaissons est postérieur à ce qui est. Il faut dès lors démonter l'évidence des interprétations traditionnelles qui faisait croire en un dualisme là où le monisme était fondateur d'une ontologie de l'immanence. Les thèmes de l'immanence, de la sensation, du mouvement, du temps et du sens, sont des variations autour du corps plutôt qu'une description du corps lui-même par lui-même. La philosophie ne parvient pas jusqu'au corps, elle en provient ; le corps ne s'objective pas, il produit des modèles topologiques et dynamiques qui ne l'épuisent pas. Le corps vivant ne se réduit pas à l'organisme, à l'énergie, à la pulsion ou à l'élan vital ; seules les modélisations de ses rythmes, de ces séquences et de ses dialectiques dessinent des surfaces, des plis, des mouvements et des signes.

Le corps deleuzien n'est pas un dedans dont nous serions maintenus dans le dehors. Torique, il anime la pensée qui le modélise sans parvenir à la cristallisation du paradigme. Les auteurs étudiés sont moins des illustrations que des martyrs du corps vivant : ils en proviennent sans le savoir conceptuel suffisant pour enfermer dans une clôture l'essence corporelle ; obstacle immanent à la transparence cognitive, l'épistémologie du corps reste en défaut et en deçà du système. L'explication des causes est remplacée par la logique du sens. Aucune linéarité démonstrative n'embrasse la subjectivité car le sujet vivant traverse le corps.

Bergson illustre cette subjectivité vivante, celle qui n'oppose pas l'objectivité et la subjectivité comme l'observation externe à l'expérience interne ; mais ce en quoi le dualisme « *doit aboutir à la re-formulation d'un monisme* »[1]. La différence de nature du mixte souvenir-perception trouverait dans la convergence subjective de la durée un recoupement réel avec la vie. Les subjectivité-besoin, subjectivité-cerveau, subjectivité-affection, subjectivité-souvenir, subjectivité-contraction décomposent le mixte représentationnel en deux directions épistémologiquement différentes. L'existence psychologique fait accroire au sujet en une différence de degré

[1] Deleuze G., 1966. *Le Bergsonisme*, Paris, PUF, p. 20.

entre la perception et la mémoire. Mais l'inconscient psychologique, distinct de l'inconscient ontologique, laisse au sujet la possibilité d'incarner ses souvenirs par le moyen de l'attitude corporelle active ou passive. Le monisme bergsonien est discontinu, mais assure les passages de l'intérieur même du corps du sujet, de l'intérieur du cône : « *Le mouvement n'est pas moins hors de moi qu'en moi* »[2]. Constitué de modifications, de pertubations et de changements de tensions et d'énergies, l'univers relativise la durée psychologique, à la contraction subjective d'une vie, de sa totalité. Malgré l'infinité des flux actuels dont le sujet présent a épuisé le sens par la mesure, au temps de la vie.

L'identité de l'image et du mouvement, « l'image-mouvement *et la* matière-écoulement *sont strictement la même chose* »[3] ; elles instaurent un plan d'immanence. Mais l'image provient du corps qui a « *substitué au mouvement l'idée d'un sujet qui l'exécuterait ou d'un objet qui le subirait, d'un véhicule qui le porterait* »[4] ; le corps est la conséquence d'un refroidissement du plan d'immanence opposant ainsi matière et perception là où les biologistes comblent les vides laissés par Bergson. Il faut « *concevoir des micro-intervalles* »[5] dont l'infinie activité aura rendu la vie possible. Le premier moment de la subjectivité est déjà un après-coup, une soustraction et une division de la matière vivante. L'illusion subjective fait croire à la conscience qu'elle saisit la chose dans l'objet, le mouvement dans l'image, la matière dans sa biologie. La perception rapporte le mouvement à des corps[6], les constituant ainsi par l'arrachement imaginaire de la perception : « *Car nous, matières vivantes ou centres d'indétermination, nous n'avons pas spécialisé une de nos faces ou créations de nos points en organes réceptifs sans les avoir condamnés à l'immobilité, tandis que nous déléguions notre activité à des organes de réaction que nous avions dès lors libérés* »[7]. Ni finalité ou déterminisme qui réduirait le vivant à une logique, mais une matière mouvante dont la qualification est à la fois une dégradation et une position spatio-temporelle. Si la mobilité de la matière vivante perd de son mouvement d'extension pour devenir seulement un mouvement d'expression, l'affect naît de la surface réfléchissante et des micro-mouvements intensifs de telle partie exaltée du corps.

---

[2] Deleuze G., 1966. *Op. cit.*, p. 73.
[3] Deleuze G., 1983. *Cinéma,* t. 1 : L'image-mouvement, Paris, éd. de Minuit, p. 87.
[4] *Op. cit.*, p. 88.
[5] *Op. cit.*, p. 93.
[6] *Op. cit.*, p. 95.
[7] *Op. cit.*, p. 96.

Le rhizome fait le mutiple plus qu'il ne l'énonce. Dans son ouvrage publié en 1977, *La révolution moléculaire,* Félix Guattari évoque l'échec d'une biologie qui ne serait pas moléculaire. Celle-ci pourrait trouver dans la botanique les principes d'un rhizomorphisme : à la fois connexions, hétérogénéités, multiplicités et asignifiances, le rhizome va au-delà des regénérations, des reproductions des hydres et des méduses. « *Les systèmes arborescents sont des systèmes hiérarchiques qui comportent des centres de signifiance et de subjectivation* »[8]. La totalité organique n'existe pas, seules les combinaisons, les permutations et les utilisations transforment la matière subjectivante sans parvenir à l'épuiser

L'étude des replis de la matière va au-delà de celle des *mille plateaux*. La fluidité de la matière, l'élasticité des corps et le ressort comme mécanisme[9] est rendu possible par la texture poreuse de l'Être. L'affinité de la matière avec la vie, avec l'organisme, fournit un sens non déterministe à la préformation : l'enveloppement/développement, car « *jamais le biologie ne renoncera à cette détermination du vivant, comme en témoigne aujourd'hui le plissement fondamental de la protéine globulaire* »[10], est le principe de l'épigenèse et le fondement du principe d'individuation qu'exerce la matière dans le corps. Le pli formatif intérieur ne déroule pas un plan providentiel, mais insère la matière du temps dans l'individuation des formes. Refusant le vitalisme qui serait un strict organicisme, Deleuze maintient la perception dans les plis plutôt que dans les parties du corps. Le corps exprime plus ou moins clairement la monade grâce à ces facteurs de renversement, de retournement, de précarisation et de temporalisation[11]. Ce corps spécifique, dont je crois avoir la possession, est en voie de recomposition, comme le bateau de Thésée, car son identité varie selon l'expression monadique.

Renverser le capital ne suffira pas. La libération ne peut pas s'achever dans une inversion des sexes, des genres, des classes sociales. Le retournement des usagers contre l'école, l'asile, l'usine, s'il participe du processus de régulation socio-économique programmé par le capital, conduit à l'épuisement faute d'une « *société libérée de l'exploitation* »[12]

De même qu'il y a une transversalité dans la psychanalyse, il y a une transsexualité pour dépasser l'homosexualité et ce qui serait sa perversion, sa transgression : « *Il s'agit donc en fait moins d'homosexualité que transsexualité : il s'agit de définir ce que serait la sexualité dans une société libérée de l'exploitation capitaliste et des rapports d'assujettissement qu'elle développe à tous les niveaux de l'organisation sociale* »[13].

---

[8] Deleuze G., 1976. *Rhizome*, Paris, éd. de Minuit, p. 47-48.
[9] Deleuze G., 1988. *Le Pli. Leibniz et le Baroque,* Paris, éd. de Minuit, p. 7.
[10] *Op. cit.*, p. 15.
[11] *Op. cit.*, p. 147.
[12] Guattari F., « Trois milliard de pervers à la barre », dans *La révolution moléculaire*, Paris, Recherches éd., 1977, p. 331.
[13] *Ibid.*

La réflexion sur le *transcorps* est contemporaine de celle sur le genre engagée par Irigaray, Wittig et Oakley en offrant la possibilité de déconstruire la masculinisation du corps sans parvenir à se détacher de la survalorisation du féminin. Le *transcorps* suppose[14] l'affirmation d'identification de genre par une révolution hormonale symbolique et orgasmique.

Dans le rhizome l'intactibilité est le principe de la détéritorialisation et de la stratification[15], car le contact entre les lignes de fuite est inattribuable même si la vitesse crée un événement haptique qui affecte le corps sans organes. Il n'y a pas d'organe du toucher, aucune peau-surface dont l'intensité laisserait une trace. Il n'y a plus de différence entre le touchant et le touché, entre le corps qui ressent et la constitution multisensorielle de celui-ci. Les multiplicités rhizomatiques ne produiront pas une arborescence du dedans-dehors, de la profondeur et de la surface car « *la ligne de fuite fait partie du rhizome* »[16].

Ainsi, la guêpe ne touche pas l'orchidée, mais il y a à la fois un devenir-guèpe de l'orchidée et un devenir-orchidée de la guêpe. Le toucher rhizomatique opère dans l'hétérogène sans reprise homogène dans une sensation définie. Antigénéalogique, le rhizome haptique ne trouve ni dans l'objet tangible ni dans le sujet tactile, une origine ou une finalité. Toucher est une carte du tendre plutôt qu'un calque arborescent et il n'est pas réductible. Le devenir mouvement du rhizome haptique est l'inverse de la culture arborescente du tactile : celle-ci fait de la peau la surface d'une profondeur archéologique du soi, le tactile restant les racines du tangible.

Ce qu'il faut combattre c'est ce qui interdit, empêche, censure et limite le mouvement du vivant dans l'être au nom de normes, d'impératifs qui relèvent d'une conception homogène du corps social et du corps du sujet : « *Tout me porte à penser, en effet, que les nouvelles micro-cristallisations fascistes qui ne cessent de proliférer sous nos yeux, au sein du pouvoir d'État, au sein des partis, des syndicats, des groupuscules, à travers l'information, les attitudes racistes…* »[17].

Ce n'est pas l'homme qui pense, qui contrôle la pulsion ; il faut consentir à l'abandon de la maîtrise de soi et de l'autre pour livrer le désir en passant du chaos au cerveau. Le cerveau n'est pas à traiter comme l'objet constitué des neurosciences afin de servir de cautions au neurocomportementalisme et aux dépistages des aneuraux et des déneuraux, nouvelles catégories de la

---

[14] Nicot S., August-Merelle A., 2006. *Changer de sexe, Identités transexuelles*, Paris, Cavalier Bleu éd.

[15] Deleuze G., 1976. *Op. cit.*, p. 9.

[16] *Op. cit.*, p. 28.

[17] Guattari F., « Micro-politique du fascisme », dans *La révolution moléculaire*, Paris, Recherches éd., 1977, coll. « Encres », p. 44-67.

pathologie neurocognitive du développement. Car le cerveau devient sujet, il est l'esprit même, ou plutôt « *superjet* », que « *le concept devient l'objet comme créé* »[18].

Gilles Deleuze et Félix Guattari précisent, combien être et devenir hybride n'ont pas la même signification. Être hybride est statique, limitant les possibilités de transformations et de mutations : « *La constitution de ces hybrides ne nous fait pourtant pas davantage avancer dans le sens d'un véritable devenir...on ne rompt pas avec le schéma d'arborescence, on n'atteint pas au devenir ni au moléculaire* »[19]. Être hybride, c'est le devenir, ne pas être dans l'être mais dans la multiplicité possible dont l'incarnation sera provisoire et éphémère. L'hybride n'est pas stable, il varie sans cesse en modifiant son intensité et ses états. La vitesse est remplacée aujourd'hui par le mouvement, forçant à une mobilité mentale, corporelle et sexuelle qui favorise l'isolement pour ceux et celles qui ne peuvent s'hybrider aux changements de l'environnement.

Cette multiplicité ne se contrôle pas, elle déborde les frontières identitaires en hybridant le sujet à ses autres possibilités d'être. Il devient un autre en lui-même, à la manière d'une performance accomplie sans s'en rendre compte, parce que l'interaction environnementale actualise ce qu'il pourrait être, mais dont la possibilité n'avait pas été jusque-là créée par l'interaction avec l'environnement. L'essence de l'être corporel est à déconstruire pour y découvrir, non pas sa permanence et son homogénéité, mais de nouveaux modes d'existence. L'hybridation sert de technique pour vivre ces existences en se connectant à des postures de genres, à des objets interactifs et à des actions. L'hybridation déstabilise l'être installé dans une stase identitaire : en restant toujours le même, il peut considérer l'hybride tel un intrus, un danger ou un virus.

À la déterritorialisation dans l'espace correspond le devenir hybride dans le temps, la capacité « *du système corps-tête à devenir* »[20]. La prise de possession du dedans du corps révèle la multidimensionnalité du corps : car la possession, l'implantation, la greffe, la chimérisation, la transgenèse, l'hybridation sont autant de procédés biotechnoculturels qui utilisent la plasticité du vivant. Si Spinoza ignorait ce dont le corps est capable, la révolution moléculaire de Guattari est la conséquence du corps sans organe, de son débordement.

Car l'organicité du corps a pu faire croire en la limitation ontologique, sinon métaphysique de la morphogenèse. Le débordement de la forme est le principe à mettre en œuvre par des « *reconversions, d'Agencements qui*

[18] Deleuze G., Guattari F., « Du chaos au cerveau », dans *Qu'est-ce que la philosophie ?*, Paris, éd. de Minuit, 1991.
[19] Deleuze G., Guattari F., 1980. *Capitalisme et schizophrénie*, t. 2 : Mille plateaux, Paris, éd. de Minuit, coll. « Critique », p. 389.
[20] *Op. cit.*, p. 216.

débordent de toutes parts le corps, le Moi, l'individu »[21] Le CsO est « *un ensemble de pratiques* »[22] qui déconstruit, dépose, perd, détruit l'organisation de l'organicité même : le corps hypocondriaque, paranoïque, schizo, drogué, masochiste. Les yeux sont-ils faits pour voir, les poumons pour respirer, la bouche pour avaler, le cerveau pour penser ? Dès la découverte des gènes hox et la fabrication par Nicole le Douarin des chimères caille-poulet, le jeu du génie génétique a prouvé le déterminisme développemental malgré le changement de territoire.

Références

DELEUZE G., 1953. *Empirisme et subjectivité*, Paris, PUF.

1962. *Nietzsche et la philosophie*, Paris, PUF.

1964. *Proust et les signes*, Paris, PUF.

1966. *Le Bergsonisme*, Paris, PUF.

1967. *Présentation de Sacher-Masoch*, Paris, éd. de Minuit.

1968. *Spinoza et le problème de l'expression*, Paris, éd. de Minuit.

1969. *Logique du sens*, Paris, éd. de Minuit.

1969. *Différence et répétition,* Paris, PUF.

1976. *Rhizome. Introduction*, Paris, éd. de Minuit.

« Quatre propositions sur la psychanalyse », dans G. Deleuze, F. Guattari, *Politique et psychanalyse,* Paris, éd. des Mots perdus, 1977.

1981. *Francis Bacon : logique de la sensation*, Paris, éd. de la Différence

1983. *Cinéma,* t. 1 : L'image-mouvement, Paris, éd. de Minuit.

1986. *Foucault*, Paris, éd. de Minuit.

1988. *Le Pli. Leibniz et le Baroque,* Paris, éd. de Minuit.

« Post-scriptum sur les sociétés de contrôle », dans *Pourparlers*, Paris, éd. de Minuit, 1990.

« Contrôle et devenir », Entretien avec Toni Negri, *Futur antérieur*, 1990. Repris dans *Pourparlers*, Paris, éd. de Minuit, 1990.

DELEUZE G., GUATTARI F., 1975. *Capitalisme et Scizophrénie*, t. 1 : *L'Anti-Œdipe,* Paris, éd. de Minuit.

1977. *Politique et psychanalyse*, éd. des Mots perdus.

1980. *Capitalisme et schizophrénie*, t. 2 : Mille plateaux, Paris, éd. de Minuit, coll. « Critique ».

GUATTARI F., 1977. *La révolution moléculaire*, Paris, Recherches éd., coll. « Encres ».

« Micropolitique du facisme », dans « Everybody wants to be a facist », *Semiotexte(e)*, n° 2-3, 1977, p. 87-98.

1988. *Les trois écologies*, Paris, Galilée.

NICOT S., AUGUST-MERELLE A., 2006. *Changer de sexe, Identités transsexuelles*, Paris, Cavalier Bleu éd.

[21] Guattari F., 1989. *Les trois écologies*, Paris, Galilée, p. 58.

[22] *Op.cit.*, p. 186.

DEWEY John (1859-1952)

Bernard ANDRIEU
Université René Descartes – Sorbonne Paris Cité

Qu'est ce que l'expérience pour qu'elle devienne une éducation corporelle ? Une expérience sans conscience n'est pas seulement ruine de l'âme, mais épuisement du corps faute d'une science réflexive constituée. Mais laquelle ? La phénoménologie a cru pouvoir réduire le vivant au vécu de conscience avant de devoir reconnaître les difficultés d'une esthésiologie purement subjective et transcendantale. Dewey reconnaît à la physiologie de l'organisme vivant une matière suffisante pour nous indiquer, par l'instinct : la fatigue, l'effort, l'habitude, le développement et la croissance des informations dont la conscience devrait s'emparer pour modifier les conditions de notre existence.

J. Dewey est très conscient que les sens et la chair « *n'ont pas bonne presse* »[1], mais son modèle interactionniste établit, par le moyen des organes des sens et le dispositif moteur du corps, les modes de « *transformation de l'interaction en participation et en communication* »[2]. Dans l'expérience immédiate sont co-présents le sensoriel, le sensationnel, le sensible, le sentimental et le sensuel « *sans que la conscience ne parvienne à dégager la signification incarnée de manière si directe* »[3] que ne le fait l'expérience. L'expérience est le processus même de l'existence produit dans « *l'interaction de l'être vivant et de son environnement* »[4]. Cependant, elle n'est pas le cours de l'action, le processus, car « *nous vivons une expérience lorsque le matériau qui fait l'objet de l'expérience va jusqu'au bout de sa réalisation* »[5]. Ses caractéristiques propres, son indépendance qui la rend suffisante à elle-même et son individualisation, définissent une expérience vécue dans laquelle une intention consciente peut émerger.

« *Comme chaque expérience est constituée par l'interaction entre "sujet" et "objet", entre un soi et son monde, elle n'est en elle-même ni simplement physique, ni simplement mentale. Au cours d'une expérience, les choses et événements du monde physique et social sont transformés*

---

[1] Dewey J., « L'être vivant et les "choses éthérées" », dans *Œuvres Philosophiques*, t. II : L'art comme expérience, Paris, éd. J.-P. Cometti, 2006 [1931], p. 42.
[2] *Op. cit.* , p. 43.
[3] *Op. cit.*, p. 43.
[4] Dewey J., « Vivre une expérience », dans *Œuvres Philosophiques*, t. II : L'art comme expérience, Paris, éd. J.-P. Cometti, 2006 [1931], p. 59.
[5] *Op. cit.*, p. 59.

suivant le contexte humain dans lequel ils s'inscrivent »[6]. Il y a une liaison intrinsèque du soi et du monde par laquelle le « *soi interagit avec le monde* »[7] : la séparation entre l'organisme et son environnement est l'une des premières raisons des théories psychologiques qui suppose que l'expérience est quelque chose « *qui n'advient qu'à l'intérieur d'un soi, d'un esprit ou d'une conscience* », perdant ainsi le sens même de l'interaction.

Dewey refuse toute réduction au physicalisme (« *simplement physique* ») et au mentalisme (« *simplement mental* ». L'éducation ne peut être seulement physique ou intellectuelle car elle priverait le sujet de ses interactions adaptatives avec les objets environnants, transformant l'organisme en corps mécanique ou automatique. La psychologie de l'éducation ne peut décrire des processus en isolant les fonctions d'un être vivant d'« *avec ses environnements naturels* »[8]. « *La liaison intrinsèque entre soi et le monde* », « *le lien unitaire* » interdit tout dualisme disjoignant « *en fragments séparés* » les aspects intellectuels et sensoriels.

L'expérience produit, par son degré de perception esthétique, « *une forme de vitalité plus intense* »[9] qui ne nous enferme pas dans nos sentiments et nos sensations, mais par « *un commerce actif et alerte avec le monde (...) synonyme d'interpénétration totale du soi avec le monde* ». Ainsi, l'expérience n'est pas un événement passager dont l'intensité ne procurerait qu'une augmentation de l'esthésiologie interne. Comme « *mouvement rythmé et évolution* », l'expérience « *est l'accomplissement d'un organisme* » par des formes encore rudimentaires de ce qui pourrait devenir de l'art.

En fondant l'expérience sur la vie animale et sauvage, Dewey décrit comment le temps de l'expérience ne limite pas l'être vivant à la stricte présence de l'objet, mais la projette dans les souvenirs et l'anticipation de sa signification.

John Dewey, rappelle Richard Shusterman dans « Sous l'interprétation », issu d'*Experience and nature,* que « *l'expérience cognitive doit prendre sa source dans une expérience de nature non cognitive* » après avoir précisé que « *le cerveau et le système nerveux sont primitivement des organes d'action-réaction ; biologiquement, on peut affirmer sans crainte de se tromper que l'expérience première est un type correspondant* »[10].

---

[6] Dewey J., « La contribution humaine », dans *Œuvres Philosophiques*, t. II : L'art comme expérience, Paris, éd. J.-P. Cometti, 2006 [1931], p. 290.

[7] *Op.cit.*, p. 291.

[8] *Op.cit.*

[9] *Op.cit.*, p. 39.

[10] Dewey J., 1929. *Expérience and Nature*, La Salle, Open Court Press, p. 23. Cité par R. Shusterman, 1994, Sous l'interprétation, trad. fr. J.-P. Cometti, éd. de l'Éclat, p. 83.

L'éducation est comprise par Dewey comme une nécessité biologique favorisant le contrôle des énergies environnementales : « *La vie est un processus d'auto-renouvellement par action sur l'environnement* »[11]. Le principe de continuité par renouvellement s'applique ici autant à l'expérience qu'à la vie elle-même, la continuité sociale de la vie étant le moyen de transmettre par le groupe les croyances et idéaux à l'individu. Cette analogie, sinon homologie par la notion de transmission, entre la société et la vie biologique, si darwinien, définit l'éducation comme « *un processus de développement, d'enrichissement et de culture* »[12].

Mais l'apprentissage, par opposition à l'enseignement éducatif, est attaché, chez l'être humain comme chez l'animal, « *à leurs objets premiers de peine ou de plaisir* »[13], ce qui définit non pas un enseignement conscient et délibéré, mais une forme « *d'éducation indirecte ou fortuite* »[14] liant des objets sociaux aux impulsions, affection ou dégoût. L'individu possède déjà en loin des tendances comme la peur, « *l'environnement ne peut tout au plus que fournir les stimuli pour appeler les réponses* »[15]. Les actes de contrôle conscient ne sont pas supérieurs aux actes instinctifs ou impulsifs, car être guidé par l'intelligence prévoyante et rationnelle prive le sujet de l'expérience : « *Il est bon de lui permettre d'expérimenter, de découvrir par lui-même les conséquences de ses actes afin qu'il puisse agir intelligemment la fois suivante dans des circonstances semblables* »[16].

Selon une méthode rousseautiste, Dewey propose d'avoir recours à la désapprobation directe pour provoquer le trouble chez l'enfant en le détournant de la ligne impulsive. En pouvant essayer une multitude de réactions instinctives, il peut alors « *bénéficier des expériences qui les accompagnent* »[17]. La coordination progressive des gestes et des capacités visuelles du nourrisson est déjà une expérience qui prouve « *un pouvoir d'adaptation spécialisé originel* », dite par Dewey « *malléabilité* » : « *Cela signifie le pouvoir de modifier les actions de base des résultats d'expériences antérieures, le pouvoir d'acquérir des dispositions, sans lequel l'acquisition des habitudes est impossible* »[18]. Dewey, à la différence du Mauss des « Techniques du corps » de 1934, fonde l'*habitus* non pas sur

---

[11] Dewey J., « L'éducation, nécessité biologique », dans *Démocratie et Éducation,* Paris, Armand Colin, 2011 [1916], p.79.
[12] Dewey J., « L'éducation, fonction sociale », *Démocratie et Éducation,* Paris, Armand Colin, 2011 [1916], p. 89.
[13] *Op. cit.*, p. 92.
[14] *Op. cit.*, p. 96.
[15] *Op. cit.,* p. 105.
[16] *Op. cit.*, p. 107.
[17] Dewey J., « L'éducation, facteur de croissance », dans *Démocratie et Éducation,* Paris, Armand Colin, 2011 [1916], p. 125.
[18] *Op. cit.,* p. 125.

l'incorporation, mais sur le contrôle de l'environnement par l'expérience acquise. L'habitude est une habileté, « *un contrôle actif de l'environnement au moyen du contrôle des organes d'action. On a peut-être tendance à mettre l'accent sur le contrôle du corps aux dépends du contrôle de l'environnement* »[19]. La capacité de varier les réponses s'effectue « *jusqu'à ce que nous trouvions une façon d'agir appropriée et efficace* »[20]

Le contrôle physique se distingue du contrôle social : attraper automatiquement une balle lancée repose sur une domination, « *sans but et sans signification* », seulement physique de son propre état organique. Dewey n'aperçoit pas ici le rôle du schéma corporel et son interaction environnementale inconsciente. Il reste dans un modèle énergétique jouant de l'emploi particulier des conditions physiques pour modifier les dispositions. Les qualités esthétiques de l'être vivant se nourrissent de cet équilibre perdu et rétabli « *entre lui et son environnement* »[21] : manque de plénitude, lutte et accomplissement, adaptation et irrégularité... définissent une expérience incertaine et mobile dont la variation des formes exprimera la dualité et la contradiction.

Reprenant les concepts de James Baldwin (1861-1934) avant la reprise piagétienne et sous l'influence de la philosophie évolutionniste de Herbert Spencer (1820-1903), Dewey refuse l'habituation qui suppose une conformation aux conditions fixes de l'environnement pour mettre l'accent sur l'accommodation qui traduit une adaptation de « *l'environnement à nos propres activités et de nos activités à l'environnement* »[22]. Un « *minimum de contrôle actif* »[23] et un maximum d'accord passif établissent un équilibre entre la routinisation de l'habitude et la préférence active qu'est l'inclination. Ce sont ces habitudes actives qui font appel « *à la pensée, à l'invention et à l'initiative dans l'application des capacités à de nouvelles fins* »[24]

Références

DEWEY J., 2011 [1916]. *Démocratie et Éducation,* Paris, Armand Colin.

1929. *Expérience and Nature*, La Salle, Open Court Press

« L'être vivant et les "choses éthérées" », dans *Œuvres philosophiques*, t. II : L'art comme expérience, Paris, éd. J.-P. Cometti, 2006 [1931].

[19] Dewey J., 2011 [1916]. *Op. cit.*, p. 126.

[20] *Op. cit.*, p. 129.

[21] Dewey J., « L'être vivant et les "choses éthérées" », dans *Œuvres Philosophiques*, t. II : L'art comme expérience, Paris, éd. J.-P. Cometti, 2006 [1931], p. 36.

[22] Dewey J., « L'éducation, facteur de croissance », dans *Démocratie et Éducation,* Paris, Armand Colin, 2011 [1916], p. 126.

[23] *Op. cit.*, p. 128.

[24] *Op. cit.*, p. 133.

DURAND Gilbert (1921-2012)

Éric CAULIER
Université de Nice Sophia Antipolis

Professeur de philosophie, de sociologie et d'anthropologie culturelle, Gilbert Durant a fondé le Centre de recherche sur l'imaginaire avec Léon Cellier et Paul Deschamps. Proche de Gaston Bachelard, Henry Corbin et Carl Gustav Jung, il est l'auteur d'une œuvre étendue et dense. Dans *Les structures anthropologiques de l'imaginaire* (1960), l'anthropologue grenoblois définit le trajet anthropologique comme « *l'incessant échange qui existe au niveau de l'imaginaire entre les pulsions subjectives et assimilatrices et les intimations objectives émanant du milieu cosmique et social* ». Constatant la collaboration du corps entier à la constitution de l'image, il dégage trois matrices sensori-motrices : posturale, digestive et rythmique. Ces schèmes posturaux constituant la trame fonctionnelle de l'imagination, représentent les gestes primordiaux de l'espèce humaine : se redresser pour distinguer (verticalisation), avaler pour relier (nutrition), rythmer pour confondre (sexualité). Gilbert Durand établit deux régimes principaux de l'imaginaire – diurne et nocturne – à partir desquels il élabore une classification générale des symboles et archétypes. Pour lire le mythe, il utilise une logique contradictorielle et propose trois méthodes d'analyse :

- mythocritique, qui privilégie la dimension synchronique ;
- mythanalytique, qui est fondée sur l'utilisation du trajet anthropologique allant jusqu'à l'étude des contextes sociaux ;
- mythodologique, qui réunit les points de vue synchronique et diachronique.

Dans *Science de l'homme et tradition,* Gilbert Durand montre comment l'universel modèle mythologique se substitue au modèle ethnocentrique de l'historicisme, et comment les sciences humaines les plus modernes dites « de pointe » reviennent plus ou moins ouvertement aux vieux principes de l'hermétisme. Son oeuvre est une initiation au nouvel esprit anthropologique.

Références

DURAND G., 1992. *Les structures anthropologiques de l'imaginaire,* Paris, Dunod.
1996. *Introduction à la mythodologie. Mythes et sociétés*, Paris, Albin Michel
1996. *Science de l'homme et tradition. Le nouvel esprit anthropologique*, Paris, Albin Michel, coll. « La pensée et le sacré ».

FOUCAULT Michel (15/10/1926-25/06/1984)

Avelino Aldo DE LIMA NETO
Institut Fédéral d'Éducation, Science et Technologie
du Rio Grande do Norte
Alípio DE SOUSA FILHO
Université Fédérale du Rio Grande do Norte

Redigir um verbete para responder à questão *quem é Foucault ?* é uma tarefa instigante e desafiadora. Já na introdução à *Arqueologia do Saber,* referindo-se especificamente ao papel do escritor, ele se negava a responder tal pergunta, afirmando ser necessária a ausência de um rosto a quem se dedica à escrita[1]. Anos depois, *O filósofo mascarado* será o título de uma entrevista dada, em abril de 1980, ao *Le Monde,* reafirmando o anonimato como estratégia para se fazer escutar pelos outros, em tempos de nomes que intentam fazer efeito antes de suas ideias[2].

No mesmo ano, curiosamente ou não, Foucault assina um verbete para o *Dicionário dos Filósofos,* fornecendo uma resposta a esta questão que nos pusemos. Dessa vez, ele escolhe o pseudônimo *Maurice Florence* para assinar. Mas é aí, onde seu nome não está, que ele está. Esta, certamente, é uma das lições de Foucault : o indivíduo (aqui é indivíduo, e não o sujeito) não se define na ordem de sua nomeação, da atribuição de um predicado a um sujeito, mas se fabrica. Lição que se torna explícita na definição que Foucault dá de si mesmo neste verbete, que começa por localizá-lo numa *história crítica do pensamento,* à esteira do caminho aberto por Kant[3].

Tomando por pensamento uma *ação* que problematiza as condições de possibilidade da emergência de sujeitos – pelos modos de subjetivação – e de objetos – pelos modos de objetivação –, não se podia esperar que Foucault fizesse uma história do pensamento baseada na nomeação daquilo que é falso e do que é verdadeiro, mas numa arqueologia das regras ou jogos que permitem determinados discursos se constituírem enquanto tais. Daí a negação a qualquer universal antropológico, ao sujeito constituinte da fenomenologia husserliana e o recurso aos campos de experiência abertos por práticas de subjetivação operadas pelos próprios indivíduos e sujeitos – que podem, por isso mesmo, alterá-las.

---

[1] Foucault M., 2010 [1969]. *A Arqueologia do Saber*, Rio de Janeiro, Forense Universitária, p. 20.

[2] Foucault M., 2001. *Dits et Écrits*, Paris, Gallimard, p. 923.

[3] *Op. cit.*, p. 1450.

Esse diálogo constante com os modos por meios dos quais os sujeitos produzem conhecimento e, ao mesmo tempo, são produzidos por ele, fez Foucault abordar várias temáticas da vida do ser contemporâneo : a loucura, a psiquiatria, a sexualidade, o prazer, a delinquência, a justiça, a medicina, a doença. Nele, a história crítica do pensamento, porém, é herdeira de um pensar radical que vai além de Kant – posto que não se interessa pelos *a priori* fundamentados no esquematismo transcendental, mas pelos *a priori* histórica e socialmente produzidos. Em seu pensamento, encontramos também a herança nietzschiana, que recusa a busca de continuidades nas quais estariam submersas as origens das verdades, mas supõe a proveniência do real como perturbação de tudo o que parecia imóvel, homogêneo e natural. Uma genealogia das fissuras que se operam nas articulações do corpo e da história[4].

Michel Foucault produziu seu pensamento nos exercícios de uma genealogia crítica dos modos hegemônicos de pensar, categorizar, classificar, que chamou de « *discurso* », e deu a este o sentido de um « *dispositivo* » de produção de saberes, técnicas e sujeitos na história. Para o autor, em cada época os discursos delimitam o que as pessoas fazem e pensam, e sem o saber. Os discursos expressariam o caráter singular e arbitrário de toda realidade criada e instituída nos conceitos, falas, pensamentos, e o próprio caráter arbitrário de cada discurso e seus limites. O filósofo vê os discursos como singularidades datadas, assim como datadas as realidades que exprimem.

Talvez uma palavra-conceito possa resumir o trabalho de pensamento de Foucault : crítica. Definida pelo autor como « *a arte da inservidão voluntária* » e como a atitude da « *indocilidade reflexiva* » (Foucault, 1978), a crítica corresponderá não apenas à desconstrução das verdades produzidos pelos discursos e seus efeitos de poder mas, igualmente, a atitudes de insubmissão, resistência, subversão ou transgressão que poderão resultar em novas subjetividades, novos modos de ser, estilizações da vida.

---

[4] Foucault M., « Nietzsche, a genealogia e a história », *Microfísica do poder*, Rio de Janeiro, Graal, 1979, p. 91-92.

Referências

FOUCAULT M., 2010 [1969]. *A Arqueologia do Saber*, Rio de Janeiro, Forense Universitária.

« Foucault », *Dits et Écrits*, Paris, Gallimard, 2001.

« Le Philosophe Masqué », *Dits et Écrits*, Paris, Gallimard, 2001.

« Nietzsche, a genealogia e a história », *Microfísica do poder*, Rio de Janeiro, Graal, 1979.

« Qu'est-ce que la critique ? (Critique et Aufklärung) », Paris, *Bulletin de la société française de philosophie*, 1978.

HENRY Michel (1922-2012)

Gilberto A. DAMIANO
Université Fédérale de São João del-Rei

Nesta comunicação trato da relação Cultura/Barbárie e a importância da Arte na reapropriação do mundo da vida, a partir dos livros A barbárie (de 1987) e Ver o invisível : sobre Kandinsky (de 1988), do filósofo francês Michel Henry (1922-2012). Sinalizo como a Ciência galileana gesta a Técnica e essas, por sua vez, fomentam um mundo idealizado objetivamente, enquanto Tecnociência – que promove uma revolução ontológica : a barbárie. Esse processo histórico-cultural se instala como uma « *doença da cultura* » que ignora a Vida afetiva, nossa ontologia primeira. Todavia, com a Arte podemos reaprender a Vida absoluta.

Cultura, Ciência, Técnica, Mídia : Barbárie - Henry, no prefácio (2012), mostra que hoje vivemos uma época paradoxal e de confrontação : um « *desenvolvimento sem precedentes do saber* » *ao lado de uma* « *cultura em desmoronamento* » em que se afrontam numa luta de morte. Tal movimento começou com Galileu (séc. XVII, 1564-1642) que desacreditou o « *mundo sensível* », i. é, recusou as « *coisas dotadas de cores, odores, sabores, que são sonoras, agradáveis ou desagradáveis* »[1] em defesa de um mundo « *insensível* », extenso, com formas e figuras, parametrizadas pela geometria e matemática. Essa configuração constitui a Ciência galileana que experimenta o « *universo doravante reduzido a um conjunto objetivo de fenômenos materiais* » e o representa de maneira única e « *exclusiva sobre esse novo saber e sobre os processos inertes que permitem dominá-lo* »[2].

Essa cisão Saber e Cultura, nas palavras de Henry, busca eliminar as qualidades sensíveis da realidade e « *nossa sensibilidade, o conjunto de nossas impressões, emoções, desejos e paixões, pensamentos, em suma, toda nossa subjetividade, que constitui a substância de nossa vida* »[3]. Nessa acepção a supressão da Vida, fonte de toda Cultura, continua Henry, é « *idêntica à exclusão da cultura, e que a modernidade galileana só pode oferecer doravante [...] o desmantelamento progressivo daquilo que conferia à vida, [...], sua razão de viver* »; perde-se o *conatus*, « *aquele*

---

[1] Henry M., 2012. *Ver o invisível : sobre Kandinsky,* São Paulo, É Realizações Editora, p. 13.
[2] *Op. cit.*, p. 14.
[3] *Op. cit.*, p. 15.

movimento incessante de vir a si, de se pôr a prova e [...] crescer»[4]. A Cultura, assim, é um conjunto de respostas patéticas, de energia, que a Vida se esforça para se manter, crescer e expandir e, como diz Henry :

> « *E essa resposta ela só pode encontrar em si mesma, em uma* sensibilidade *que quer sentir mais, sentir-se mais intensamente – como ocorre na arte – ; em uma* ação *que permite que esse grande desejo de crescimento se realize segundo caminhos que lhe sejam adequados – como ocorre na ética – ; na* experiência, *enfim, que a vida faz de si mesma nesse Fundo misterioso de onde ela brota e com a qual se entrelaça continuamente – como ocorre com a religião* »[5].

Para ele a Ciência galileana expressa uma tentativa de fuga à Vida na sua radicalidade e que somente com a nossa Sensibilidade – entendida como nossas ações conforme o nosso ser e como experiência desse ser incorporado, situado – promovemos novas respostas para esse enfrentamento da barbárie (ou submundo), expressão da Tecnociência. Sensibilidade ou Afetividade, tem dimensão prática na Arte, na Ética e na Religião. Essas últimas, como formas superiores da Cultura, demarcam os campos de investimento para o « *retorno às coisas mesmas* » (*zu den Sachen selbst*); mas sem se descuidar da encarnação cultural nas « *necessidades elementares, quer se trate da alimentação, do vestuário, da produção de "bens" em geral ou ainda das relações concretas dos membros da comunidade entre si* »[6]. A nossa vida é sensível e sensciente e, por isso, é diferente do viver de animais, árvores e outras coisas. Como ser vivo, num sentido transcendental, temos a « capacidade de experimentar a si mesmo e se sentir [...] no sentido de uma vida real, que é *a vida fenomenológica absoluta cuja essência consiste no próprio fato de se sentir ou de experimentar a si mesmo e não é nada mais* –, o que ainda denominaríamos subjetividade »[7].

A objetividade técnica, de essência puramente material-objetiva, gestada por essa ciência formal, confronta-se com a Cultura – a própria realização da Vida que se funda na Subjetividade dos corpos vivos. Em tal objetividade a Técnica eleva desmedidamente os « *processos cegos* » em detrimento dos « *benefícios do esforço e à felicidade da vida* »[8]. Estamos também sob um objetivismo unilateral midiático que isola o homem a si mesmo, « *produzindo a cada instante o conteúdo que veio ocupar seu espírito,*

---

[4] Henry M., 2012. *Op. cit.*, p. 15.
[5] *Op. cit.*, p. 15 – grifos do autor.
[6] *Op. cit.*, p. 16.
[7] *Op. cit.*, p. 27- itálicos do autor.
[8] *Op. cit.*, p. 19.

autorizando uma manipulação ideológica sem precedente, sem limite, impedindo todo pensamento livre – toda "democracia" –, condenando toda relação pessoal, reduzida a manifestações exteriores »[9].

Entrementes, o mundo continua se produzindo em nós em fenômenos, sensíveis, variáveis e contingentes, mas a Ciência galileana da natureza quer, pela abstração lógica, representá-lo como um mundo em si, objeto, coisa, sem suas qualidades sensíveis e sem alcance da subjetividade, e reter tão somente formas abstratas (idealidades intencionais da racionalidade matemática, seu conteúdo noemático) espaço-temporais, sua *episteme* contra qualquer *dóxa*. A contradição na ciência se revela, ainda, na incompatibilidade entre a *intentio* científica e a mesma subjetividade (das pessoas-cientistas) que é a « *realidade da intentio científica* »[10]. E aqui vemos que a negação da vida por meio do ato protofundador da Ciência galileana é uma metodologia deliberada. Ela sabe o que faz e sabe de si como forma e manifestação dessa vida, ainda que em contradição interna com a mesma, isto é, como « *modo de vida voltado contra a vida* »[11]. Henry considera que o « *horror da vida procede sempre dela* », imanente e não de um olhar exterior. Nisso se enraíza « *a ideia louca de não mais experimentar o que ela experimenta, de dispensar sua própria condição de ser a vida* »[12], mas essa « *loucura* » é imanente a essa ciência formalizada. Ela tem seu *páthos* determinado e segundo uma necessidade interna própria de uma evidência coercitiva, isto é, sentimento experimentado diante do qual se dá determinado modo que não pode ser de outra forma, um sentimento de apoditicidade[13]. Porém, o sentimento na Vida não se dá num êx-tase de um ver, mas sempre um devir, instável, flexível, abertura para a vida!

A Sensibilidade continua, dessa maneira, na condição de « *não percebida* » frente à ideologia Tecnocientífica, não desaparece e é incontornável quando se quer chegar « *às coisas mesmas* ». Ocorre que esse mundo estético agora objetivado não se determina mais a si mesmo como autorrealização e autotransformação (desde seu interior sensível), pois a Ciência Moderna prescreve o saber, a verdade, a moral, a espiritualidade, « *tal é a barbárie da ciência* »[14]. No sentido descrito por Henry, na Modernidade, Cultura e Ciência também se afastam : um « *hiperdesenvolvimento* » da segunda e uma « *atrofia* » da Cultura e mais regressões em quase todos os seus domínios que, no fim, podem causar

---

[9] Henry M., 2012. *Op. cit.*, p. 19.
[10] *Op. cit.*, p. 108.
[11] *Op. cit.*, p. 109.
[12] *Op. cit.*, p. 110.
[13] *Op. cit.*, p. 111.
[14] *Op. cit.*, p. 54.

nossa aniquilação ; não se trata de « *figuração* » ideal ou abstrata, mas vivenciamos uma nova forma de barbárie, muito mais grave que as antecedentes « *e em virtude da qual o homem corre o risco de perecer* »[15].

Se a Cultura « *é essencialmente prática* », a Barbárie, por sua vez, se situa dentro de uma Cultura, não é exterior e nem a atinge ao final de seu apogeu, mas contaminam a atividade social e sua realização orgânica naquilo que constitui o mundo humano e a própria essência do ser humano, especialmente as formas superiores : Arte, Ética e Religião : « *é uma doença da vida* »[16]. E na qual temos o hiperdesenvolvimento do saber científico matematizado e das técnicas criadas pelo mesmo em rejeição ao saber da Vida (Cultura), como se uma outra ontologia mecanicista, geométrica, matemática.

Arte, o reencontro com a Vida - inversamente à Tecnociência, a Arte é uma « *Atividade* » eminentemente sensível, vivencial e experiencial que potencializa a realização ou efetividade plena da Vida, acolhe e se dá ao mundo estético em suas modulações, diferenças e qualidades. Não contradiz, mas exalta nossa ontologia primeira, nossa Afetividade. Nesse sentido, Ciência e Arte são irreconciliáveis. E para Henry aproximar produtos « *estéticos* » científicos (como fotos microscópicas de seres e cristais) com os de produção humana (gráfica ou pictórica) mostra, ao inverso do que se pretende, que o estético aí só o é porque a ciência se rende à sensibilidade do mundo, de sua natureza sensível. « *As leis que tornam belos esses documentos científicos são leis estéticas da sensibilidade, e não leis matemáticas ou físicas que o cientista procura decifrar sobre eles* »[17]. Daí a força da Arte contra a Barbárie – essa segunda ontologia –, pois que nesse processo corporal vivo (*leib*) se desenrola a si mesma, autorrealização, autotransformação, autoafecção da vida. E seu critério único é o Indivíduo, sua ipseidade, que « *Se essencializa como Mônada e como Indivíduo* »[18]. O que as diferencia na historialização da experiência da vida é que essa apela ao Indivíduo como doador que se doa a si mesmo, como sua própria carne, seu destino, sua própria vida. A experiência científica, por sua vez, é manipulação de objetos sob alguns processos que autonomamente funcionam e que pede, ao cientista, ser espectador de uma verdade fora da natureza sensível, no qual preserva sua alteridade, evitando, ao máximo, intervir e mesmo neutralizando os sentimentos nesse processo dito objetivo[19].

---

[15] Henry M., 2012. *Op. cit.*, p. 44.
[16] *Op. cit.*, p. 46.
[17] *Op. cit.*, p. 51.
[18] *Op. cit.*, p. 113.
[19] *Op. cit.*, p. 114.

A cultura como « *o conjunto de todas as experiências* »[20], de Energia, própria de nossa subjetividade, nosso « *a priori de todos os a priori, é essa Vida absoluta na qual estamos vivos* »[21]. Contudo, quando essa energia não é trabalhada entra em estagnação, regressão e autonegação (por fim, recalque) como se nos revela na Barbárie. Henry chama a obra de Arte como o lugar em que se realiza essa Energia, esse *páthos*, mas não só, pois que todos « *Os comportamentos cotidianos de um mundo de cultura permitem esse uso e são, em última análise, motivados por ele* »[22] – referindo-se aqui a Religião e a Ética (tema que não desenvolveremos aqui).

De fato, o mundo galileano nunca elimina a Vida-Afetividade, pois essa se mantém como o « *impensado* » no interior da Ciência e que, apesar disso, se realiza em suas determinações básicas, que, para cada ser vivo, são suas necessidades fundantes « *de sua subjetividade orgânica e da subjetividade em geral* »[23].

Mantido essa tensão entre a Subjetividade e o Mundo desencadeia-se um mal-estar : « *É a iteração indefinida do crescimento de si da Vida em sua eterna vinda a si que não é mais satisfeita nem respondida* »[24]. Tensão em que o indivíduo se situa no recalque, em que a Energia não se dissipa e, ao contrário, cresce e à qual não mais suporta sentir-se e nem experimentar-se ; seu afeto, sua expressão, se transforma em angústia. Quer dizer, a via do crescimento e da cultura são bloqueadas e não suprimidas, nem descarregadas, assumem a forma de mal-estar. Que, por sua vez, se espraia e transborda como energias sem controle e, por fim, como violência. A renúncia de ações em nível superior exacerbam as de nível inferior e, esse deslocamento, acaba por intensificar os comportamentos inferiores como transbordamentos[25]. Essa explosão de Energia (e seu transbordar) mostra a própria subjetividade em seu realizar-se, crescer e excesso, mas nunca diminuição, parada, descarga, e acaba por gerar relações frustradas, rudimentares, inculta, e violência : « *O Mal sempre provém do Bem, e não constitui um princípio externo a ele* »[26]. Ora a Barbárie não é um princípio exterior à própria cultura ! Ou seja, o histórico dessa Energia, que nasce, cresce e expande em si mesma, é o mesmo fluxo para a Sensibilidade, para a inteligência, e seu recalque (diversas formas de descontentamento consigo mesmo) acode em todos os níveis a cultura (desenvolvimento global) e, a barbárie, que « *afeta uma após outra cada uma das modalidades da vida*

[20] Henry M., 2012. *Op. cit.*, p. 114.
[21] *Op. cit.*, p. 157.
[22] *Op. cit.*, p. 159.
[23] *Op. cit.*, p. 157.
[24] *Op. cit.*, p. 159-160.
[25] *Op. cit.*, p. 161.
[26] *Op. cit.*, p. 162.

individual e social »[27]. A Afetividade, todavia, sobrevive no mundo que quer enxotá-la, seja na Ciência seja na Barbárie. Há, pois, uma afinidade histórica entre essa época contemporânea (seu espírito) e a ideologia científica galileana : fuga humana de seu verdadeiro ser, enquanto não mais pode se voltar para si mesmo !

Concluindo, a Cultura se relaciona à dimensão ontológica do ser, que é a Vida-Afetividade, em que não necessita do saber da consciência e nem do saber científico : « *a cultura é a cultura da vida* »[28]. Ela é autotransformação e autorrealização da vida que se submete ao saber da própria vida: experimentar a si mesmo independe do saber da consciência ou da ciência. Nessa se situa a Arte como modo da vida com essência própria, quer dizer autoexperimentação, crescer e aumentar-se, ser afetado « *por um quê a mais* » ou como « *modo de gozar de si, ele é o gozo* » ou « *arte é o devir da vida, o modo pelo qual esse provir se cumpre* »[29]. Força (ou Desejo) e Afeto, par primordial da Vida que em « *abraço patético é a maior força, é a força prévia assentada em toda força e toda potência, a hiperpotência devido à qual a força se apossa de si de maneira a ser o que ela é e a fazer o que ela faz* »[30]. Essa força é expressa nas artes, mas « *esta força patética da vida, permanecendo inutilizada, transforma-se em angústia, determinando os comportamentos monstruosos da fuga e da destruição de si que estão matando o mundo* »[31].

Em especial, para Kandinsky (2012a) e animando por ele, Henry compreende a potência pura como a abstração e, por isso, a pintura abstrata desvela a essência de toda pintura e de toda arte verdadeira como em ato construtivo, criativo, na práxis, como processo cultural. O realizar humano da Vida é então uma práxis corporal que conserva, cresce e expande as Energias em si mesmas. A vida doa ao Indivíduo, que na sua Ipseidade, se doa como sua própria carne à efetivação dessa mesma Vida recebida, uma práxis cultural dual em que exterior-interior em síntese compreendem a verdade do Cosmo, da Vida, do Homem, da Alma. Essas forças que precisam ser expandidas proveem da Noite abissal, de um pré-mundo, onde nenhum olhar mediu, e repousam sobre as coisas, em toda a Natureza, como « *hieróglifos do invisível* »[32] e ao que, Henry, afirma : « *A arte é a ressurreição da vida eterna* »[33]. Vamos enfrentar a barbárie : reaprender a Vida absoluta !?

---

[27] Henry M., 2012. *Op. cit.*, p. 162-163.
[28] *Op. cit.*, p. 33.
[29] Henry M., 2012a. *A barbárie*, São Paulo, É Realizações Editora, p. 158-159.
[30] *Op. cit.*, p. 160.
[31] *Op. cit.*
[32] *Op. cit.*, p. 182.
[33] *Op. cit.*

LE BRETON David (1953-)

Maria Elizabete SOBRAL PAIVA DE AQUINO,
Université Fédérale du Rio Grande do Norte

Sociólogo e doutor em antropologia, o francês Le Breton, é professor da Universidade Marc Bloch de Estrasburgo, membro do L'Institut Universitaire de France e pesquisador e membro do laboratório *Cultures et Sociétés em Europe* (URA – CNRS). Suas pesquisas tem o corpo como fio condutor e o simbolismo social que o atravessa e o encarna. Este pesquisador faz uma análise antropológica e sociológica da sociedade ocidental contemporânea e das relações presentes em um fato social, processo que não está estagnado, mas sempre em mutação, ou seja, em um universo flutuante de significações. Le Breton chama a atenção que a sociedade ocidental descansa sobre um « *apagamento do corpo* », sobre uma simbolização particular de seus usos, provocando um distanciamento, assim como, o dualismo contemporâneo opõe o homem ao seu corpo. Suas publicações de cunho sociológico e antropológico versam sobre o corpo, os sentidos, os riscos e a dor.

É autor de uma série de obras publicadas na França e traduzidas para várias línguas. No Brasil, vale ressaltar algumas obras que foram traduzidas para o português e que constituem como referências de estudiosos sobre o corpo e a corporeidade : *Antropologia do corpo e modernidade*, *A sociologia do corpo*, *Condutas de risco : dos jogos de morte ao jogo do viver*, *As paixões ordinárias*, *Compreender a dor*, *Do silencio*, *Adeus ao corpo* e recentemente, em 2016, *Antropologia dos sentidos*. Em *Adeus ao corpo*, publicado no Brasil em 2003, o autor propõe uma cartografia do corpo em dimensões plurais, critica o cientificismo e a tecnologia como fórmula salvadora e alerta que a técnica está mais próxima do « *extremo contemporâneo* », da opressão, do neoliberalismo, do culto da performance, do mundo da velocidade e do corpo como obra de arte em risco.

Corpo como rascunho a ser concebido, retificado, modificado, transformado. As fronteiras entre o homem e a máquina são rompidas em virtude das informações nas áreas da biologia e da informática, dessa forma, há uma autorização da humanização da inteligência artificial ou até mesmo a mecanização do homem no contexto das procriações assistidas pela medicina e pela engenharia genética. Le Breton aponta o Projeto Genoma como um dos articuladores desse processo entre a genética (biologia molecular) e a informática provocando um ambiente danoso na sociedade munido por diversos conflitos e interesses, gerando nas pessoas um sentimento de que todo comportamento é programado geneticamente. Le Breton também ressalta que apesar de ser uma minoria de pesquisadores (etologistas, psicólogos, geneticistas) que valorizam a « onipotência do gene », esse discurso é difundido pelos políticos e transmitido pela mídia alcançando repercussão na sociedade. Para exemplificar esse discurso pragmático a sociobiologia identifica ; « *o cromossomo do crime* », « *o criminoso nato* », da mesma forma que acreditam que na época do tráfico de escravos, haveria « *o gene da escravidão* ». Nesse diálogo, Le Breton faz menção e críticas a diversos estudos publicados por pesquisadores que tentam comprovar, por exemplo, a inferioridade genética dos negros.

Discrepância maior é a declaração de um estudo realizado por um psicólogo e por um cientista politico[1] citados por Le Breton, que afirmam : a hereditariedade da inteligência e a inferioridade dos negros. Também atribuem que os genes dos negros os conduziriam a uma elevada estatística de pobreza, do desemprego, da delinquência, dos nascimentos ilegítimos. Considerando os negros biologicamente inferiores, Herrnstein e Murray, citados por Le Breton (2003) elencam várias propostas, entre elas ; o abandono dos programas de educação especializada aos estudantes com dificuldade, pois seu QI não possibilitará uma boa escolarização ; reduzir os auxílios às famílias, que estimulam as mulheres carentes (QI inferior) a procriação em detrimento a promoção da fecundidade das mulheres de meios favorecidos (QI alto) para aumentar a qualidade genética da inteligência nos Estados Unidos.

Apesar de Le Breton apresentar nesta obra tantas manipulações que estão presentes na sociedade contemporânea para um abandono de si, de modificações agressivas ao corpo, da perseguição por uma aparência que oculte o envelhecimento ou a fragilidade, ao mesmo tempo, ele alerta a sociedade para uma reflexão sobre o domínio de si, dos seus próprios sentimentos, das suas escolhas, do seu tempo, do seu espaço, da sua vida.

Em *Antropologia dos sentidos*, Le Breton nos chama a sentir o mundo, a ser atravessado e transformado por ele, num eterno ir e vir entre sensações das coisas e sensação de si. Para percorrer esse caminho, ele nos guia por uma floresta de sensações, nos levando a diversos caminhos, entre eles; contemplar paisagens, a apreciar sons, se enovelar com as cores, saborear perfumes, aveludar-se com caricias e viajar com perfumes. Ele defende a tese que a consciência de si se dá a partir de experiências fundamentadas por ressonâncias sensoriais e perceptivas. Contrapondo ao pensamento de

[1] Herrstein R.J. and Murray C., 1994. *The Bell curve. Intelligence and class-structure in american life*, New York, The Free Press.

Descartes « *Penso, logo existo* », Le Breton afirma que a nossa condição no mundo antes de ser espiritual, é corporal, e que não há vinculo no mundo que não seja primeiramente perpassada pelos sentidos : « *Sinto, logo sou* ». No livro, ele interroga sobre o que é ver, escutar, sentir, tocar, gostar. Para este autor, o mundo é o que vemos, tocamos, sentimos e há toda uma construção social e cultural para avivar uma consciência de si.

É importante ressaltar que no seu trajeto reflexivo, Le Breton, se apóia em Merleau-Ponty acompanhando o seu deslocamento do corpo a carne desde a publicação da *Fenomenologia da Percepção* (1945) aos escritos inacabados publicados posteriormente a sua morte, no livro *O visível e o invisível* (1964). Outra noção que perpassa as reflexões em Merleau-Ponty é a da estesiologia, noção cara a esse filósofo, em que o corpo é atravessado por uma psiqué e pelo desejo. O corpo aparece não só como acompanhante exterior das coisas, mas o local onde se encontra todas as minhas sensações. Em *Antropologia dos sentidos*, Le Breton afirma : « *para o homem não existem alternativas senão experimentar o mundo, ser atravessado e transformado permanentemente por ele. O mundo é a emanação de um corpo que o penetra. O corpo é profusão do sensível. Ele é incluído no movimento das coisas e se mistura a elas com todos os seus sentidos* ».

Autres publications de David Le Breton

LE BRETON D., 1985. *Corps et sociétés. Essai de sociologie et d'anthropologie du corps*, Libr. des Méridiens.

1991. Passions du risque, Paris, Métailié.

1993. *La Chair à vif. Usages médicaux et mondains du corps humain*, Paris, Métailié.

1997. *Usages culturels du corps* (avec Colette Méchin et Isabelle Bianquis), Paris, L'Harmattan.

2000. *Éloge de la marche*, Paris, Métailié.

2000. *Le corps, son ombre et son double* (avec Colette Méchin et Isabelle Bianquis), Paris, L'Harmattan, 2000.

2002. *L'Adolescence à risque*, Paris, Autrement.

2002. *Conduites à risque*, Paris, PUF.

2002. *Signes d'identité. Tatouages, piercings et autres marques corporelles*, Paris, Métailié.

2003. *Des visages*, Paris, Métailié.

2003. *La Peau et la Trace. Sur les blessures de soi*, Paris, Métailié.

2004. *L'Interactionnisme symbolique*, Paris, PUF.

2004. *Le théâtre du monde. Lectures de Jean Duvignaud*, Québec, PU Laval.

2004. *Le corps et ses orifices* (avec Colette Méchin et Isabelle Bianquis, Paris, L'Harmattan.

2006. *La Saveur du monde. Une anthropologie des sens*, Paris, Métailié.

LE BRETON D., 2007. *En souffrance. Adolescence et entrée dans la vie*, Paris, Métailié, 2007.
2007. *Mort sur la route*, Paris, Métailié.
2009. *El silencio, aproximaciones*, Ediciones Sequitur, Madrid.
LE BRETON D., JEFFREY D. et LÉVY J.-J. (dir.), 2005. *Jeunesse à risque. Rite et passage.*, Québec, PU Laval.

MERLEAU-PONTY Maurice (1908-1961)

Emmanuel de SAINT AUBERT
Archives Husserl de Paris

Philosophe et phénoménologue français. Voulant penser à nouveaux frais l'antique question de l'union de l'âme et du corps, Merleau-Ponty développe une conception radicale de la perception, qui l'achemine peu à peu vers une philosophie de la chair où anthropologie et ontologie sont inextricablement liées. Merleau-Ponty envisage l'être humain comme chair : une manière singulière d'être corps, dont la vie perceptive est d'emblée traversée par des dimensions d'expression et d'interrogation, de foi et de désir. Une manière d'être corps où sont appelés à grandir ensemble l'unité de notre animation, ses modes d'expression et de relation au monde et à autrui, dans l'endurance de diverses formes d'indétermination – l'indéfini et l'inépuisable, l'invisible et l'imprévisible, l'inconnu et l'inaccessible...

Voulant rejoindre la cohérence profonde de l'architectonique d'une corporéité qui elle-même architecture le monde, Merleau-Ponty travaille en deçà de nos différenciations habituelles entre cognitif et affectif, par plusieurs entrées privilégiées : les notions de schéma corporel, de généralité du corps, l'intercorporéité et son inscription inconsciente. D'où un dialogue fécond avec la neurologie moderne, la psychologie du développement et la psychanalyse – dialogue fait de libres inspirations, d'omissions aveugles et de critiques fécondes, qui explique l'actualité de cette pensée dans ces mêmes disciplines.

Cette philosophie de la chair est lestée d'une conception de l'intelligence, qui ne la réduit pas à la sphère de la représentation et du langage, et met en valeur ses fondements analogiques sensori-moteurs. Elle laisse aussi entrevoir une approche du désir étrangère au régime énergétique de la pulsion, une vie désirante qui structure notre être-au-monde depuis l'intercorporéité la plus archaïque et jusqu'aux virtualités les plus subtiles de notre ouverture à l'être. Elle débouche ainsi sur une forme profonde de psychanalyse existentielle, radicalement démarquée de Sartre, dans un « retour à Freud » original, ni freudien ni lacanien.

Bibliographie

MERLEAU-PONTY M., 1976 [1945]. *Phénoménologie de la perception*, Paris, Gallimard, coll. « Tel ».

2001 [1960]. *Signes*, Paris, Gallimard, coll. « Folio essais ».

1979 [1964]. *Le visible et l'invisible*, Paris, Gallimard, coll. « Tel ».

1988. *Merleau-Ponty à la Sorbonne, résumé de cours 1949-1952*, Grenoble, Cynara ; rééd. *Psychologie et pédagogie de l'enfant. Cours de Sorbonne 1949-1952*, Lagrasse, Verdier, 2001.

1982 [1968]. *Résumés de cours. Collège de France, 1952-1960*, Paris, Gallimard, coll. « Tel ».

2011. *Le monde sensible et le monde de l'expression*, cours au Collège de France (1953), Genève, MétisPresses.

SAINT AUBERT E. de, 2005. *Le scénario cartésien. Recherches sur la formation et la cohérence de l'intention philosophique de Merleau-Ponty*, Paris, Vrin.

2013. *Être et chair*, t. 1 : Du corps au désir : l'habilitation ontologique de la chair, Paris, Vrin.

NIETZSCHE Fredrich (1844-1900)

Bernard ANDRIEU
Université René Descartes – Sorbonne Paris Cité

« *L'homme vit de tout temps dans une profonde ignorance de son corps et se contente de quelques formules pour communiquer ce qu'il en sait* »[1]. En s'ignorant, le chercheur est certain de trouver la vérité en décrivant les qualités de l'objet devant lui. Produire par corps fourvoie la recherche de la vérité là où l'esprit y parviendrait. Le corps produit les modes cognitifs et perceptifs du chercheur qui ne s'en aperçoit que si son auto-réflexivité est méthodologique, voire critique. La connaissance que nous avons de notre corps est bien inférieure à ce qu'il fournit de sens. Ces significations corporelles sont rétrécies par le goulot perceptif du chercheur qui limite l'accès au vécu corporel du sujet. À défaut d'une communication établie et ouverte avec leur propre corps, « *les grands philosophes sont de drôles de corps. Qu'est-ce donc que ces Kant, Hegel, Schopenhauer, Spinoza ! Si pauvres, si étroits !* »[2].

Il faut ainsi dépasser l'homme, moins vers le surhumain, pour trouver dans les milliers d'expériences corporelles le moyen pour l'organique de gravir des niveaux supérieurs de conscientisation : « *c'est l'histoire perceptiblement en devenir du fait qu'un corps est en train de se former* »[3]. Si le corps est une construction, sa formation est une histoire accumulant les couches successives et constitutives : la conscience corporelle est le résultat d'une émergence psycho-physiologique de l'organisme avec une élaboration progressive des vécus corporels. La temporalité du corps est liée au degré de conscientisation de l'organisme

Ce qui devient conscient, ce sont des « "*perceptions élaborées*", *et donc secondes par rapport à* "*la perceptions des sens*" *qui se produit en nous de façon inconsciente* »[4]. Cette dernière s'effectue directement par le corps en indiquant le monde dans le vécu inconscient même de l'organisme : cette connaissance immanente de soi en soi est trop souvent inaccessible faute de techniques corporelles susceptibles de fournir un mode d'accès à cet inconscient corporel. La perception du chercheur reste celle élaborée par la

[1] Nietzsche F., 1884. *Fragments posthumes*, Paris, Gallimard, X, 26, 183, p. 222.
[2] *Op. cit.*, t. X, 26, 3, p. 173.
[3] Nietzsche F., « Notes de Tautenbourg pour Lou Salomé », dans *Fragments posthumes*, t. IX, Paris, Gallimard, 1883-1884, 24(16), p. 686.
[4] Nietzsche F., « Arguments sceptiques », dans *Fragments posthumes*, t. XI, Paris, Gallimard, 1885, 34(30), p. 158.

perception consciente ; la différence méthodologique est de dresser le récit d'une perception des sens aussi bien qu'une nouvelle forme d'écriture du corps est apparue.

La séparation entre corps, monde et œuvre n'a dès lors plus de sens : « *Le monde extérieur est l'œuvre de nos organes ; par conséquent notre corps, un morceau du monde extérieur, est l'œuvre de nos organes* »[5]. Vouloir isoler la connaissance du monde extérieur de celle de nos organes produit une science objective dont l'indépendance pourrait se retourner contre notre corps même. L'externalisation de la vie organique dans le monde le qualifie en une réalisation de nous-même : notre corps agissant dans le monde extérieur est un morceau externalisé de la vie organique, son indépendance est illusoire au regard de la vie des organes qui l'anime ; par sa surface et son volume, le il occupe une place et réalise des fonctions dans le monde extérieur, mais il n'en est qu'un morceau servant d'interface entre les organes et le monde. Le monde utilise le corps comme un morceau perceptif et expressif pour communiquer avec la vie organique, de même que les organes qui y sont inclus le traversent pour s'externaliser dans le monde. Le corps est une interface interne au monde et aux organes.

Pourtant il est privilégié comme le centre de la connaissance : notre croyance en l'individualité corporelle est si forte que nous ignorons cette interface entre organes et monde : « *À quoi croyons-nous plus fermement, aujourd'hui, qu'à notre corps ?* »[6] ; mais il est une cécité plus forte, celle des philosophes qui « *n'ont guère plus de foi en leur propre corps que nous n'en accordons à notre vue* ». Faute de corps, ils n'accordent aucune valeur aux sens, sources d'erreur et d'illusion, leur propre corps étant accusé de produire une connaissance incertaine et douteuse. Descartes a constitué sa méthodologie sur cette accusation. Ne pas croire à son corps reviendrait à considérer ce qui est corporel pour « une illusion dépassée et révolue »[7]. Le corps serait une étape inutile par la connaissance seulement sensible qu'il produit : cette négation de l'évidence existentielle s'effectue au nom de la recherche de l'évidence cognitive.

Nietzsche affirme au contraire de cette négation que « *de tout temps l'on a cru davantage au corps, comme à notre être le plus certain, bref notre moi, que l'on n'a cru à l'esprit... Il n'est jamais venu à l'esprit de personne de considérer son estomac comme un estomac étranger, voire divin* »[8]. La digestion avec un véritable estomac est celle de la « *vie accueillie, ingérée, intégrée au corps* »[9]. En restaurant la continuité entre la vie organique et le corps, cet organe est la vie interne du corps sans laquelle une philosophie de

---

[5] Nietzsche F., 1885. *Fragments posthumes*, Paris, Gallimard, t. XI, 34, 158, p. 202.

[6] Nietzsche F., « Des préjugés des philosophes », dans *Par-delà le bien et le mal*, Paris, Gallimard, 1987, coll. « Folio/Essais », p. 22.

[7] Nietzsche F., 1885. *Op. cit.*, t. XI, 36, 36, p. 297.

[8] *Idem.*

[9] Nietzsche F., 1884. *Op. cit.*, t. X,, 25, 8, p. 21.

la vue, du toucher, de l'humeur… ne serait possible. Être étranger à son propre corps révèle une croyance univoque à l'esprit : d'une existence désincarnée, le philosophe trouverait dans son seul esprit une croyance qu'il transformerait en système idéaliste.

Cette correspondance entre la relation au corps et l'élaboration d'un système de pensée exprime le lien intense ou ténu entre le corps et le chercheur. Le refus du scepticisme, du positivisme et du matérialisme fait construire aux philosophes des systèmes idéalistes comme le stoïcisme qui est de « *l'autotyrannie* »[10], la philosophie devenant « *cet instinct tyrannique lui-même* ». La tyrannie contre son propre corps produit le système correspondant, ici le stoïcisme, en exerçant par la discipline du corps une austérité de la pensée. Est-ce la philosophie elle-même qui est tyrannique ou une dérive ascétique et spirituelle de l'exercice d'une pensée sans corps ? Le risque de tyrannie de la philosophie s'éloignerait-il pour autant que le chercheur ferait du corps le centre de l'auto-réflexivité ?

En ne retournant pas le corps sur sa subjectivité, le chercheur développe la volonté de puissance sous sa forme la plus spirituelle. Les philosophes vivent dans « *la peur de l'incertitude et de la polysémie* », dans l'angoisse face à la capacité de se transformer si bien que l'on n'y trouverait que des fatigués, des souffrants, des anxieux qui songent à la paix, à l'immobilité et au repos « *à quelque chose qui s'apparente au profond sommeil* »[11]. Ne plus avoir la force de soutenir l'existence contradictoire des corps révèle la peur de penser son propre corps ; cette fatigue d'exister se trahit dans une méthodologie et une analyse univoque des objets pour éviter le surgissement et l'ambiguïté du corps. En s'affaiblissant, le chercheur atténue l'intensité corporelle à son minimum vital en se mortifiant : les objets spirituels sont immobiles, éternels, paisibles, évitant ainsi une confrontation trop vive avec son corps.

Ce refus de la vie organique et de son devenir est une cristallisation de l'existant dans des objets de pensée : la déhistorisation de ces objets les momifie[12]. Ces philosophes refusent le devenir, la mort, le changement, la vieillesse, la procréation et la croissance : « *Et surtout que l'on ne vienne pas nous parler du* corps *- cette pitoyable idée fixe des* sens *!* »[13]. Mais une autre idiosyncrasie, tout aussi dangereuse, issue des « *élucubrations de ces*

[10] Nietzsche F., « Des préjugés des philosophes », dans *Par-delà le bien et le mal*, Paris, Gallimard, 1987, coll. « Folio/Essais », p. 21.

[11] Nietzsche F., 1885. *Op. cit.*, t. XI, 40, 1, p. 365.

[12] Andrieu B., « Nietzsche et le corps du chercheur », dans F. Lartillot, Axel Gellhaus (éd.), *Années 20, Années 60 - Réseaux du sens-Réseaux des sens. Quels paradigmes pour une analyse de l'histoire culturelle dans les pays de langue allemande*, Paris, Peter Lang. coll. « Convergences », n° 52, 2009, p. 55-76.

[13] Nietzsche F., « La "raison" dans la philosophie », dans *Crépuscule des idoles ou Comment philosopher à coups de marteau, Œuvres philosophiques complètes*, Paris, Gallimard, 1888, t. VIII, p. 75-76.

cerveaux malades »[14], est de séparer les valeurs supérieures comme *causa sui* sans aucun devenir ou genèse de ces idées. Le recours à l'immortalité des idées et des valeurs assure leur incorruptibilité : cette hiérarchie établit le corps tel un niveau inférieur d'existence et d'activité afin de survaloriser les activités de l'esprit.

Dans « Les discours de Zarathoustra » issu de son livre *Ainsi parlait Zarathroustra*, Nietzsche dénonce les contempteurs du corps qui disent « *adieu à leur corps* »[15], les condamnant à rester muets tant dans l'ordre de la connaissance que de l'existence. Le dualisme veut maintenir la distinction réelle entre l'âme et le corps en établissant toute la rationalité. Aucune biographie corporelle dans les *Méditations métaphysiques*, sinon la condamnation de toute connaissance irrationnelle. Pour le philosophe, l'âme n'est en réalité qu'une qualité du corps si bien que « *Je suis corps, absolument et rien d'autre* ». De la même façon que « *le corps est une grande raison* », l'esprit n'en est qu'un outil, donc une petite raison

La distinction psychologique entre le Soi et le Moi participe du détour de la vie et du processus d'idéalisation : le Soi se meurt car il n'a créé que « *pour lui-même l'estime et le mépris...la volupté et la douleur* » alors que c'est le corps créateur qui « *s'est donné l'esprit comme une main de sa volonté* »[16]. Le renouvellement du Soi par une recherche d'un Moi idéal enferme le corps dans des sentiments contradictoires. L'apparence et l'image conduisent le Moi à ne jamais jouir de son corps en se construisant des représentations narcissiques. Plutôt que le corps créateur et vivant, le Moi ne retient qu'un idéal mental ; la réalité doit rejoindre cet idéal en contraignant le corps à se mépriser, à se sous-estimer ou encore à se forcer à suivre des régimes, des efforts et des abstinences...

Une autre psychologie, cette fois du corps et non plus du Moi, est possible si le corps devient un principe de connaissance pour Zarathoustra, car « *depuis que je connais mieux le corps... l'esprit n'est plus pour moi qu'une façon de parler : et tout cet "impérissable" aussi n'est que symbole* ». La connaissance par corps renforce la pratique joyeuse de l'affirmation d'exister. Là où la volupté est « *une épine et un pieu pour tous les contempteurs du corps en pénitence* »[17], le danseur par son « *corps souple et persuasif* » est « *le symbole et le résumé* » dont « *l'âme... tire sa joie d'elle même* »[18].

---

[14] Niezsche F., « Le problème de Socrate », dans *Crépuscule des idoles ou Comment philosopher à coups de marteau*, *Œuvres philosophiques complètes*, Paris, Gallimard, 1888, t. VIII, p. 77.

[15] Nietzsche F., « Des contempteurs du corps », dans *Ainsi parlait Zarathoustra*, trad. Marthe Robert, 1958, coll. « 10-18 », p. 32-34 ; ici p. 32.

[16] *Op. cit.*, p. 33.

[17] Nietzsche F., 1958. *Op.cit.*, « Des trois maux », p. 177 et 179.

[18] *Op.cit.*, « Des poètes », p. 119.

La physiologie des passions révèle combien, faute d'une compréhension du corps vécu, « *tous les* sentiments généraux *du corps que nous ne comprenons pas sont interprétés par l'intelligence... Des afflux de sang vers le cerveau associés au sentiment d'étouffer sont interprétés comme étant de la* colère »[19]. Une mauvaise, ou une absence de compréhension du vécu corporel, dérègle le fonctionnement physiologique du corps : en refusant de reconnaître au corps une activité sentimentale, et en l'attribuant uniquement à l'âme, l'expression physiologique des humeurs du corps n'est pas comprise ni acceptée comme telle, mais détournée en une signification intellectualiste, par la peur de l'*hubris.*

Nietzsche renverse la relation de l'objet et du sujet en montrant que notre connaissance du monde extérieur est un produit de notre corps ou de nos organes : « *Notre représentation de l'œil est un produit de l'œil* »[20]. Cette externalisation organique ne produit pas une représentation mentale, mais corporelle. La connaissance du monde extérieur n'est jamais objective, c'est la subjectivation de notre organisme. Ce sont « *les perceptions sensorielles* » qui sont « *projetées vers l'extérieur : intérieur et extérieur – ici, c'est le corps qui commande - ? – cette même force égalisatrice et ordonnatrice qui régit l'idioplasme régit aussi l'incorporation du monde extérieur : nos perceptions sensorielles sont déjà le résultat de cette assimilation et égalisation axée sur tout le passé en nous* »[21]. L'incorporation et la projection sont les deux modes organiques de la connaissance qui assurent entre l'intérieur et l'extérieur une régulation réciproque : l'incorporation du monde structure la perception sensorielle qui est projetée en une représentation, et non l'inverse comme dans une description internaliste. La sensibilité organique au monde extérieur est donc constitutive dans un vif à fleur de peau dont la perception, puis la représentation projective, ne seront que des externalisations secondes.

« *L'idiosyncrasie des psychologues anglais* »[22], terme physiologique, trouve ainsi l'origine des idéaux dans le ressentiment contre la vie, la beauté et la joie au profit, comme dans l'idéal ascétique d'une jouissance pour « *les choses manquées, dégénérées, la souffrance, la maladie, la laideur, le dommage volontaire, la mutilation, les mortifications, le sacrifice de soi...* »[23]. À la dépression et l'épuisement physiologique correspondrait l'instinct prophylactique d'une vie dégénérescente, établissant ainsi un lien de cause à effet entre l'état du corps du chercheur et l'objet de ses thèses ?

---

[19] Nietzsche F., 1883-1884. *Op. cit.*, t. IX, 24 (21), p. 688.
[20] *Op. cit.*, t. IX, 24 (35), p. 693.
[21] Nietzsche F., 1885-1886. *Fragments posthumes*, t. IX, Paris, Gallimard, 2 (92), p. 113.
[22] Nietzsche F., « Première dissertation », dans *La généalogie de la morale,* Paris, Le livre de poche, 2000, coll. « Les classiques de la Philosophie », p. 27.
[23] Nietzsche F., « Troisième dissertation », 2000. *Op. cit.*, p. 177.

Cette proportionnalité entre le vécu corporel et la production intellectuelle dépend de l'état physiologique et de ses variations dont le chercheur n'a pas toujours conscience, entamé par les états psychologiques de sa vie .

Nietzsche propose de rapporter les concepts à leur signification physiologique en rétablissant la transposition généralisatrice effectuée par le chercheur de son corps à l'ensemble du monde : « *Car* esse *signifie au fond respirer : si l'homme emploie ce mot en parlant de toutes les choses, c'est que, par métaphore, c'est-à-dire par un procédé illogique, il transpose la conviction qu'il respire et qu'il vit, à toutes les autres choses dont il conçoit l'existence comme une respiration analogue à la sienne* »[24]. L'esthétique « *n'est en fait qu'une physiologie appliquée* »[25]. Si être c'est respirer, alors l'ontologie est une physiologie indiquant le rapport du corps au monde : constituer un système métaphysique sur une ontologie oublie souvent dans un discours sur l'âme et sur l'esprit, la cause corporelle de l'idéation.

Mais cette transposition généralisante reste invisible au chercheur qui voudrait mettre en avant le caractère scientifique, désincarné et objectif de ses résultats : « *Le travestissement inconscient de besoins physiologiques sous les masques de l'objectivité, de l'idée, de la pure intellectualité, est capable de prendre des proportions effarantes et je me suis demandé assez souvent si, tout compte fait, la philosophie jusqu'alors n'aurait pas absolument consisté en une exégèse du corps et un malentendu du corps* »[26]. Faut-il, dès lors, passer derrière les théories, les jugements de valeurs et autres systèmes de pensée pour révéler la constitution physique, l'état d'humeur et les modes d'évaluation positifs et négatifs de la vie ? Cette déconstruction systématique de toute théorie révèle l'effort de toute recherche pour cacher ses origines et montrer l'apparence d'une explication vraie. Cette interprétation des théories, comme autant de « *symptômes de constitutions corporelles propres à certains individus* », fournit à l'historien et au psychologue de précieux indices de la physiologie viable ou manquée du corps du chercheur. Ainsi, l'écart est analogie « *sous l'angle des phénomènes physiologiques* »[27] entre le rêve et l'ivresse, et l'apollinien et le dionysiaque. Trop apollinien, le chercheur exaltera les idées et les valeurs spirituelles telles que la beauté, la vérité et la bonté. Les dénonciations morales du vice, du péché et de la perversion sont autant d'idéaux exaltés.

---

[24] Nietzsche F., « Introduction », *La naissance de la philosophie à l'époque de la tragédie grecque*, Paris, Gallimard, 1875, coll. « Idées », § X, p. 73.

[25] Nietzsche F., « Là où je trouve à redire », *Nietzsche contre Wagner. Dossier d'un psychologique*, dans *Œuvres philosophiques complètes*, Paris, Gallimard, 1888 [1877], t. VIII, p. 349.

[26] Nietzsche F., 1886. *Le gai savoir,* Paris, Gallimard, coll. « 10/18 », p. 41.

[27] Nietzche F., 1872. *Naissance de la tragédie*, Paris, Gallimard, coll. « Médiations », 1, p.17.

La morale devrait, elle, passer à l'analyseur idiosyncrasique, non seulement pour relativiser le chercheur, mais aussi afin « *de découvrir ou de rechercher* certains états supérieurs du corps *où certaines capacités jusque-là séparées se trouveraient unies* »[28]. Si le bouddhisme et le monachisme sont des *« productions de corps sains (contre les passions destructrices et affaiblissantes)* »[29], la morale est « *comme un langage métaphorique à propos d'une région inconnue des* états corporels » ; c'est seulement « *le corps de la caste dominante* » qui « *suscite une morale* ». La surévaluation de l'esprit en des lois morales repose sur le mépris du corps qui est « *la conséquence de l'insatisfaction qu'on en éprouve* »[30]. Les concepts eux-même sont « *des choses vivantes* » et « *il faudrait les définir, métaphoriquement, tout d'abord comme des cellules, avec un noyau enveloppé d'un corps lequel subirait des modifications* »[31]. Il convient de ne pas se laisser abuser par la noblesse des athéniens et de toujours dévoiler ce qui se cache derrière : ainsi, Socrate comprit que « *l'idiosyncrasie* de son cas n'était déjà plus un cas isolé »[32]. La condamnation de la vie est une « *erreur intrinsèque*.. une idiosyncrasie de dégénéré »[33]

Cette relativité, sinon relativisme corporel de toute recherche intellectuelle, évite à l'homme la désincarnation ascétique et idéalisante : « *C'est la partie de son corps qui est au-dessous de la ceinture qui fait que l'homme ne se prend pas si facilement pour un dieu* »[34]. Faut-il rapporter le corps du chercheur à ses instincts : son sexe, sa sexualité, ses pulsions et ses désirs inavoués et impratiqués ? Si la philosophie est bien un art de la transfiguration de nos états de santé dans des contenus plus spirituels, « *Il ne nous appartient pas, à nous autres philosophes, de séparer l'âme et le corps... Nous ne sommes pas des grenouilles pensantes, des appareils d'objectivation et d'enregistrement sans entrailles – il nous faut constamment enfanter nos pensées du fond de nos douleurs et les pourvoir maternellement de tout ce qu'il y a en nous de sens, de cœur, de désir, de passion, de tourment, de conscience, de destin, de fatalité* »[35]. Le corps du chercheur doit accoucher de ses pensées en refusant de se réfugier dans la domination rationnelle et l'ascèse idéaliste : en explorant ses émotions et ses

---

[28] Nietzsche F., 1882-1883. *Fragments posthumes*, t. IX, Paris, Gallimard, 4 (205).
[29] *Op. cit.*, t. IX, Paris, Gallimard, 4 (217).
[30] *Op. cit.*, t. IX, Paris, Gallimard, 7 (149), p. 301.
[31] Nietzsche F., 1885. *Fragments posthumes*, Paris, Gallimard, t. XI, 40,51, p. 391.
[32] Niezsche F., « Le problème de Socrate », dans *Crépuscule des idoles ou Comment philosopher à coups de marteau, Œuvres philosophiques complètes*, Paris, Gallimard, 1888, t. VIII, p. 73.
[33] Niezsche F., « La morale, une anti-nature », dans *Crépuscule des idoles ou Comment philosopher à coups de marteau, Œuvres philosophiques complètes*, Paris, Gallimard, 1888, t. VIII, p. 86.
[34] Nietzsche F., « Maximes et interludes », *Par-delà le bien et le mal*, Paris, Gallimard, 1887, § 141.
[35] Nietzsche F., 1886. *Op. cit.*, p. 42.

désirs, le chercheur (Reich et Lowen en feront leur thérapie de la libération corporelle) doit déconstruire la cuirasse rationnelle de la vérité pour atteindre le sens vécu. Il en va pour nous de toute vérité « *comme à l'égard du corps intime* »[36]. Prétendre à une confession intime qui déviderait le fil autobiographique pour dégager ce qui serait un soi-même, est une illusion méthodologique : « *Je ne crois pour ma part ni à la confession ni au soi* »[37].

Contre « *cette torture de soi-même, cette raillerie de sa propre nature* »[38], de la morale religieuse, le chercheur doit retrouver dans son corps la part de lui-même. C'est « *l'élément corporel* » qui « *donne la prise avec laquelle on peut saisir le spirituel* »[39]. Ce n'est pas l'esprit qui philosophe : « *J'ai toujours trouvé que c'était mon corps qui le faisait : il songe au moyen qu'il a de parvenir à la santé et, ce faisant, il anticipe sur la joie de la santé* »[40]. Ce n'est donc pas la conscience humaine qui serait le degré supérieur de l'évolution organique, car « *Ce qui est plus surprenant, c'est bien plutôt le* corps *: on ne se lasse pas de s'émerveiller à l'idée que le* corps *humain est devenu possible* »[41]. S'il faut s'interdire toute divagation sur l'unité, l'âme, la personnalité c'est parce que notre corps n'est pas constitué d'atomes spirituels, mais d'« *êtres vivants microscopiques... qui croissent, luttent, s'augmentent et dépérissent* »[42].

La religion, et notamment le christianisme a besoin de la maladie dans le « *"training" chrétien de pénitence et de rédemption* », sorte de « *folie circulaire* » qui est fondée sur l'enseignement de « *la mécompréhension du corps et l'apologie du "corps cadavérique"* »[43]. L'idiosyncrasie du christianisme est d'avoir « *inventé de toutes pièces une "âme", un "esprit" à seule fin de ruiner le corps ; que l'on enseigne encore à ressentir la condition première de la vie, la sexualité comme quelque chose d'impur* »[44]. Mais, « *Que l'on extraie l'idiosyncrasie sociale hors de l'existence d'une manière générale (culpabilité, punition, justice, honorabilité, liberté, amour, etc.)* »[45], est-ce possible et à quel prix ?

---

[36] Nietzsche F., « Notes de Tautenbourg pour Lou Salomé », dans *Fragments posthumes*, t. IX, Paris, Gallimard, 1882, 1 (55), p. 35.
[37] Nietzsche F., « Gai saber. Confessions de soi », dans *Fragments posthumes*, t. XI, Paris, Gallimard, 1885, 34 (1), p. 151.
[38] Nietzsche F., « La vie religieuse », dans *Humain, trop humain* », t. 1, §137, Paris, Denoël/Gonthier, 1885, p. 137.
[39] *Op. cit.*, §111, p. 119.
[40] Nietzsche F., 1882. *Op. cit.*, t. IX, 3 (5), p. 115.
[41] Nietzsche F., 1885. *Op. cit.*, t. XI, 37,4, p. 310.
[42] *Op. cit.*, t. XI, 37,4, p. 311.
[43] Niezsche F., 1888. *L'antéchrist. Imprécation contre le christianisme*, Paris, Gallimard, t. VIII, 51, p. 215.
[44] Niezsche F., « Pourquoi je suis un destin », dans *Ecce Homo, Œuvres philosophiques complètes*, Paris, Gallimard, 1888, t. VIII, p. 339.
[45] Nietzsche F., 1887. *Fragments posthumes*, t. IX, Paris, Gallimard, 9 (21), p. 71.

SCHOPENHAUER Arthur (1788-1860)

François FÉLIX
Université de Lausanne

Avec Schopenhauer, le corps accède à une dignité philosophique inédite dans l'histoire de la philosophie. Constitutive de la subjectivité, lieu premier de la signification, la corporéité est chez lui la voie royale d'accès de l'individu à lui-même et au monde.

Dès son premier ouvrage *De la Quadruple racine du principe de raison suffisante,* en 1813, Schopenhauer, explorant la voie transcendantale ouverte par Kant, fait du corps propre (*der eigene Leib*) la condition même de la connaissance. Les objets du sujet – les représentations – s'établissent en effet à partir d'impressions pré-objectives affectant ce corps propre dans le sens interne, antérieurement à l'intervention de l'espace, l'autre forme *a priori* de la sensibilité. Des impressions que l'entendement, sous la forme de la causalité (seule catégorie retenue par Schopenhauer), saisit dans leur surgissement et les lie au sens externe pour leur conférer la permanence propre à un phénomène proprement dit. Un travail de l'entendement par lequel ce corps lui-même, éprouvé tout d'abord pré-représentativement, devient à son tour représentation, corps étendu, phénoménal. Le monde, pour le sujet, surgit ainsi de l'affectibilité vécue du corps propre, s'établit à partir d'un sentir pâti comme chair. De la sorte, du point de vue de la constitution transcendantale des représentations déjà, le corps est le sésame du monde – le monde est corporéité.

Corrélativement, le sujet de la connaissance, s'il est inconnaissable, est pourtant passible d'une expérience interne de lui-même. Une expérience pré-représentative, faite à même cette durée affective repérée comme la base de la phénoménalisation tout entière, et à la faveur de laquelle il prend acte de soi comme mouvement, tendance, appétition – que Schopenhauer ressaisit sous la proposition « je veux », considérée comme la plus ancienne des propositions d'expérience pour une conscience. Le vouloir, *conatus*, est donc la teneur de la constatation de soi. Tributaire elle aussi d'une strate affective pré-objective qui l'approprie à elle-même comme élan ou impulsion, la subjectivité connaissante s'avoue ainsi indéfectiblement corporelle.

Si l'approche transcendantale de la *Quadruple racine du principe de raison suffisante* entendait faire voir la constitution des représentations et de leur sujet corrélat, le Livre deuxième du *Monde comme volonté et représentation* (1818), *opus magnum* de Schopenhauer, part quant à lui de la représentation constituée, abordant depuis l'ordre mondain l'indéfectible identité du sujet connaissant et de son corps. Serions-nous de pures facultés de connaître asomatiques, la signification de notre existence et du monde nous serait entièrement dérobée : rien ne nous apparaîtrait autrement que selon la succession régulière qui caractérise le tissu phénoménal. Mais il n'en est précisément pas ainsi : notre connaissance est au contraire rendue possible par un corps qui est d'abord autre chose pour nous qu'une représentation étant donné que ses modifications senties sont au départ de l'intuition des représentations dans leur ensemble. Le sujet se trouve donc conaturel à ce corps vécu, selon une identité qui en fait cet *individu* que signifie le mot « moi ». Le corps, de la sorte, lui est aussi donné à lui-même que lui-même ; il devient sien en ce mouvement où ce sujet advient comme sujet de connaissance. Il est donc impossible de s'éprouver soi-même autrement que lié à son corps. Or, cette identité permet de lever le voile de la représentation : par elle, en effet, et par elle seule, à partir de ce qui lui en échoit et qui est ce qu'il connaît le plus immédiatement, ce sujet est en mesure de trouver la solution de l'énigme de son existence, qui sera celle aussi du monde : le corps n'est pas que phénomène, il est encore volonté, selon le philosophème le plus célèbre de Schopenhauer. Tout acte réel de notre volonté est en effet également immédiatement un acte de notre corps, tant nous ne pouvons vouloir un acte réellement sans constater aussitôt sa traduction comme mouvement corporel. Non qu'il s'agisse de deux états objectifs différents que pourrait relier un rapport causal, par quoi s'autoriserait la déduction du second à partir du premier : acte volontaire et action du corps sont au contraire une seule et même chose, donnée de deux manières différentes, l'une tout immédiate, l'autre comme une intuition sensible. L'action du corps n'est rien d'autre que l'acte de la volonté objectivé par la représentation ; la vie constatée du corps est la visibilité de ce qui fait son mouvement. D'où cet énoncé célèbre de Schopenhauer : « *On peut dire en un certain sens : la volonté est la connaissance a priori du corps, le corps est la connaissance a posteriori de la volonté* ». Et c'est à cette identité de la volonté et du corps, identité irreprésentable mais sentie *in concreto* comme appréhension de l'existence incarnée, comme effectivité de la vie appropriée, qu'est arrimée la « *métaphysique de l'expérience* » de Schopenhauer, et que s'élucide la signification du monde : « *nœud du monde* » (*Weltknoten*), en écrit du reste le philosophe. Dans cette perspective mondaine ou empirique, le corps à nouveau s'avère la clé de la réalité. Le monde, là encore, est corporéité.

Schopenhauer n'en sera pas resté à la concurrence des perspectives transcendantale et empirique, qu'il inscrira au sein d'un discours métaphysique de la naissance et de l'organisation du monde selon le mouvement d'auto-manifestation de la volonté en tant qu'essence-une de l'univers. Un horizon génétique ou cosmologique par lequel il propose une interprétation univoque de l'activité naturelle dans sa totalité, et qui lui fournit l'autorisation d'une physiologie de la connaissance. Celle-ci, qui sera le fait surtout des *Leçons de Berlin* (1820) et de *De la volonté dans la nature* (1836), avant la 2e édition en 1844 du *Monde comme volonté et représentation*, s'attachera à présenter l'excitabilité à l'œuvre au sein de l'ensemble des fonctions vitales et organiques, et, partant, agissante dans la sensorialité, c'est-à-dire dans la constitution de la connaissance, pour laquelle l'intellect doit donc avouer sa secondarité : selon cette perspective également, la connaissance est en premier lieu affaire du corps. Ce que viendra confirmer la détermination de la conscience comme une fonction du système nerveux cérébral. Apanage des stades sommitaux dans l'étagement des êtres réels, distinctive des êtres vivants supérieurs, la connaissance pour autant relève tout entière d'une activité organique, résultant intégralement de processus physiologiques, et se révèle en fin de compte un produit de la vie. En même temps qu'il peut seul recueillir ce mouvement naturel pour le réfléchir, l'intellect, déchu de toute prétention à l'autonomie, doit s'avouer le *posterius* de l'organisme – c'est-à-dire un effet du corps.

Références

BANVOY J.-C., BOURIAU C. et ANDRIEU B. (éds), 2011. *Schopenhauer et l'inconscient. Approches historiques, métaphysiques et épistémologiques*, Nancy, PUN.

FÉLIX F., 2007. *Schopenhauer ou les passions du sujet*, Lausanne, L'Âge d'Homme.

« Schopenhauer : le monde comme corporéité », *Revue philosophique de Louvain*, t. 108, 2010/2, p. 233-261.

« Schopenhauer », *Cahiers de l'Herne,* Paris, J. Lefranc éd., 1997.

SCHOPENHAUER A., 1969. *De la volonté dans la nature*, trad. É. Sans, Paris, PUF, coll. « Quadrige ».

1813-1847. *De la quadruple racine du principe de raison suffisante*, éd. et trad. F.X. Chenet, introduction et commentaires de F.X. Chenet et M. Piclin, Paris, Vrin, 1991.

1992 [1966]. *Le monde comme volonté et comme représentation*, trad. A. Burdeau, rév. R. Roos, Paris, PUF ; trad. Chr. Sommer, V. Stanek & M. Dautrey, Paris, Gallimard, 2009.

« Leçons de Berlin : leçon inaugurale sur les quatre genres de causes », trad. et notes M.-J. Pernin, *Schopenhauer*, *Cahier de l'Herne*, Paris, Jean Lefranc éd.), 1997, p. 222-233.

SPINOZA Baruch (1632-1677)

Éric DELASSUS
Lycée Marguerite de Navarre, Bourges

Si la philosophie de Spinoza présente un caractère profondément novateur pour son époque, c'est principalement en raison de la conception des rapports entre l'esprit et le corps qui y est développée. Généralement, celle-ci se résume à la formule : « *L'esprit est l'idée du corps* ». Cependant, cette définition demande d'être précisée pour éviter toute mésinterprétation.

Spinoza, qui appartient au courant rationaliste qui se développe au XVIIe siècle à la suite de Descartes, se situe au carrefour de plusieurs traditions à l'intérieur desquelles il va puiser, ou contre lesquelles il va s'inscrire. Issu de la communauté marrane (ces Juifs d'abord convertis au catholicisme puis chassés de la péninsule ibérique), il va d'abord acquérir une solide culture judaïque qu'il va ensuite compléter par l'apprentissage du latin et la découverte de la philosophie cartésienne. De la rencontre de ces sources diverses va naître une conception de Dieu et de l'homme dont la modernité va être à ce point dérangeante qu'elle va entraîner le bannissement du penseur de la communauté juive d'Amsterdam.

Cette philosophie, qui est un rationalisme intégral, se présente également comme la pensée de la plus totale immanence au point qu'elle identifie Dieu à la Nature. C'est ce rejet d'un Dieu personnel et transcendant qui va être à l'origine de toutes les critiques et condamnation dont Spinoza sera l'objet. Dieu étant la nature toute entière, dans la mesure où rien ne peut être en-dehors, il ne peut exister qu'une seule « *substance* » – ce terme est également utilisé pour désigner Dieu ou la Nature. Cette affirmation de l'unité de la substance, ce monisme, va donc conduire Spinoza à s'écarter du dualisme dans lequel s'inscrit la philosophie cartésienne. Non seulement l'unité de la substance rend impossible la distinction substantielle de l'esprit et du corps, mais, de plus, le philosophe en souligne les faiblesses. À supposer qu'il existe deux substances distinctes, on voit mal comment elles pourraient agir l'une sur l'autre comme lorsque, par exemple, une affection du corps semble produire un certain état d'âme, un affect. Descartes a beau essayer de régler le problème en recourant à la glande pinéale qui, bien qu'étant logée dans le cerveau, rend possible les interactions entre le corps et l'esprit, il ne fait que procéder à un coup de force n'expliquant pas vraiment comment de la pensée peut agir sur de l'étendue, ou de l'étendue déterminer la pensée.

Pour Spinoza, le problème est insoluble parce qu'il est mal posé. L'erreur vient de ce que le dualisme nous invite à supposer une interaction en réalité impossible : « *Le Corps ne peut déterminer l'Esprit à penser, ni l'Esprit déterminer le Corps au mouvement, ni au repos, ni à quelque chose d'autre (si ça existe)* »[1].

Si une telle interaction est impossible, c'est pour la simple et bonne raison que L'Esprit et le Corps ne sont pas deux choses distinctes, mais une seule et même chose perçue selon deux attributs distincts : la pensée pour l'esprit et l'étendue pour le corps. En effet, si la substance est unique, nous la percevons de différentes manières ; et ce qu'un « *entendement perçoit d'une substance* »[2], Spinoza le définit comme un attribut de celle-ci. Par conséquent, toutes les manières d'être de Dieu ou de la Nature, les choses singulières, les modes[3], peuvent être perçus par l'homme – qui ne peut percevoir en tant qu'être fini que deux des attributs infinis de Dieu : la pensée et l'étendue – que comme corps ou comme idée. Et ce qui est vrai pour les corps extérieurs, l'est aussi et d'abord pour le corps de l'homme. Par conséquent, comme ce dernier a la propriété de penser – « *L'homme pense* »[4] -, il se perçoit comme corps et comme esprit. Corps et Esprit ne désignant pas deux instances de son être, mais deux expressions distinctes d'une seule et même individualité. Il s'agit de la même chose perçue de deux manières différentes. Ainsi s'explique la proposition XIII d'*Éthique* II : l'objet de l'idée constituant l'Esprit humain est le Corps, autrement dit une manière de l'Étendue précise et existant en acte, et rien d'autre.

L'intérêt de cette proposition vient de ce qu'elle ne définit pas l'esprit comme idée du corps en général, mais comme idée du corps vécu, de ce que la phénoménologie contemporaine appelle le « corps propre ». Par conséquent, si atteindre la sagesse consiste pour Spinoza à accéder à « *la connaissance de l'union qu'a l'esprit avec la Nature toute entière* »[5], il s'agit de comprendre comment le corps s'inscrit dans la totalité dont il fait partie. La philosophie de Spinoza se trouve donc être principalement une philosophie du corps, toute idée étant par définition une idée du corps.

Si, donc, la connaissance des liens qui nous unissent à la nature toute entière nous permet de progresser vers la sagesse, tout ce qui peut contribuer à une conscience plus fine et plus précise du corps est un chemin de sagesse.

---

[1] Spinoza B., 1988. *Éthique III,* proposition II. Texte original et traduction nouvelle par Bernard Pautrat, Paris, Le Seuil.
[2] *Éthique* I, Définition IV.
[3] *Éthique* I, Définition V.
[4] *Éthique* II, Axiome I.
[5] *Traité de la réforme de l'Entendement.*

L'activité du corps, comme celle de l'esprit, s'avère donc indispensable dans la mesure où : « *Qui a un corps apte à un très grand nombre de choses, a un Esprit dont la plus grande part est éternelle* »[6].

Bibliographie

DELASSUS E., « Qu'est-ce que l'idée d'un corps en acte ? », *L'enseignement philosophique*, n°4, juin-août 2013, p. 43-48.

« Vivre et penser son corps », *L'expérience corporelle*, Clapiers, AFRAPS, juin 2013, p. 157-163.

JAQUET C., 2004. *L'unité du corps et de l'esprit*, Paris, PUF.

SPINOZA, 1988. *Éthique*, Texte original et traduction nouvelle par Bernard Pautrat, Paris, Le Seuil.

2009. *Traité de la réforme de l'entendement,* dans *Premiers écrits*, Paris, PUF.

[6] *Éthique* I, Définition V.

VANDERZWAAG Harold J. (1929-2011)

Bernard ANDRIEU
Université René Descartes – Sorbonne Paris Cité

Harold J. Vanderzwaag, Professeur honoraire, Chef du département Head and Graduate Program, Directeur des Études Sportives de l'Université du Massachusetts à Amherst, est l'auteur en 1972 de *Toward a philosophy of sport*, un ouvrage essentiel. La philosophie du sport est d'abord comprise à partir de la méthodologie philosophique depuis une référence à Robert Fogelin, lors de l'*Annual Meeting of the American Association for The Advancement of Science* du 28 décembre 1968 à Dallas. Elle s'interroge sur son évolution et sa légitimité : « *Où commençons-nous dans le développement d'une philosophie de sport ? Quelle méthodologie est appropriée ? Quelles données sont appropriées ? Et, finalement, à quoi une telle enquête est-elle destinée ?* »[1].

H.J. Vanderzwaag débat dans le cadre de la philosophie analytique afin de délimiter le rapport du concept d'éducation physique[2] avec celui de sport, dans une distinction de noms qui renvoie à des interelations entre des concepts qui paraissent similaires. À travers un historique des concepts, le philosophe partage la thèse de Keating selon laquelle le sport ne doit pas être confondu avec l'athlétisme mais considère « *l'athlétisme comme une extension du sport* »[3].

Références

VANDERZWAAG H.J., 1972. *Toward a philosophy of sport*, Addison-Wesley Publishing Company.

« Sport Studies and Exercise Science : Philosophical Accommodations », *Quest*, Vol. 20, 1973, p. 73-78.

« Philosophy of sport : a course outline », *Journal of Sport & Social Issues*, Vol. 1, Issue 1, 1976, p. 90-96.

---

[1] Vanderzwaag H.J., 1972. *Toward a philosophy of sport*, Addison-Wesley Publishing Company, p. 14.

[2] Vanderzwaag H.J., « Sport Studies and Exercise Science : Philosophical Accommodations », *Quest*, Vol. 20, 1973, p. 78.

[3] Vanderzwaag H.J., 1972. *Op. cit.*, p. 19.

VERDIER Yvonne (1941-1989)

Anne MONJARET
Directrice de recherche CNRS, IIAC- équipe LAHIC (EHESS-CNRS)

Formée aux Lettres classiques, puis à l'ethnologie, Yvonne Verdier conçoit sa recherche dans l'articulation de ces deux disciplines. Sa démarche d'ethnographe est nourrie de ses études de la littérature. Parmi ses publications, on compte deux ouvrages, *Façons de dire et façons de faire* (1979) et *Coutume et destin* (1995), ainsi que ses articles consacrés au conte du *Petit Chaperon rouge* (1977, 1980, 1995).

C'est son premier ouvrage, désormais classique, qui retient ici notre attention. Elle y analyse la vie d'une commune bourguignonne, Minot, au regard des pratiques féminines et livre le portrait de trois figures villageoises : la laveuse, la couturière et la cuisinière, trois « passeuses » dont le rôle est d'accompagner les changements de statut qui ponctuent la vie d'un individu. La femme qui aide, ou laveuse, prépare l'enfant naissant et le mort ; la couturière se charge d'éduquer les jeunes filles et de façonner leur robe de mariée ; la cuisinière s'occupe des repas de communion et de noce. L'auteure choisit de saisir principalement le destin féminin, un destin physiologique et social, à travers l'examen des pratiques quotidiennes ou rituelles tels des contes populaires dont elles soulignent les similitudes symboliques.

Elle propose une magnifique réflexion sur le devenir et l'être au féminin, autrement dit sur la construction de l'identité féminine. Elle revient sur les orages physiologiques de la puberté, de la maternité puis de la ménopause, et surtout sur l'accompagnement social qui entoure les femmes lors des transformations de leur corps. Yvonne Verdier observe avec attention le passage à la puberté qui, dans les sociétés traditionnelles, devait mener au mariage, et la place de l'éducation couturière comme apprentissage de la vie. L'ethnologue interroge le langage des épingles et des aiguilles, instruments de couture par excellence, parce qu'il est celui qui permet d'initier les filles nubiles à leur condition future d'épouse et de mère, et par-là à la sexualité. Dès l'école, elles apprennent en réalisant leur « marquette » (ou abécédaire), non seulement les rudiments de la couture, mais aussi les attitudes de silence et d'immobilité qui leur incombent. Plus tard, l'année de leurs quinze ans, elles se rendent chez la couturière qui a charge de les dégrossir. Grâce elle, elles sauront différencier l'épingle de l'aiguille, avec son chas, symbole de l'acte sexuel. Les piqûres de ces outils, en marquant le corps, soulignent que le travail « rentre ». Le sang qui perle des doigts permet l'évocation symbolique des menstrues et de leur future défloraison au moment du mariage.

C'est à cette même période que les pubères sont tenues de se couvrir la tête, de mettre de l'ordre dans leurs cheveux, symbole de la sexualité. Des rituels entourent leur passage dans le groupe des filles à marier. Après la communion qui n'est qu'une étape conduisant à ce statut, à partir de leurs quinze ans, elles auront à « coiffer sainte Catherine », au propre et au figuré. Elles célèbreront, le 25 novembre, leur patronne, sainte Catherine, chaque année jusqu'à leur mariage. Il revient à la couturière de faire le lien entre le monde des adolescents – dirions-nous aujourd'hui – et celui des adultes, en confectionnant la robe de mariée.

Selon Yvonne Verdier, le conte populaire du *Petit Chaperon Rouge* est celui qui incarne le mieux ce passage féminin. C'est, dans l'une de ses versions tirée de la littérature orale, qu'elle y trouve les clés de compréhension du cycle initiatique des filles, et en particulier la séquence consacrée à la rencontre avec le loup, à la croisée de deux chemins : l'un dit des épingles, l'autre des aiguilles. En effet, à ce moment-là, le loup demande au petit chaperon rouge de choisir, pour poursuivre son chemin, entre l'une de ces deux voies : celle des épingles qui symbolise son futur état de jeune fille et celle des aiguilles qui figure celui d'épouse, supposée consommée sexuellement. On fait jouer au petit chaperon rouge, ce qu'elle est (une petite fille) et ce qu'elle va devenir (une jeune fille, puis une épouse). En prenant la voie des aiguilles et de la maturité sexuelle, la petite fille semble sauter une étape. Le conte servant la morale signifie aux filles les dangers qu'il y a à aller trop vite.

Yvonne Verdier, une des pionnières en ethnologie de la France, a su nous montrer combien le parcours initiatique de la fille, de l'enfance à l'état marital, ne tient qu'à un fil rouge ; il suffit de le suivre : « marquette » de la jeune écolière, initiales brodées sur le trousseau de la future mariée, sous-vêtements souillés par les menstrues, draps tachés du sang de l'hymen, puis des naissances. Le destin des filles se lit dans le marquage symbolique, physiologique et matériel du linge. C'est ce linge qui détient ainsi la mémoire du corps féminin.

Références

Quelques publications d'Yvonne Verdier

VERDIER Y., « Grands-mères, si vous saviez… Le Petit Chaperon rouge dans la tradition orale », *Cahiers de littérature orale,* n° 4, 1977, p. 17-55.

1979. *Façons de dire, façons de faire. La laveuse, la couturière et la cuisinière,* Paris, Gallimard.

« Le Petit Chaperon rouge dans la tradition orale », *Le Débat,* n° 3, juillet-août 1980, p. 31-61.

« Le Petit Chaperon rouge dans la tradition orale », dans *Coutume et destin. Thomas Hardy et autres essais*, Paris, Gallimard, 1995, p. 171-206.

1995. *Coutume et destin. Thomas Hardy et autres essais*, Paris, Gallimard.

Quelques textes autour des travaux d'Yvonne Verdier

FAVRE D. (dir.), « Apprentissages. Hommage à Yvonne Verdier », *Ethnologie française*, n° spécial, t. XXI(4), 1991.

FABRE-VASSAS C., FABRE D., « De rite au roman. Parcours d'Yvonne Verdier », dans Y. Verdier, *Coutume et destin. Thomas Hardy et autres essais*, Paris, Gallimard, 1995, p. 7-37.

MACHEREL C., FABRE D., « Yvonne Verdier (1941-1989) », *Ethnologie française,* n° 4, 1989, p. 382-385.

MONJARET A., « De l'épingle à l'aiguille. L'éducation des jeunes filles au fil des contes », *L'Homme*, n° 173, janvier-mars 2005, p. 119-148.

« De la marquette au trousseau : parcours initiatique des jeunes filles à marier », *Point de croix. Au bonheur des filles,* Catalogue, MNATP, Paris, éd. RMN, 2001, p. 59-63.

VIGARELLO Georges

Bernard ANDRIEU
Université René Descartes – Sorbonne Paris Cité

En France, dès 1972 Georges Vigarello, formé à l'ENSEPS où enseignait Michel Bernard, interrogeait de manière critique et historique la théorie en éducation physique. Après une Agrégation de Philosophie, il se tourne, sous la direction de Georges Snyders (1917-2011), vers l'histoire du corps dans une thèse en Sciences de l'éducation. Il soutint une thèse de Doctorat d'État ès lettres en 1977 : *Le corps redressé, culture et pédagogie* et obtint la mention « très honorable » (du jury composé de : G. Snyders (directeur), Mme Isambert-Jamati, M. Bernard, G. Canguilhem, F. Dagognet et J. Ulmann). Il opère là un déplacement de la philosophie, comme André Rauch, au cœur même d'une histoire périodisée du corps, à l'instar de Michel Foucault.

En 1978, l'historien ouvre ainsi un chantier liant pédagogie corporelle, histoire de l'exercice physique et hygiénisme orthopédique et morphologique (Vigarello, 1980) : allant de 1760 à 1960, et refusant de confondre l'histoire de l'apparence sociale à celle des esthétiques, il étudie l'éducation corporelle à travers les tactiques et les techniques, qui de l'équerre à la mesure, veulent dresser et redresser la posture. Il invente une voie peu poursuivie, sauf par Luc Robène, de l'histoire des techniques à travers une analyse d'hier à aujourd'hui des cultures sportives. Comme philosophe aussi, il interroge les structures mythologiques du spectacle sportif en comparant le jeu ancien et le *show* médiatique telle l'héroïsation de la performance. La passion du sport est un mode d'inscription de l'individu dans la culture corporelle (Vigarello, 1972 ; 1978 ; 1988 ; 2000 ; 2002).

En mai 1975, la parution, sous la direction de G. Vigarello du n° spécial (446) de la revue *Esprit* sur l'Éducation physique, est un tournant dans l'histoire et la philosophie du sport. En distinguant l'éducation physique du sport, l'auteur, dès son introductions précise comment la culture, dans ses implications corporelles, sert le projet de « *mieux faire vivre le corps dans l'éducation* »[1], mais en refusant, dans le contexte ministériel de la promotion du sport, de réduire l'éducation corporelle à une éducation sportive. L'expression corporelle, la sociomotricité, la psychomotricité et les techniques de geste, telles de nouvelles pratiques, révèlent l'émergence de

[1] Vigarello G., « Éducation physique et revendication scientifique », Revue *Esprit*, n° 5, mai 1975, p. 741.

méthodes et d'expériences éloignées de l'instrumentalisme, de l'esthétisme et de la colonisation théorique de la pensée médicale dans les domaines de la motricité. Les problématiques nouvelles mettent en avant une « *complexité épistémologique* »[2] face à des sciences et des concepts inédits.

Avec sa thèse sur le corps redressé, G. Vigarello inscrit la philosophie du sport dans une histoire du corps. Il a bien voulu nous confier les enjeux théoriques des travaux qui en ont découlé :

> « La première idée portait sur l'incontestable présence du culturel dans ce qui semblait le plus éminemment naturel : l'attitude physique, par exemple, dont la rectitude semble éternelle, alors que ses détails, ses profils, ses idéaux et ses modalités varient fortement dans le temps. Ce thème est fondamental et me paraît avoir été appliqué ici pour la première fois, sous cette forme en tout cas : les cambrures corsetées et théâtralisées des postures classiques n'ont guère de rapport avec le relâchement contrôlé et théorisé des postures contemporaines. De même que le profil physique du bourgeois n'est pas le même que celui du noble. Ce qui révèle, au passage, combien l'emportent insensiblement dans le monde occidental des principes d'élancement et d'amincissement du corps, tous ayant pour horizon la fonctionnalité, la mobilité, tous visant une adaptation au monde des techniques et des fluidités, tous visant surtout une *"maîtrise de soi"*, principe premier des sociétés *"démocratisées"* (Ces thèmes seront ensuite fortement approfondis dans Histoire de la beauté ou Histoire de l'obésité).
>
> La deuxième idée portait sur les pédagogies : le thème de la main adulte. J'avais le sentiment que cette main, après avoir été appliquée très fortement sur le corps de l'enfant pour le *"soumettre"* (mallaxer en l'occurrence ici pour imposer la bonne attitude dans l'univers culturel de la Renaissance par exemple), trouvait des substituts (ici le corset à l'époque classique) pour s'appliquer tout aussi fermement, avant de s'*"éloigner"* encore davantage du corps de l'enfant (la gymnastique géométrique d'Amoros, par exemple au début du XIXe siècle), pour s'éloigner plus encore ensuite et jouer sur les pédagogies de la prise de conscience (les techniques de *"conscientisation"* actuelles). Le thème de la main devenait celui d'un travail toujours affiné pour que la norme soit *"intériorisée"*.
>
> Une troisième idée portait sur les représentations du corps : les attentes éprouvées à l'égard d'un corps *"conçu"* comme humoral ne sont pas les mêmes que celles éprouvées à l'égard d'un corps *"conçu"* comme énergétique. Changent la vision des exercices, des efficacités, celle des évaluations et des calculs. Or, ces modèles changent bien avec le temps. Je pressentais, en commençant le travail (*Le corps redressé* dans les années 1970), que cette histoire allait être aussi celle des représentations globales des fonctionnements corporels dans l'histoire. Et de fait, je mettais en place *une succession de modèles (humoral, mécanique, énergétique,* informationnnel, entre autres). Cette succession a été au cœur de mes travaux suivants. Je revendique cette étude comme une des originalités de mon entreprise.

---

[2] Vigarello G., 1975. *Op. cit.*, p. 743.

Ces *"idées"* sont demeurées au centre de mes travaux suivants, même si je n'avais pas dans la tête au début de ce travail (dans les années 1970) ce qui s'est révélé être un programme : explorer les représentations du corps dans l'histoire, multiplier les objets : de l'apparence à la violence, de l'analyse des techniques à celle des efficacités, des représentations du corps à ses pratiques.

Mon point de vue du début, qui était fortement centré sur le thème du contrôle et du pouvoir, s'est nuancé pour donner plus de place aux *"conquêtes"* démocratiques, aux thématiques, fussent-elles quelquefois illusoires, de l'autonomisation.

Un autre point de vue du début et qui a toujours été le mien ensuite (ce qui suppose de choisir, très précisément, des objets et des méthodes), a été d'étudier ces *"objets corporels"* non pas comme ceux appartenant exclusivement aux savants, mais comme ceux relevant d'une culture partagée : les pédagogues, les groupes sociaux, les *"jeunes"*, les gens de métier etc... D'où l'importance donnée aux pratiques, (...) aux règlements, aux lois, aux œuvres de, *"passeurs"* ... Faire du corps un objet de savoir commun dans une culture et un temps donnés, tel était le projet dès le début de mes recherches. Ce qui a toujours entraîné un choix surveillé et varié des sources, des textes, des matérialités.

Un autre point de vue, encore du début, celui de traverser les périodes et les temps, n'a pas toujours été bien accepté par les historiens : ceux-ci aiment tout prioritairement les travaux centrés sur une période précise et limitée. Il reste que j'assume cette perspective transhistorique et pluridisciplinaire avec une totale détermination. Je la trouve même indispensable pour faire avancer les travaux historiques »[3].

Bibliographie

VIGARELLO G., « Réflexions sur l'origine, l'unité et la place de la théorie en éducation physique », *Annales* ENSEPS, n° 1, 1972.

« Éducation physique et revendication scientifique », Revue *Esprit*, n° 5, mai 1975, p. 739-754.

1978. *Le corps redressé. Histoire d'un pouvoir pédagogique*, Paris, J.P. Delarge. Rééd. Paris, Armand Colin, 2001.

1978. *Une histoire des techniques,* Paris, INSEP.

« Une épistémologie... c'est-à-dire ? », in Revue *EPS*, n° 151, 1978.

« Histoire d'une pédagogie des exercices corporels et histoire des sciences », *Travaux et recherches en EPS*, n° 6, mars 1980.

« D'une nature... l'autre. Les paradoxes du nouveau retour », dans C. Pociello (dir.), *Sports et société*, Paris, Vigot, 1981, p. 239-247.

« Pratiques de natation au XIXe siècle. Représentations de l'eau et différenciations sociales », dans *Sport et société*, St-Étienne, CIEREC, 1981, p. 183-193.

1985. *Le propre et le sale*, Paris, Le Seuil.

« Les nouvelles pratiques sportives », dans *Des jeux et des sports*, Actes du colloque de Metz, 1986, p. 319-321.

[3] Correspondance « Georges Vigarello/Bernard Andrieu », 23 juin 2010.

VIGARELLO G., « Le maniement de l'épée, une technique et une pédagogie du corps au XVIe siècle », dans J.-C. Céard, M.-M. Fontaine & J.-C. Margolin, *Le corps à la Renaissance*, Paris, Amateurs de Livres, 1987, p. 351-355.
1988. *Techniques d'hier... et d'aujourd'hui, une histoire culturelle du sport*, Paris, éd. Revue EPS/Robert Laffont.
« Le Tour de France : une passion nationale », *Sport/Histoire*, n° 4, 1989, p. 9-15.
« Les premières Coupes du Monde ou l'installation du sport moderne », *Vingtième siècle*, n° 26 : Le football, sport du siècle, avril-juin 1990, p. 5-10.
« Le Tour de France », dans P. Nora (dir.), *Les lieux de mémoire*, t. 3, Paris, Gallimard, 1992, p. 884-925.
« L'histoire des techniques sportives et enseignement de l'éducation physique et sportive », *Spirales*, n° 4, 1992, p. 102-105.
1993. *Le sain et le malsain. Santé et bien-être depuis le Moyen-Age*, Paris, Le Seuil.
« Chronomètre, temps productif et temps de rupture », dans J.-P. Clément et M. Herr (dir.), *L'identité de l'éducation physique scolaire au XXe siècle : entre l'école et le sport*, Clapiers, AFRAPS, 1993, p. 51-58.
« Le temps du sport », dans A. Corbin, *L'avènement des loisirs 1850-1960*, Paris, Aubier, 1995, p. 193-221.
« La révolution du temps sportif. De l'invention du calendrier au culte de l'événement », in B.-X. René (dir.), *L'éducation physique au XXe siècle en France*, Paris, éd. Revue EPS, 1995, coll. « Dossier EPS ; n° 15 », p. 350-359.
« L'éducation pour la santé. Une nouvelle attente scolaire », *Esprit*, n° 2, février 1997, p. 72-82.
« Des jeux "sportifs" d'univers sociaux différents », dans *Sport et Démocratie*, Assemblée Nationale, 1998, p. 19-25.
2000. *Passion sport. Histoire d'une culture*, Paris, Textuel.
2001. *Anthologie commentée des textes historiques de l'éducation physique et du sport*, Paris, éd. Revue EPS.
« Le premier mouvement corporel mécanisé », dans G. Vigarello (dir.), *Anthologie commentée des textes historiques de l'éducation physique et du sport*, sous la dir. de G. Vigarello, éd. Revue EPS, p. 18-24.
« La recomposition des qualités du corps », in *Anthologie commentée des textes historiques de l'éducation physique et du sport*, Paris, éd. Revue EPS, 2001, p. 176-180.
2002. *Du jeu ancien au show sportif. La naissance d'un mythe*, Paris, Le Seuil.
« Le corps et ses représentations dans l'invention de la gymnastique », dans C. Pociello (dir.), *Entre le social et le vital. L'éducation physique et sportive sous tensions... (XVIIIe-XXe siècles)*, Grenoble, PUG, 2004, p. 27-41.
2004. *L'esprit sportif aujourd'hui. Des valeurs en conflit*, Paris, Universalis.
« S'exercer, jouer », dans G. Vigarello (dir.), *Histoire du corps*, vol. 1 : De la Renaissance aux Lumières, Paris, Le Seuil, 2005, p. 235-302.
« Hygiène du corps et travail des apparences », dans A. Corbin (dir.), *Histoire du corps*, vol. 2 : De la Révolution à la Grande Guerre, Paris, Le Seuil, 2005, p. 299-312.
« S'entraîner », dans J.-J. Courtine (dir.), *Histoire du corps*, vol. 3 : Les mutations du regard. Le XXe siècle, Paris, Le Seuil, 2005, p. 163-197.

VIGARELLO G., « Stades. Le spectacle sportif des tribunes aux écrans », dans J.J. Courtine (dir.), *Histoire du corps,* vol. 3 : Les mutations du regard. Le XXe siècle, Paris, Le Seuil, 2005, p. 343-369.

« Virilités sportives », dans J.J. Courtine (dir.), *Histoire de la virilité,* t. 3 : La virilité en crise ? XXe-XXIe siècles, Paris, Le Seuil, 2011, p. 225-248.

« Comment et pourquoi inventer des mouvements. Les gymnastiques du XIXe siècle », dans T. Arnal et T. Terret (dir.), *Aux origines de la gymnastique moderne*, PU de Valenciennes, 2011, p. 57-66.

2012. *La Silhouette, du XVIIIe siècle à nos jours : naissance d'un défi*, Paris, Le Seuil, coll. « Albums »,

2014. *Le Sentiment de soi. Histoire de la perception du corps. (XVIe-XXe siècles)*, Paris, Le Seuil, coll. « L'Univers historique ».

VIGARELLO G. et HOLT R., « Le corps travaillé. Gymnastes et sportifs au XIXe siècle », dans A. Corbin (dir.), *Histoire du corps,* vol. 2 : De la Révolution à la Grande Guerre, Paris, Le Seuil, 2005, p. 313-377.

Cinquième Partie

Performer / Performar

ANGOT Christine (1959-)

Bernard ANDRIEU
Université René Descartes – Sorbonne Paris Cité

Christine Angot raconte, dès sa pièce de théâtre publiée en 1991, *Corps plongés dans un liquide*, son viol incestueux par son père à travers un dialogue familial qui donne la parole successivement à ses parents et elle-même. Le texte porte déjà la trace de l'acte subi et de toutes ses conséquences sur la difficulté à pénétrer et à être pénétrée par des corps. Le corps du père, inondant le texte d'expressions crues comme s'il tentait de plus en plus, comme en témoignera *Une semaine de vacances* onze ans plus tard, de métaphoriser l'événement (cf. Tableau page suivante).:

L'auteure utilise le noyau de son viol en le remettant sans cesse en scène, dans les conditions de l'expérience première de sa sexualité. Elle poursuit l'*Inceste* subi, d'abord dans un livre éponyme, puis dans *Une semaine de vacances,* en 1er personne, par une succession de scènes crues. Pendant cette écriture « *me souvenir du dégoût que je ressentais à l'époque pour mon père, mon inquiétude devant la sexualité et retrouver Charly le soir en relâchant mon corps pour le laisser entrer en moi, ça, ce n'est pas possible* »[1].

La recherche de la vaseline pour la sodomie, ici dans une pharmacie à Grenoble[2], là dans « *un village en Isère* »[3], n'est pas si différente de l'infusion de thé à Paris, puis de tilleul du narrateur de *La Recherche,* à Combray. Reste la sensation de « *l'entrée de l'anus* » rendue difficile car l'accès n'est pas formé et « *elle hurle chaque fois qu'il insiste* »[4]. La douleur reste encore non décrite dans *Inceste,* alors que le corps s'en rappelle la contrainte dans le détail. Déjà en Savoie, le confessionnal d'une Eglise « *a vu ma bouche ouverte sur le sexe de mon père, il avait fallu que j'aille le finir dans la voiture, il n'avait pas voulu éjaculer quand même là* »[5], scène décrite cette fois comme « *Il ne faut pas qu'il éjacule à l'intérieur pour ne pas tâcher les sièges* »[6].

---

[1] Angot C., « La littérature, passion exclusive », *Le Monde Le Mans,* 9 novembre 2012, p. 2.
[2] Angot C., 2012. *Une semaine de vacances*, Paris, Flammarion, p. 29.
[3] Angot C., 1999. *Op. cit.,* p. 205.
[4] Angot C., 2012. *Op. cit.,* p. 38.
[5] Angot C., 1999. *Op. cit.,* p. 216.
[6] Angot C., 2012. *Op. cit.,* p. 56.

	ÉVÉNEMENTS	LIEUX	GESTES
Corps plongés dans un liquide **1991**	« Nous avions tout un dimanche devant ». (42) « [...] à la jouissance. Il criait, il avait les yeux blancs. Une sorte d'agonie. Ensuite : un sac vide. Le seul bon moment pour elle ». (43)	« Les premiers attouchements ont eu lieu dans une ville de basse montagne ». (42) « Heureusement qu'il me reste tout en mémoire. **L'église de Savoie**, Catherine, elle est là dans ma tête? Là. **Tu me suces dans cette église en Savoie** ». (51)	« Quand elle est petite, il caressait son corps des heures. Elle voulait rester vierge ». (32) « Elle suçait, elle avalait. Et en plus elle était sa chair ». (40) « À quatorze ans, elle suçait comme une professionnelle. Elle faisait tout comme je lui disais ». (50) « Catherine est constipée à cause de lui. Elle n'est pas morte, elle est constipée. **La sodomie,** ça constipe quand on n'est pas 100 % consentante ». (51)
Inceste **1999**	« [...] que le confessional a vu ma bouche ouverte sur le sexe de mon père, il avait fallu que j'aille le finir dans la voiture, il n'avait pas voulu éjaculer quand même là ». (216)	« C'était un village en Isère. Cela a du se passer là. **Il a cherché une pharmacie assez loin pour trouver de la vaseline**, il en a trouvé. Il n'en a pas cherché avant d'essayer, mais après ». (205) « Comme dans **cette église en Savoie,** dans ce village où les toits étaient couverts de lauzes.. le **sucer comme il me l'avait demandé dans le confessional** ». (215)	« [...] je caresse leurs deux queues car je suis au milieu d'eux deux », [de Marc et de son père] « C'est mon pire souvenir de tout. Je fais cela pour ne pas rejeter mon père ». (204) « **Sodomie.** C'était un village en Isère.. Je me plaignais ». (205)
Une semaine de vacances 2012	« Il lui dit de le sucer rapidement avant que quelqu'un entre et voie ses mollets, qui dépassent derrière le rideau... Qu'après ce qu'elle vient de lui faire dans le confessionnal, il bande trop... Il ouvre les deux portières de la voiture d'un même côté... il lui dit de s'accroupir entre elles pour le finir... Éjacule dans sa bouche... Il lui demande si elle aime le goût du sperme ». (57)	« [...] dans le tiroir de sa table de nuit, il y a aussi **un tube de vaseline , ils sont allés l'acheter à Grenoble, dans une pharmacie** ». (29)	« [...] **l'entrée de l'anus..** rendue difficile car l'accès n'est pas formé et elle hurle chaque fois qu'il insiste ». (38)

Tableau 1 : Thema du récit addictif

Dire l'inceste n'est pas dans le titre du premier livre, mais incrusté dans quelques passages du texte alors qu'*Une semaine de vacances* est sous la contrainte de l'inceste commis par l'effort d'Angot de s'obliger à le décrire sans faire dans le romanesque. Mais, au moins dans ces deux scènes, se déploie l'acte incestueux qui avait été contenu comme enfoui et caché dans le livre *Inceste,* alors qu'il est la sensation la plus vive.

Là où Marcela Iacub (2013a), dans *La Belle et la bête,* dresse un récit imaginaire en le portant à l'extrême du cannibalisme, Christine Angot précise comment son père l'a violée : « *Quand vous êtes dans la vie, non dans "l'expérience", vous n'écrivez pas "pourquoi" quelqu'un viole, assassine, extermine, vit, est ce qu'il est et fait ce qu'il fait, mais "comment", vous ne vous placez ni au-dessus ni en-dessous, ni par-delà le bien et le mal ni en deçà, mais dans l'univers du "comment" et c'est ça qui vous demande tous vos efforts, car existe-t-il des mots pour dire comment se passe ce qui se passe, et suis-je capable de les remplir de sens et de vie autant que le réel en est rempli ? La littérature montre comme le réel tient* »[7]. Angot décrit les manières car elles sont attachées à la matière même de son expérience.

Références

ANGOT C., 1990. *Vu du ciel,* Paris, Gallimard, coll. « L'Arpenteur ».

1991. *Not to Be,* Paris, Gallimard, coll « L'Arpenteur ».

Léonore, toujours, Gallimard, coll. « L'Arpenteur », 1994.

1999. *Inceste,* Paris, Stock.

2012. *Une semaine de vacances,* Paris, Flammarion.

« La littérature, passion exclusive », *Le Monde Le Mans,* 9 novembre 2012, p. 2.

« Comment le réel tient », *Lacan Quotidien,* n° 300, août 2013, p. 15.

2015. *Un amour impossible*, Paris, Flammarion, Prix Décembre.

http://www.christineangot.com/.

[7] Angot C., « Comment le réel tient », *Lacan Quotidien,* n° 300, août 2013, p. 15.

BOURCIER Marie-Hélène/Sam (1963-)

Bernard ANDRIEU
Université René Descartes – Sorbonne Paris Cité

Le transgenre est moins définitif à travers les technotesto qui introduisent, selon l'étude de Marie-Hélène Bourcier (2008), une nouvelle « *biopolitique des masculinités tr(s)ans hommes* ». Ainsi, un certain nombre de femmes biologiques a pu changer de genre comme en témoigne Max Wolf Valerio en 2006 dans *The Testotérone Files : My Hormonal and Social Transformation from Female to Male.* Né le 16 février 1957 à Heidelberg, ce poète américain, mémoriste et essayiste, décrit à travers ses livres ses expériences de transgenré(e) féministe lesbien dans le sens *female to male.* M.-H. Bourcier démontre comment cet auteur radicalise le devenir tel un processus pour se techno-déterminer en homme hétérosexuel, alors qu'elle se revendique comme lesbienne féministe punk. La tentation d'essentialiser la masculinité en devant par la technotesto, pourrait transformer l'agent en un nouvel acteur d'un genre inédit.

Devenir un hybride sexuel, c'est renverser le sexe naturel par une hormonotechnie qui masculinise ou féminise le corps. L'interversion *technoqueer* de la naturalité du sexe au nom du choix de son genre, devrait être située au regard du vécu corporel des intersexués. Ni homme ni femme, selon la déclaration de sexe, la réassignation chirurgicale et hormonale, souvent à l'insu du sujet au moment de la prime enfance, n'est réalisée. Mais l'ambiguïté sexuelle entache le vécu psychosocial du sujet qui ne peut, au comble de sa stigmatisation et de sa culpabilisation, s'identifier à une catégorie. Le désaccord, sinon le conflit entre le psychisme et le corps, entre la sexuation et la sexualité, est augmenté lors des absences congénitales de vagins et d'utérus (syndrome de Mayer-Rokintansky-Küster-Hauser) : « *On est une femme, mais on n'est pas pareille que les autres femmes* »[1]. Les femmes XY ou les hommes XX ne sont pas tant un troisième sexe qu'une suite de symptômes identitaires (stérilité, absence ou présence de règles, hypertrophie..), sans parvenir à les rassembler dans une seule catégorie : « *Suis-je un homme comme les gènes me l'indiquent ou suis-je une femme comme mon corps me le montre* ? »[2].

---

[1] Picquart J., 2013. *Ni homme, ni femme : enquête sur l'intersexuation*, Paris, la Musardine, coll. « L'attrape-corps », p. 85.
[2] *Op. cit.*, p. 90.

Cette différence entre caryotype et masculinisation/féminisation partielle pose le problème du défaut d'expressivité somatique là où les *technoqueer* s'appuient sur les techniques hormonales pour inverser la somatisation sans la renverser comme les transsexuels, qui se réassignent soit en corrigeant, soit en se résorbant. L'intervention chirurgicale ou le travail mécanique permet au vagin d'avoir une taille raisonnable lors de la vaginoplastie. L'intersexuation se comprend aussi dans l'intersexualité comme « *entre deux sexualités* »[3] ; par la bivalence sexuelle, elle s'offre, en théorie, à la bisexualité. Là où la technotesto et la godotechnie sont des techniques appliquées volontairement sur et dans les corps, l'assignation identitaire implique une dépropriation du corps rendu impropre par la réduction à un seul sexe.

L'exploration de la (et non de sa) masculinité ou la production de masculinités alternatives, passe une représentation *queer* des nouvelles identités revendiquées. Ainsi, la fabrication de la masculinité femme, pour Judith Halberstam (1994), est revendiquée non seulement par des lesbiennes *butch* dont l'apparence correspond aux stéréotypes physiques du mâle, mais comme une technique de libération des normes. Adepte du *Drag King* (Volcano, Halberstam, 1999), l'envers lesbien du *Drag Queen*, les acteurs du jeu identitaire détermine aussi un mode de subjectivation qui fait vivre d'autres modes d'existence. Faut-il plutôt éliminer les hommes ou changer de genre ? Valérie Solanas (1936-1988), en 1967, dans son texte *SCUM Manifesto Association pour tailler les hommes en pièces,* anticipait la question du genre, mais en prônant l'élimination physique « *de reproduire le genre masculin* »[4] ; les *Scum*, à la différence du genre social, restent les « *femmes dominatrices, à l'aise, sûres d'elles, méchantes, violentes, égoïstes, indépendantes, fières, aventureuses, sans gêne, arrogantes qui se considèrent aptes à gouverner l'univers* »[5], « *Force bousibaisante* » et « *force du dé-travail* »[6], la *Scum* est en lutte politique non plus contre, comme cela le sera chez G. Greer, mais dans le système économique par un détournement des fonctions et des tâches sociales en « *baisant le système* »[7].

L'homme enceint(e) Thomas Beatie, né Tracy, auteur du livre *Labor of Love. The Story of One Man's Extraordinary Pregnancy*, n'est possible que par la conservation du corps biologique dans un genre masculinisé, produisant ainsi une identité hybride mi-feminine biologiquement et mi-masculine technologiquement. Cette hybridation sexe/genre produit bien une mixité des pratiques, mais le trouble identitaire favorise l'engagement de la

---

[3] Picquart J., 2013. *Op. cit.*, p. 94.
[4] Solanas V., 1967. S.*C.U.M. (Society for Cutting Up Men) Manifesto*, ed. Olympia, p. 67.
[5] *Op. cit.*, p. 70.
[6] *Op. cit.*, p. 72.
[7] *Op. cit.*, p. 77.

femme qui conserverait son utérus dans une obligation sociale de se reproduire ou dans une possibilité de jouer du sexe/genre pour passer de l'un à l'autre là où le corps masculin, même agenré, ne parviendrait à le faire. L'homoparentalité en est bien l'enjeu : garantir une parenté symbolique. La naturalisation et l'artificialisation du genre sont hybridées pour produire des êtres humains plus multiples mais aussi plus mixtes. L'hybridation, comme la créolisation des genres, ne conduit pas à l'élimination de l'homme et de la femme comme craint par les moralistes de l'ordre des sexes. En mélangeant ses genres, le sujet contemporain, au risque il est vrai de se confondre, expérimente l'agenrement identitaire comme une forme d'écologisation de soi : être en harmonie avec soi-même et les autres en diminuant autant que possible les souffrances psychiques liées à toute construction mobile de l'identité.

Le *Post-porn* (Torres-Garcia, 2013), consultable sur le site www.pornoterrorismo.com, met en scène l'orgasme dans un cadre privé ou une performance publique. La libération des normes (hétéro)normées, déjà mise en œuvre par le SM lesbien de Maria Beatty, comme dans son film *Ectasy in Berlin* en 1926, trouve l'orgasme dans des dispositifs conscient et volontaire. Dans notre entretien avec M. Cindy, elle déclare combien le jeu consenti de la soumission dans le donjon engage dans la nudité une confiance corporelle suffisante pour aller au-delà de la représentation habituelle de soi-même comme on peut le lire dans la charte de son site http://www.maitresse-cindy.com/. La politique *Post-porn* commence par une expérience de déconstruction et de reconstruction du sujet qui devrait éviter la dérive sectaire et le folklore de la domination.

L'autonomie politique, si elle nourrit à Barcelone une contre-culture *Queer* autour de Diana J. Torres-Quimera Rosa, *PostOp* ou *Videoarmsidea*, nécessite de vivre autrement sa nudité et la production de ses orgasmes. L'euphorie dégenrée (*Degen(d)ereted euphoria*), comme la décrit Rachele Borghi,, est produite dans des ateliers collectifs où textes, écriture, éjaculation et performance favorisent l'effet du corps collectif sur son propre corps : « *En effet, la théorie ne déconstruit pas la personne seulement à un niveau symbolique ; cette déconstruction enchaîne une série de transformations du corps qui exerce la liberté d'être ou de devenir. Le parcours intellectuel et corporel que chaque personne commence à partir du moment de son entrée en contact avec certaines idées, n'est pas possible sans un corps collectif qui s'approprie des mots, développe la pensée et construit les actions* » (Borghi, 2012). Des *Happenings* de pornoterrorisme urbain, d'éjaculation féminine et de *Fisting* sont définis par Diana J. Torres dans son livre de *Pornoterrorismo,* comme une lubrification de l'esprit susceptible de faire jaillir dans nos corps des orgasmes inédits.

L'amour corporel est un mode expérientiel où le désir de s'immerger dans l'autre revient aussi à s'approfondir en découvrant, par « *la multiplication des possibilités sexuelles* »[8], la construction culturelle des limites de notre corps. Le désir de s'immerger par amour découvre ainsi une construction progressive de la sensibilité.

Références

BOURCIER M.-H., Technotesto : biopolitiques des masculinités tr(s)ans hommes, *Cahiers du Genre*, n°4 *Les fleurs du mâle. Masculinités sans hommes ?,* Paris, L'Harmattan, 2008, p. 59-84.

2011. *Queer Queer Zones,* t. 3 : Identités, Culutures, Politiques, Paris, Ed. Amsterdam.

HALBERSTAM J., « F2M : La fabrication de la masculinité femelle. « dedans *La lesbienne post-moderne.* Édité par Laura Doan. New York : Pression d'université de Colombie, 1994, pp. 210-228.

1997. *Female masculinity.* Durham : Pression de Duke University,1998.

HABERSTAM J.J. et VOLCANO D.L., 1999. *The Drag King Book*, Serpent's Tail.

PICQUART J., 2013. *Ni homme, ni femme : enquête sur l'intersexuation*, Paris, la Musardine, coll. « L'attrape-corps ».

SOLANAS V., 1967. *The S.C.U.M. Manifesto*, ed. Olympia.

[8] Bourcier M.-H., 2011. *Queer Zones,* t. 3 : Identités, Culutures, Politiques, Paris, éd. Amsterdam, p. 331.

FABRE Jan (1958-)

Isabelle JOLY
Finances Publiques, Bruxelles

Jan Fabre est un artiste belge d'origine anversoise. Il est à la fois plasticien, auteur et homme de théâtre. Ses différentes œuvres, qu'il s'agisse de sculptures, de performances, de dessins,... se réfèrent au corps humain et à la mesure/l'automesure de ses limites. En 2015, diverses manifestations culturelles dans le cadre de l'exposition *Facing time, Rops/Fabre* à Namur, ont mis en valeur son travail en le confrontant aux œuvres de Félicien Rops, sans que ce rapprochement ne soit cependant anachronique. Bien au contraire, les deux artistes belges semblaient converser à la même époque.

Toujours dans le cadre de cette exposition, le Théâtre de Namur a notamment proposé de revoir un spectacle controversé à l'époque de sa création dans les années 80, à savoir *Le pouvoir des folies théâtrales*. Dans ce spectacle mis en scène par Jan Fabre, il est question sur le fond de parcourir l'histoire du théâtre et sur la forme, de tester la résistance physique des acteurs/chanteurs/danseurs. Les corps repoussent sans cesse leurs limites durant ces plus de quatre heures de spectacle. Les uns s'habillent et se déshabillent sans cesse de manière frénétique, jouant et rejouant les mêmes rôles. Les autres entament une chorégraphie des corps en étant dépouillés de tout vêtement. D'autres encore circulent librement sur des débris de vaisselle, cassée expressément dans le but de « dresser » le corps. Un couple d'acteurs avec les yeux bandés répète la même scène, l'un vise l'autre à l'aide d'un couteau manié « à l'aveugle ». Le spectateur ne peut que craindre pour la vie de l'acteur visé avec cette arme.

Ce n'est certainement pas un hasard si Jan Fabre a donné pour titre à son spectacle *Le pouvoir des folies théâtrales.* Celui-ci fait manifestement référence à la pensée de Michel Foucault. Le pouvoir et la folie sont des concepts étudiés à diverses reprises par le philosophe pour traduire la normalisation et le dressage politique des corps. Dans *Surveiller et punir*, il souligne que « *La discipline fabrique ainsi des corps soumis et exercés, des corps "dociles"* »[1]. L'œuvre de Fabre, qui érige les corps des artistes en corps « soumis », obéissant notamment à la discipline théâtrale, va dans le même sens que la pensée du philosophe français.

La punition y est présente dans le spectacle de Fabre. Elle traduit clairement ce que Michel Foucault nommait lui-même comme une « *technique de coercition des individus ; elle met en œuvre des procédés de dressage du corps – non des signes - avec les traces qu'il laisse [...] et elle*

[1] Foucault M., 1975. *Surveiller et punir,* Paris, Gallimard, p. 162.

suppose la mise en place d'un pouvoir spécifique de gestion de la peine »[2]. Les performances artistiques chez Fabre, fondées sur la punition, n'ont d'autre but que de dresser les corps, de les contraindre à dépasser leurs contours. On se souvient particulièrement de cette artiste qui, dans *Le pouvoir des folies théâtrales*, est empêchée avec une force vigoureuse, par un autre artiste, de remonter sur scène. Elle s'affaiblit de plus en plus pour, finalement, se ressaisir étonnemment au dernier moment.

Jan Fabre s'interroge sur la transformation et la mutation des corps. Son œuvre consiste à expérimenter la résistance des corps à leur propre corps et à ceux d'autrui. Il teste les acteurs, et dans le même temps les spectateurs, comme c'est le cas dans *Le pouvoir des folies théâtrales*. En effet, les spectateurs sont invités à découvrir jusqu'où/jusqu'à quand l'observation des corps d'acteurs en état de souffrance réelle est tolérable. Par ailleurs, le pendu, l'autoportrait de Fabre se vidant de son sang, le pénis greffé sur un cerveau, montrent le corps qui se replie sur lui-même de différentes manières de sorte que le visiteur se trouve malgré lui face à la mort et à la mutation corporelle de l'autre. Jusqu'où peut aller notre propre corps et jusqu'où peut-on observer les limites corporelles d'autrui ?

La thématique de l'hybridation homme/animal est également présente dans le travail de Fabre. Celui-ci examine le croisement entre l'homme et l'animal. Ces œuvres expriment souvent ce mélange de l'animal et de l'humain. Ses sculptures d'autoportrait dans *Chapitres I-XVIII* (Kreutzträger, 2013), avec des éléments appartenant aux animaux comme les cornes, témoignent de cet entrelacement des mondes humain et animal. L'artiste utilise les divers corps et leurs éléments pour construire son propre univers. Les élytres, parties corporelles de scarabées, peuvent servir de support pour une œuvre comme par exemple *Heaven of Delight* qui couvre l'immense plafond du prestigieux Palais royal à Bruxelles.

Chez Fabre, les corps, humains ou non, vivants ou non, servent de point de départ à une interrogation générale sur la vie et sur ses limites. La mort en est l'ultime aboutissement. Le corps vidé de son sang, de sa vie, de son humanité, vaut la peine d'être étudié selon Fabre, au même titre que celui rempli de sang, de vie, d'humanité, qui peut danser, qui peut chanter, qui peut « performer » jusqu'à l'épuisement de sa chair.

Bibliographie

FABRE J., 2012. *Journal de la nuit (1978-1984)*, Paris, L'Arche éditeur.

[2] *Ibid.*, p. 155.

JOUVET Émilie (1976-)

Béatrice ALONSO
Université Lumière, Lyon 2

Issue de l'École des Beaux-Arts et de l'École Nationale Supérieure de la photographie, membre de la *Queer Factory* et du CJC (Collectif Jeune Cinéma), co-fondatrice de TTMF (Les Très Très Méchantes Filles), de la *Fem Menace* et de *Safe LGBT* (collectif contre les violences « conjugales » en milieu LGBT), vivant et travaillant entre Paris et Berlin, Émilie Jouvet réalise le premier long métrage *porno queer* lesbien transgenre européen, *One Night Stand,*en 2006. Il remporte les premiers prix du *Porn Film Festival* de Berlin et de *l'Amsterdam Porn Film Festival*, mais encore le Prix spécial du Jury au *Gay and Lesbian Film Festival* de Copenhague et enfin le Prix du film le plus sexy du *Feminist Porn Award* de Toronto.

Durant l'été 2009, elle monte, avec Wendy Delorme, une troupe de performeuses internationale afin de tourner son deuxième long-métrage, *Too Much Pussy ! Feminist Sluts in the Queer X Show*, *road-movie* documentaire féministe pro-sexe, sorti dans les salles de cinéma en Europe en 2011 et à son tour distingué : Prix One+One ou Prix de la critique au Festival International du film de Belfort, *Audience Award Best Documentary*, *Reelout Queer Film Festival de Kingston*, Canada et Meilleur film LGBT du Festival du Film Indépendant de Cannes.

Émilie Jouvet milite pour la PMA (Procédure Médicalement assistée) et en faveur de la liberté pour quiconque de disposer de son corps, dans les limites du respect et du consentement mutuel entre partenaires adultes. Elle défend les droits sociaux des travailleurs et travailleuses du sexe. Héritière de la révolution initiée dans les années 80 par Annie Sprinkle aux États-Unis et du féminisme pro-sexe, elle incite les femmes à se réapproprier leur sexualité, souvent différente, disparate, moins normée, où tous les corps sont possibles.

La performance est au cœur de son travail. Son ouvrage *The Book,* paru en janvier 2014, retrace son parcours de photographe et de militante en montrant les corps réels de la sexualité LGBTQI, corps de désir et corps politiques, qui bousculent, par leur seule existence, la culture dominante, masculine, patriarcale, hétérosexuelle.

LOVELACE Linda

Bernard ANDRIEU
Université René Descartes – Sorbonne Paris Cité

En absorbant[1], dans le film *Deep Throat* réalisé en 6 jours en janvier 1972, entièrement le sexe de son partenaire par une fellation gorge profonde, l'actrice Linda Lovelace, née Linda Susan Boreman, morte à 53 ans dans un accident de voiture, accomplit un geste sans déglutir et sans vomir. Une telle pratique corporelle implique un abandon entier de sa gorge traversée par l'organe. cette capacité hors norme d'accomplir une performance ne cadre pas avec l'activité habituelle et les règles d'utilisation du corps-à-corps.

La différence entre la mise en bouche et l'engorgement, entre la succion et l'absorption, transforme le vécu corporel et l'imaginaire du schéma corporel : imaginaire de possession et de l'angoisse de castration, mais aussi réinvention du soi par la possibilité d'augmenter les actions motrices par-delà les *habitus* et les normes. L'obscénité de la gorge profonde provient de l'absence de distance, par une pénétration maximale qui assujettit le sujet à sa bouche, son anus ou son sexe, par une saturation de la profondeur, une absence de vide et de mouvement. L'illusion de l'engorgement de l'orifice, fantasme masculin du *spéculum* selon l'analyse de Luce Irigaray[2] en 1974, fait accroire qu'un complément en sera possible si l'organe réel ou artificiel allait jusqu'au bout, même si le corps est un trou autour duquel la peau l'enrobe d'une enveloppe.

Cette nudité publique, cet évidement force à sentir la sécrétion du corps par une présence sans distance ; elle transforme l'intimité en incorporation par une sorte d'hybridation du phallus organique ou plastique dans les orifices. Il faut pour cela dépasser son propre schéma corporel, les limites représentationnelles et l'acceptabilité de l'image du corps. Cette impossibilité à s'isoler du corps de l'autre et cette limite non fusionnelle de l'embouchement, interdisent toute possibilité d'un dédoublement, même mental, produisant une subjectivation sans sujet.

L'obscénité est cette impossibilité du retrait subjectif, l'envahissement totalitaire de l'objet, l'incarnation forcée par l'obturation, que le mâle croit maximale selon les limites de son corps et de ses orifices. La participation volontaire ou subie du sujet pénétré témoigne moins de sa soumission que de l'envahissement corporel par le refus du vide et du manque. Plutôt que de la

[1] MacKinnon C.A., « La Vie de Linda et le travail d'Andrea », *Le féminisme irréductible*, Paris, Des femmes, 2005 [1982], p. 128-129.
[2] Irigaray L. 1974. *Speculum*, Paris, éd. de Minuit.

cruauté, c'est un effacement par l'existant du vide de l'organe, du dedans par le dehors et de la profondeur par l'objet. L'accès à une autre forme du corps est vécu jusqu'à l'imposition. Ce qui serait la preuve de sa mise sous hypnose de l'actrice par son compagnon. *Deep Throat*, le film et la fellation, sont devenus un enjeu majeur sur la question de la démarcation entre obscène et pornographie, entre assujettissement et expérience corporelle. L'obscène présente la scène autrement, délimitant de nouvelles dispositions par des pratiques corporelles inédites, qui viennent détourner la norme sociale. En se réalisant, il s'instaure telle une nouvelle norme mimétique ; il suffirait d'aller sur le site yourporn.com pour voir que la gorge profonde est devenue un standard par le jeu de l'identification au modèle.

Engorger sans dégorger exige une capacité respiratoire et un contrôle des vomissements qui a été performé, pour la première fois, dans un film pornographique sous hypnose selon les aveux de l'actrice. Linda Lovelace raconte comment Linda Marchiano a été violée par son mari Chuck, qui la force à accomplir la gorge profonde en la persuadant qu'elle « *aurait un orgasme durant le sexe oral avec un homme* »[3].

Par la punition SM[4] qui est imposée par Chuck Traynor (1937-2002), comme celle d'une sodomie par d'autres femmes, il la maintient dans la domination, l'obéissance et l'obligation. De même, il l'oblige à augmenter le volume de ses seins par des injections de silicone extrêmement douloureuses[5]. Devenue une « zombie sexuelle » livrée à la prostitution par son mari, Linda décrit dans *Out of bondage*, ce qu'elle appelle son « *esclavage* »[6].

Ce qui est performant pour l'actrice devient aliénant pour un sujet qui ne se reconnaît pas dans son corps obscénisé. Cette décorporation, ce défaut de reconnaissance dans son acte performant, trouve dans l'hypnose un conditionnement obscène qui force le sujet hors de son schéma corporel. *Inside Deep Throat*, documentaire réalisé en 2004, restitue toute l'histoire et le contexte idéologique entre censure, manipulation et émergence du nouveau genre.

La gorge profonde ne peut pas être assumée comme une extension du schéma corporel initial ; l'obscénité provient de ce défaut de reconnaissance de soi dans un acte accompli malgré soi par (son) corps. Que le corps puisse acter des gestes inconsciemment et sans le consentement de l'acteur, cela prouve son instrumentalisation dans une image désubjectivée de soi-même. L'étouffement et le rejet par l'impossible déglutition, trahit combien

[3] Lovelace L, 1980. *Ordeal*, New York, Citadel Press, p. 89.
[4] *Ibid.*, p. 160-161.
[5] *Ibid.*, p. 170.
[6] Lovelace L., 1986. *Out of Bondage*, New York, Lyle Stuart, p. 12-13.

l'enfouissement dans la gorge de l'autre reste toujours un contenant-contenu jusqu'à l'asphyxie. C'est moins la profondeur de la gorge qui est envahie que l'organe de la respiration.

Si l'hypnose permet d'aller contre le mécanisme de rejet de la gorge profonde, le corps obéit à cette suggestion en s'abandonnant au geste. L'obscénité est-elle alors dans la suggestibilité du corps ou dans sa capacité à incarner de nouveau schéma corporel ? L'image pornographie le corps obscène en montrant, par l'acte engorgeant, l'efficacité de la performance dans la modification du schéma corporel ; le spectateur y modifie ses représentations et ses possibilités d'usage de son corps et de celui de la femme en l'occurrence.

La banalisation de la gorge profonde dans le film pornographique, mais plus fondamentalement dans la pratique sexuelle (fantasmatique et/ou réelle), diminue l'obscénité de la scène initiale en devenant une sorte de kamasutra pornographié à accomplir, faute de quoi, l'accomplissement sexuel ne serait pas effectif. L'obsession de l'acte aura remplacé l'obscénité dans l'exigence de l'engorgement possessif de l'autre corps.

L'obscénité repose sur sa propre représentativité en devenant la norme sociale. Ce processus de normalisation de l'obscénité rend au corps ses normes inédites en le forçant à produire des possibilités biologiques que la représentation interdisait jusque-là. Le corps biologique, ses orifices, ses produits, ses liquides, ses circuits, ses humeurs ne sont pas obscènes en soi comme voudrait l'attester la morale ascétique de ses contempteurs. Pratiquer le corps est une expérience physique investie par nos représentations psychiques du corps de l'autre, mais aussi du nôtre.

L'oubli, sinon le refus de l'orgasme, est au centre de la performance de la gorge profonde qui légitime le déplacement du clitoris au fond de la gorge. Rien d'anatomique dans l'obscénité de la double fournée buccale masculine et féminine, mais dans le déplacement masculin de la forme clitoridienne de la femme dans sa gorge. Ce déplacement anatomique, s'il rend le continent moins noir et inaccessible pour l'organe masculin, maintient l'angoisse de castration au centre de la fellation.

Références

ABBOTT A. et LEVEN R., 2001. *The Real Linda Lovelace* (TV) Documentaire.

LOVELACE L. 1980. *Ordeal*, New York, Citadel Press.

1974. *Inside Linda Lovelace.*

1986. *Out of Bondage.*

LOVELACE L., WALLIN C., 1974. *The Intimate Diary of Linda Lovelace.*

MINH Yann

Yann MINH
Artiste infographiste et écrivain à Paris

Dans cette navigation informationnelle noonautique, mon espace de prédilection est la sphère cybersexuelle dont j'expérimente l'érotisme et la sensualité d'outils comme la photographie, la vidéo, le téléphone, le minitel, la télédildonique, l'internet, les réseaux sociaux numériques, les avatars dans les mondes persistants.

Les mutations sociales et cognitives générées par l'évolution des NTIC[1] incitent à inventer de nouveaux termes pour les baptiser de façon plus adéquate. Dans mon enfance, le terme « empathie » servait à la fois à décrire notre capacité à nous projeter dans les émotions d'autrui, mais aussi à étendre nos proprioceptions aux dispositifs que nous utilisons comme l'automobile. Mais cette signification a disparue sans être remplacée.

J'ai donc forgé ce néologisme : *Cyberesthésie* pour, à la fois nommer notre groupe de création numérique (http://www.cyberesthesie.com/), mais aussi décrire les interactions physiques et sensuelles que nous développons avec l'immatérialité du cyberespace.

Le groupe *Cyberesthésie2* est un peu l'équipage d'un nooscaphe à bord duquel nous explorons ces nouveaux territoires émotionnels ouverts par l'évolution des technologies. Silvie Mexico est une noopilote aguerrie qui s'est depuis longtemps aventurée dans les espaces de la sexualité connectée et/ou médiée par des outils ; Soizic Hess, par ses créations, réflexions, expériences de vie, explore en grandeur réelle et virtuelle les voies cognitives et physiques ouvertes par le manifeste du Cyborg de Donna Haraway. Pierre Clisson est une sorte de nooplongeur de combat, expert en cyberguerre, sécurité offensive et ingénierie sociale, qui intervient depuis une dizaine d'années auprès d'institutions gouvernementales et de grands groupes, Philippe d'Albret est un cyberaccousticien qui s'aventure dans les espaces sonores du corps biologique. À nous cinq, nous partageons une expérience des sensualités réelles et virtuelles qui nous ont menés à bord de notre nef cyberesthésique vers les confins immatériaux de la cybersexualité.

---

[1] Nouvelles Technologies de l'Information et de la Communication.

[2] Les membres de Cyberesthesie.com sont : Yann Minh (http://www.yannminh.org), Silvie Mexico (http://www.labo-clax.com/), Soizic Hess (http://soizic-hess.com/), Pierre Clisson (http://clisson.net/), et Philippe d'Albret (http://philippe-dalbret.com/). http://www.yannminh.org/french/Ind-Cyberesthesie-010.html.

Nous poursuivons une exploration de l'esthétique cybernétique commencée il y a 20 ans avec mon installation media ØØØ. Car il y a une esthétique de la cybernétique qui confère un sens au dispositif lui-même, indépendamment du contenu véhiculé ou émis. Comme dit Marshall Mac Luhan, « *Le message, c'est le médium* ». Pour moi, l'art, dans une vision cybernétique, est comme la science, un des plus hauts niveaux de traitement de l'information de l'humanité. Au travers d'une pratique de l'art numérique, je vais à la rencontre, avec le groupe *Cyberesthésie*, des nouvelles limites de la symbiose homme/machine, provoquées par le développement des NTIC, en particulier dans le domaine de la sensualité érotique qui se retrouve augmentée par la connexion du corps aux réseaux numériques.

Nous sortons de la narcose narcissique provoquée par l'usage d'outils puissants lorsque nous atteignons les limites de nos capacités cognitives et physiques augmentées par la symbiose homme/machine, et la démarche artistique est une façon de se confronter à ces limites par la représentation, la simulation esthétique, scénographique et performative.

La salle des machines de notre vaisseau d'exploration est équipée de plusieurs systèmes de propulsion interconnectés, traditionnels, expérimentaux, originaux. Le cœur du vaisseau est à base de micro-ordinateurs connectés en réseau sur lesquels viennent se greffer des dispositifs à vocation cyberesthésique qui permettent des interactions physiques avec le cyberespace, en particulier au travers du cybersexe. C'est une pratique cybernétique qui favorise le développement d'un répertoire émotionnel et sensuel spécifique et que nous avons formalisé dans le domaine artistique au travers des performances artistiques du groupe, présentées à la Demeure du Chaos, et au Totem à Nancy l'été 2011.

1. L'EXISTENCE AUGMENTÉE

Du fait de sa symbiose originelle avec ses outils, l'humain a toujours été « augmenté ». Les vêtements sont des outils qui le dotent d'une protection contre le froid et les blessures, mais ce sont aussi des outils informationnels, des parures qui émettent des signaux esthétiques, érotiques, sociaux. Comme le téléphone portable, les habits des origines jouaient déja un rôle de synchronisation, de lien social, de construction existentielle et identitaire.

Les mondes persistants, les réseaux sociaux numériques, sont des outils qui, par les qualités immersives de plus en plus « réalistes » de leurs dispositifs matériels et logiciels, permettent de générer un espace perceptif et sensuel riche qui augmente, amplifie et étend notre relation existentielle au monde et aux autres à l'échelle planétaire.

2. LA NOODIVIDUATION OU LA CONQUÊTE DES NOUVEAUX NOOTERRITOIRES

L'usage quotidien, ou ne serait-ce que fréquent de cette nouvelle palette technique, favorise la naissance d'aptitudes cognitives et physiologiques spécifiques que je désigne sous ce néologisme de « cyberesthésie », et qui préfigure ce futur où nous serons sans doute plus sollicités au quotidien, physiquement et spirituellement, par l'immatérialité noosphérique que par la matérialité du monde physique.

En entretenant des relations sociales en temps réel avec d'autres humains par l'intermédiaire d'avatars numériques, nos « golems » de pixels génèrent une forme de pluralisme identitaire. En autorisant des relations sociales et émotionnelles fortes et structurantes dans une société dématérialisée, et sous une forme différente de notre apparence physique, les avatars favorisent la dividuation, c'est-à-dire la genèse ou révélation des différentes identités qui forment notre « moi », l'individu étant vu, dans mon propos, comme la somme des différents dividus qui composent son identité.

Les cyborgs de pixels que sont les avatars des réseaux sociaux numériques, en 2D et 3D temps réel, nous permettent d'explorer une sociabilité et une sensualité virtuelle affranchie des déterminismes physiologiques comme l'apparence physique, mais aussi le genre. Ainsi, grâce à cette sociabilité dématérialisée permise par les réseaux sociaux numériques, nous pouvons expérimenter en grandeur « virtuelle » la pertinence de la théorie *Queer* des *Gender Studies*, popularisée par le *Manifeste du Cyborg* de Donna Haraway, où le genre est distinct du sexe.

NOOFEED-BACK DE L'IMMATÉRIALITÉ VERS LA MATÉRIALITÉ

Par *feedback*, il faut se préparer à une noocontamination du cyberespace vers la matérialité, dont les outils haptiques et télédildoniques ne sont que les prémisses. Ainsi, les *Nekos, Furries, Shemales*, androgynes, anges, démons, transgenres, hybrides, cyborgs, chimères des mondes virtuels, se « matérialiseront » par des costumes, implants, hybridations, tatouages, maquillages, greffes, bodymodifications, postures, comportements et revendications sociales et identitaires.

ORLAN (1947-)

ORLAN
Artiste plasticienne française dont le nom s'écrit en lettres capitales

ORLAN explore différentes techniques tels que la photographie, la vidéo, la sculpture, le dessin, les installations, la performance, ou encore les biotechnologies. C'est l'une des artistes françaises les plus connues du grand public en France et à l'étranger.

Dès les années 1960, ORLAN interroge le statut du corps et les pressions politiques, religieuses, sociales qui s'y inscrivent. Son travail dénonce la violence faite aux corps, et en particulier aux corps des femmes. Elle fait du sien l'instrument privilégié où se joue notre propre rapport à l'altérité.

En 1978, elle crée le *Symposium international de la performance* à Lyon, qu'elle organise jusqu'en 1982. En 1989, ORLAN écrit son *Manifeste de « l'art charnel »*, elle a mis de la figure sur son visage, donc de la représentation, pour faire de nouvelles œuvres avec sa nouvelle image. Cet ouvrage est suivi d'une série d'opérations chirurgicales-performances qu'elle réalise entre 1990 et 1993. Ces interventions médicales, largement filmées et médiatisées, provoquent une vive polémique bien qu'elles ne représentent qu'une infime partie de son œuvre intégrale. Ainsi, le corps de l'artiste devient un lieu de débat public.

Tout au long de son œuvre, ORLAN crée de nombreuses séries de photographies à partir de l'image de son corps tels : *Corps-Sculptures*, *Le Drapé-le Baroque, Skaï et Sky et Vidéo, Madone en extérieur, Madone au garage*... En 2000, elle crée les *Sculptures de plis* en résine et printing 3D ; et, en 2009, *Bump Load*, qui est une sculpture lumineuse et interactive.

ORLAN utilise les nouvelles technologies. En 1982, elle crée *Art-Accès-Revue* sur minitel, le premier magazine d'art contemporain en ligne. Dans son travail de la fin des années 1990 et du début des années 2000, dans *Self-Hybridations*, l'artiste, par le biais de la photographie numérique et des logiciels de retouche infographique, s'hybride avec des visages de cultures différentes (amérindiens, précolombiens, africains).

En 2007, ORLAN crée avec les biotechnologies une installation intitulée *Manteau d'Arlequin*, faite à partir de cellules de l'artiste ainsi que d'autres d'origine humaine et animale.

PRECIADO Beatriz/Paul (1970-)

Bernard ANDRIEU
Université René Descartes – Sorbonne Paris Cité

Dans son ouvrage *Manifeste contra-sexuel,* Beatriz Preciado radicalise la dénaturalisation de l'orgasme par une technologie du genre. Le recours à l'orthèse sexuelle, comme le modèle *Sybian* muni d'embouts mécaniques destinés à la pénétration anale et vaginale ainsi qu'à la stimulation par vibration du clitoris, participe paradoxalement de la « *même technique disciplinaire de répression de la masturbation* » qui « *est détournée pour devenir outils de production d'identité et de plaisir. Les technologies biopolitiques de normalisation du sexe ne sont pas des systèmes totalitaires surdéterminants mais des structures faillibles dans lesquelles tout instrument de domination est susceptible de faire l'objet d'une certaine technologie de résistance. Le gode court-circuite les techniques de répression de la masturbation : on pourrait dire qu'il s'agit d'une prothèse de la main masturbatrice* »[1]. Toute la difficulté est de renoncer au bio-sexe pour pratiquer une politique sexuelle moins artificielle qu'entièrement déconstruite : ainsi, « *la baise lesbienne opère une déterritorialisation du corps straight et une dés-ontologisation du sexe* »[2]. Désormais, le *gode* précèderait le pénis afin de déconstruire entièrement le couple hétérosexuel homme/femme.

L'architecture du soi est devenue politique dans l'usage même des objets corporels, qu'il ne s'agit plus d'insérer dans le corps mais qui le contient désormais dans une stratégie technologique de l'orgasme. Face à la sexualité androcentrée, « *les lesbiennes doivent élaborer, dès le premier contact sexuel avec l'autre, un corps nouveau. Le corps n'est plus codifié et s'inscrit dans une exploration* »[3]. Les premières pratiques contra-sexuelles comme l'utilisation de *godes,* l'érotisation de l'anus et l'établissement de relations SM contractuelles, s'inscrivent encore dans la parodie homosexuelle : il conviendrait de faire de chaque lieu du corps, non seulement « *un plan potentiel où le gode peut être translaté, mais aussi un orifice-entrée, un*

---

[1] Preciado B., « Plus besoin d'avoir un biopénis pour se branler au cyberfellateur ! », *Libération*, 25 août 2005, p. III.

[2] Preciado B., « Gare à la Gouine Garou ! Ou comment se faire un corps queer à partir de la pensée straight », dans M.-H. Bourcier et S. Robichon (dir.), *Parce que les lesbiennes ne sont pas des femmes*, Paris, Gaies et lesbiennes, 2002, p. 214.

[3] Chetcuti N., « Corps programmés/Corps à inventer », dans B. Perreau (dir.), *Le Choix de l'homosexualité. Recherches inédites sur la question gay et lesbienne*, Paris, EPEL, 2007, p. 100.

point de fugue, un centre de décharge, un axe virtuel d'action-passion »[4]. Le toucher naturel du bio-sexe est délaissé pour un toucher technologique qui révèle au corps vécu une chair inédite et construite plutôt que passive.

En remplaçant le pénis par le *gode,* la société contra-sexuelle de Beatriz Preciado libèrerait définitivement la femme de la nature et du pouvoir phallocentrique du mâle. L'utérus artificiel[5], après la contraception, l'avortement, la fécondation *in vitro* et le clonage, confirmerait « le progrès » en abandonnant entièrement le corps de la femme. La pornographie féministe d'Ovidie[6] renverserait, ce dont doute les moralistes de la sexualité[7], la domination masculine en inversant les rôles et en détournant les codes de la jouissance sociale. Le kamasutra moderne devrait trouver dans les *sex-toys*[8] les règles d'un nouveau jeu conventionnel. Le fétichisme, l'échangisme et le SM[9] habillent désormais le désir de l'autre que l'on ne pourrait toucher qu'à travers des dispositifs de contrat et de commerce. Le blog socio-cul dresse les statistiques de performances et des fiches sur le vécu sexuel[10] ; les réseaux et les *porno games* sur Internet[11] achèvent la dematérialisation du corps de la femme dans le jeu.

Même s'il faut distinguer différents niveaux dans ces terrorismes de la nudité et dans ces performances pornographiques, Beatriz Preciado parvient à dessiner une nouvelle atopie : « *Et bien, nous n'avons besoin ni d'idéologie ni de mari. Les nouvelles féministes, nous n'avons pas besoin de mari parce que nous ne sommes pas des femmes. Comme nous n'avons pas besoin d'idéologie parce que nous ne sommes pas un peuple. Ni communisme ni libéralisme. Ni la rengaine catholico-musulmano-juive. Nous parlons un autre langage. Ils disent représentation. Nous disons expérimentation. Ils disent identité. Nous disons multitude. Ils disent maîtriser la banlieue. Nous disons métisser la ville. Ils disent dette. Nous disons coopération sexuelle et interdépendance somatique. Ils disent capital humain. Nous disons alliance multi-espèces. Ils disent viande de cheval dans nos assiettes. Nous disons montons sur les chevaux pour échapper ensemble à l'abattoir global. Ils disent pouvoir. Nous disons puissance. Ils disent intégration. Nous disons code ouvert. Ils disent homme-femme, Blanc-Noir,*

---

[4] Preciado B. 2000. *Op. cit.*, p. 28.
[5] Atlan H. 2005. *Op. cit.*
[6] Ovidie, 2002. *Porno Manifesto*, Paris, La Musardine.
[7] Marzano M., 2005. *Entretien avec Ovidie. Le corps acteur*, Paris, Autrement.
[8] Ploton F., 2004. *Sex Toys*, Paris, Tana.
[9] Weltzer-Lang D., 2005. *Op. cit.* ; Streff J., 2005. *Traité du fétichisme à l'usage des jeunes générations*, Paris, Denöel ; Sammoun M., 2004. *Tendance SM : essais sur la représentation sadomasochiste*, Paris, La Musardine.
[10] http://jeniquecestmythique.free.fr/.
[11] http://www.virtuallyjenna.com/.

humain-animal, homosexuel-hétérosexuel, Israël-Palestine. Nous disons tu sais bien que ton appareil de production de vérité ne marche plus... » (Preciado, 2013a).

Plus mutilant pour l'homme de devenir une femme que pour la femme de se masculiniser, le transgenre est une technique de dégenrement plus plastique et réversible. La liberté de changer de genre repose sur des techniques moins invasives et favorise la femme dont l'apparence, depuis le travestissement et le pantalon, peut se masculiniser. Ainsi, porter un *gode* sous le pantalon pour simuler le pénis quand on est *queer*, utilise le *packing*, affirme Sheila Jeffrey, comme une stratégie politique. Le recours artificiel au *gode*, si recommandé par Beatriz Preciado, définit un toucher de soi-même à travers des techniques plutôt que par la confrontation à l'autre sexe. L'homosexualité n'est pas la rencontre avec le même, car le corps de l'autre exige une sortie de soi pour le toucher : mais en touchant un corps identique au sien, le *gode* va à l'encontre du toucher hétérosexuel par des technologies augmentant la sensibilité intime. La multiplication des gadgets sexuels délivre le toucher de la main et introduit les instruments d'une sensibilité dans les orifices tangibles pour renouveler l'expérience sensorielle.

Si, rechercher contre l'anesthésie de l'*habitus*, le contre-pouvoir exercé dans notre corps par le toucher, détourne les voies naturelles, les orifices et les genres en proposant, comme le soutient Beatriz Preciado, de remplacer le pénis par le *gode*. Mais si les *godes* et les vibromasseurs sont en vente libre dans une sorte de démocratisation de l'objet vibratoire, la technologie de l'orgasme n'est pas si généralisée en raison des difficultés pour le corps de déconstruire son genre : qui suis-je si de masculin je deviens féminin, si mon pénis peut être remplacé par un gode, si la bisexualité est réalisable, si l'utérus artificiel (Atlan, 2005) parvient à dématernaliser la reproduction naturelle ; si le volume du sein dépend de l'hormone ou de l'implant ? Recourir à des objets techniques pour transformer son intimité est encore interprété comme une vie artificielle.

Avec l'imprimante 3D, Vanessa Brunet fabrique des *godes* et *sex toys* dans l'esprit d'ateliers de pratiques ayant un lien « *avec l'autonomie, l'autogestion et l'émancipation, soit la démocratisation des nouvelles technologies et la mise en lien de celles-ci avec les questions environnementales, sociales et politiques* »[12]. Ce « *Make Your Own Sex Toys : A Practical Guide to a Better Love Life* » ; dont le mode d'emploi est disponible en ligne[13], déjà mis en œuvre par Matt Pagett en 2007, est pour Beatriz Preciado un moyen d'imprimer son amour à même sa propre peau : chacun pourra se faire implanter un sexe conçu par l'amant/te. Loin du

[12] http://wiki.lacms.net/summerlab/wiki/Main/Participants.
[13] Sur http://www.homemade-sex-toys.com.

« *corps banal, presque relique biopolitique du XXe siècle* »[14], la plateforme d'expérimentation micropolitique sera disponible à chacun/e en décidant du lieu et de l'organe à implémenter dans ses propres cellules vivantes. L'immersion par implantation est construite ici en s'auto-dessinant ses organes, transformant l'orgasme en programme *real-life*.

Le transgenre est moins définitif à travers les technotesto expérimentés par Preciado en 2007-2008. Ils introduisent, selon l'étude de M.-H. Bourcier, une nouvelle « *biopolitique des masculinités tr(s)ans hommes* »[15]. Ainsi, un certain nombre de femmes biologiques ont pu changer de genre, comme en témoigne Max Wolf Valerio en 2006 dans *The Testotérone Files : My Hormonal and Social Transformation from Female to Male.* Nné le 16 février 1957, ce poète américain, mémoriste et essayiste, décrit à travers ses livres ses expériences de transgenré(e) féministe lesbien dans le sens *female to male.* M.-H. Bourcier démontre comment il a radicalisé le devenir comme processus de se techno-déterminer en homme hétérosexuel, alors qu'elle se revendique comme lesbienne féministe punk. La tentation d'essentialiser la masculinité en devant par la technotesto pourrait transformer l'agent en un nouvel acteur d'un genre nouveau.

L'exploration de la (et non de sa) masculinité ou la production de masculinités alternatives passe par une représentation *queer* des nouvelles identités revendiquées. Ainsi la fabrication de la masculinité femme pour Judith Halberstam[16] est revendiquée non seulement pas des lesbiennes *butch*, dont l'apparence correspond aux stéréotypes physiques du mâle, mais comme une technique de libération des normes. Adepte du *Drag King*[17], l'envers lesbien du *Drag Queen*, les acteurs du jeu identitaire est aussi un mode de subjectivation qui fait vivre d'autres modes d'existence. Faut-il plutôt éliminer les hommes ou changer de genre ? Valerie Solanas (9 Avril 1936 - 26 Avril 1988), en 1967, dans son texte *SCUM Manifesto Association pour tailler les hommes en pièces,* anticipait la question du genre mais en prônant l'élimination physique « *de reproduire le genre masculin* »[18]. Les *Scum*, à la différence du genre social, restent des « femmes dominatrices, à l'aise, sûres d'elles, méchantes, violentes, égoïstes, indépendantes, fières, aventureuses, sans gêne, arrogantes qui se considèrent aptes à gouverner

[14] Preciado B., 2013b. *Op. cit.*, p. 62.

[15] Bourcier M.-H., « Technotesto : biopolitiques des masculinités tr(s)ans hommes », *Cahiers du Genre*, n° 4 : Les fleurs du mâle. Masculinités sans hommes ?, Paris, L'Harmattan, 2008, p. 59-84.

[16] Halberstam J., « F2M : La fabrication de la masculinité femelle. « dedans *La lesbienne post-moderne.* Édité par Laura Doan, New York, Columbia University Press, 1994, p. 210-228 ; 1998. *Female masculinity,* Durham, Duke University Press.

[17] Del LaGrace Volcano, Judith "Jack" Halberstam, *The Drag King Book : A First Look,* Serpent's Tail, 1999

[18] Solanas V., 1967. *Scum Manifesto. Association pour tailler les hommes en pieces.* Rééd. Paris, éd. Mille et une nuits, 2005. Postface Michel Houellebecq, p. 67.

l'univers »[19]. « Force bousibaisante » et « force du dé-travail »[20], la *Scum* est en lutte politique non plus contre, comme cela le sera chez G. Greer, mais dans le système économique par un détournement des fonctions et des tâches sociales en « baisant le système »[21].

Pat Califia[22] en pratiquant le SM lesbien a rencontré elle les critiques, car elle reproduirait par-là les stéréotypes de la domination masculine, non seulement au sens de Pierre Bourdieu, mais au sens des relations humaines d'obéissance, de patriarcat, d'autorité et de soumission. En 1973, P. Califia vient à San Francisco et propose, à partir de 1978, de fonder le groupe S/M Lesbien Samois. Son manuel sexuel *Sapphistry : The Book of Lesbian Sexuality* paraît en 1980. En 1999, elle décide se testotéroner pour devenir *FTM female to male*. Après la dissolution de Samois en 1983, l'anthropologue Gayle Rubin fondera *The Outcasts*, un groupe de femmes sadomasochistes, qui continuera ses activités jusqu'en 1997. En 1981, dans « *Coming To Power* », un recueil de texte publié par Samois, Gayle Rubin publie « The Leather Menace », « Le Péril cuir » [23], article dans lequel elle dénonce le moralisme et le puritanisme sexuels qui se sont emparés des segments dominants du mouvement féministe et en appelle à l'union des féministes sadomasochistes pour se défendre. Une critique très sévère est alors menée par les féministes dès 1979[24].

Références

PRECIADO B., 2000. *Manifeste contra-sexuel,* Paris, Balland.
« Nous disons révolution », *Libération*, 20 mars 2013.
« 3D printer love », *Les Inrockuptibles*, n° Sexe, 24 juillet 2013, p. 58-62.

[19] Solanas V., 1967. *Op. cit.,* p. 70.
[20] *Op. cit.,* p. 72.
[21] *Op. cit.,* p. 77.
[22] Califia P., 2008. *Sexe et Utopie*, Paris, La Musardine, coll. « L'attrape-corps ».
[23] Le texte vient d'être traduit dans le livre *Surveiller et jouir. Anthropologie politique du sexe*, textes rassemblés et édités par Rostom Mesli, trad. fr. F. Bolter, C. Broqua, N.C. Mathieu et R. Mesli, EPEL, 2010.
[24] Barry K., 1978. *Female Sexual Slavery,* Englewood Cliffs, New Jersey, Prentice Hall ; « Sadomasochism. The New Backlash to Feminism », *Trivia*, n° 1, 1982 ; R.R. Linden, D.R. Pagano, D.R.H. Russell & S. Leigh Starr (eds.), 1982. *Against Sadomasochism*, East Palo Alto, Cal., Frog in the Well.

SCHWARZENEGGER Arnold (1947-)

Pia PANDELAKIS
Université Toulouse 2 – Jean Jaurès

Né en 1947 en Autriche, Arnold Schwarzenegger émigre aux États-Unis en 1968 et nourrit l'espoir d'y devenir *bodybuilder*. Cette première carrière est couronnée de succès puisqu'il remporte de nombreuses consécrations, dont le titre de M. Olympia en 1970 – l'athlète sera couronné 7 fois au total de ce titre prestigieux dans la discipline. Ces débuts sont capitaux dans la définition de la persona de l'acteur, marquée par son physique musculeux et une connexion symbolique à l'Antiquité, visible dans *Hercules à New York* (1969) et plus tard dans *Conan le barbare* (1982). Sa carrière de culturiste n'est pas sans rapport avec le cinéma, puisque ce parcours sportif est retracé dans un documentaire, *Pumping Iron* (1977), qui souligne les caractéristiques de la star en devenir : des muscles saillants au fort accent allemand. Si le *bodybuilder* puise dans un premier temps dans l'imagerie du colosse antique, les années 80 le voient aborder un tout autre ensemble de connotations symboliques liées au corps.

Dans *Terminator* (1984), la chair et le muscle obsèdent toujours la caméra, mais suggèrent que la peau ne fait que voiler un intérieur machinique – et fabriquent, plutôt que le muscle naturel d'un Conan, une origine toute artificielle. Chair, machine, statue : telles sont les trois polarités que Schwarzenegger investit dans son parcours cinématographique. Ce physique excessif est la marque de fabrique de l'acteur, qui, souvent opposé et comparé à Sylvester Stallone, incarne le genre tout entier du film d'action, de *Predator* (1987) à *L'effaceur* (1996). Cet aspect excessif peut parfois confiner au ridicule, mais l'acteur intègre, et même revendique dans les années 90, que ce soit dans la parodie des conventions du genre Action (*Last Action Hero* et *True Lies*, en 1993 et 1994), ou dans des comédies qui « poussent » ce physique hors-normes au bord de ses limites (quand il apparaît ainsi enceint dans *Junior*).

En 2003, après quelques films ne rencontrant pas le succès escompté (*Batman & Robin*, *Collateral Damage*), l'acteur devient Gouverneur de l'État de Californie, dans la logique de son engagement politique constant auprès du parti Républicain tout au long des deux dernières décennies. Ce nouveau statut lui vaut le surnom de « Governator ». Plutôt qu'une rupture, ce passage à une carrière politique tient chez lui d'une continuité. Ses différentes campagnes exploitent les succès passés et l'acteur, cite parfois ses propres *gimmicks* comme « *Hasta la vista, baby* » (*Terminator 2*), tandis que les média prolongent ce jeu de citations, notamment lors de la seconde campagne en 2006.

En 2011, Schwarzenegger doit mettre un terme à sa carrière de gouverneur, ayant atteint le seuil autorisé en Californie de deux mandats. Il revient progressivement à Hollywood, après une période de tourmente médiatique. Quelques jours après l'annonce publique de sa séparation d'avec Maria Shriver, la presse américaine surenchérit en révélant que l'acteur aurait eu un enfant avec sa gouvernante, Mildred Baena, en 1997. Ses films les plus récents le voient reprendre son rôle de héros musclé dans des interprétations physiques et violentes, malgré son âge. Il joue également aux côtés de Sylvester Stallone dans la franchise *The Expendables*, réalisée par ce dernier (depuis 2010). Les deux acteurs emblématiques du film d'action des années 80 se retrouvent également dans *Évasion* (2013) et confirment leurs rôles centraux dans l'imaginaire du héros musclé – centralité qui était déjà l'objet de nombreuses boutades par films interposés dans les années 90. Dans *Demolition Man*, le personnage de Stallone découvrait que Schwarzenegger était devenu président des États-Unis – un but que l'acteur, malgré l'interdit toujours en place porté par la constitution américaine, n'aurait toujours pas abandonné à ce jour.

Référence

SCHWARZENEGGER A., 2012. *Total Recall,* Paris, Presses de la Cité.

STALLONE Sylvester (1946-)

Pia PANDELAKIS
Université Toulouse 2 – Jean Jaurès

Sylvester Stallone est un acteur et entrepreneur américain que les deux rôles iconiques de *Rocky* et *Rambo* ont rendu célèbre. Il se distingue par son identité italo-américaine, qu'il met d'abord en avant dans *Rocky* où ce personnage de boxeur est surnommé *The Italian Stallion* (*L'étalon italien*). C'est ce dernier film, dont l'acteur écrit le scénario, qui va constituer le vrai départ de sa carrière en 1976, après des apparitions constrastées, entre un film érotique mineur (devenu culte depuis en raison de sa seule présence au *casting*), quelques rôles discrets dans *Bananas* (1971) de Woody Allen ou *Klute* la même année, et des tentatives du côté de la série B, par exemple dans *La course à la mort de l'an 2000* (1975). La réalisation a par ailleurs constitué très tôt une seconde vocation pour lui, qui s'y essaie avec *Paradise Alley* en 1978 (un film sur l'univers du catch), *Staying Alive* en 1983, pour y revenir plus tard lorsque ses personnages fétiches, *Rocky* et *Rambo*, effectuent leur *come-back* (en 2006 et 2008 respectivement).

L'acteur n'a jamais pratiqué le *bodybuilding* au sein de concours, contrairement à Schwarzenegger qui fait ses débuts à la même époque. La musculature de Stallone est toujours expliquée par son emploi : boxeur dans *Rocky*, soldat dans *Rambo*, ou encore champion de bras de fer dans Over the Top (1987). Une majorité importante de ses films connectent le corps musclé à des problématiques de classe. Souvent des Italo-américains en col bleu, les personnages de *Sly* se battent pour surmonter leur condition ; ils sont souvent méprisés, rejetés, et trouvent avec difficulté une place dans la société, tel le routier d'*Over the Top* qui tente d'obtenir la garde de son fils. À l'exception de ce dernier cas, Stallone s'affirme rarement comme père de famille ou dirigeant d'une communauté : il reste un loup solitaire, souvent rejeté et incompris.

Le physique de Stallone constitue un point de scrutation dans ses films. Admiré dans des scènes d'équipement qui voient ses muscles être couplés à tout un arsenal (comme Schwarzenegger à la même époque), le corps de l'acteur est aussi mis à rude épreuve dans des scènes de torture où il est fouetté, coupé (*Rambo*, *Rambo 2 : La mission*, *Tango & Cash*, *Judge Dredd*)... Son corps est fréquemment associé à la nature et les victoires de ses personnages deviennent alors relatives à une compréhension intime d'un milieu naturel et sauvage. Immergé dans l'eau, caché dans une colonne de boue (*Rambo 2 : la mission*), Stallone semble opérer un retour aux sources complété par son maniement de l'arc (qui évoque les Indiens d'Amérique) – qui n'empêche pas, par ailleurs, sa connaissance d'un matériel technologique de pointe.

Dans les années 90, Stallone négocie avec peine le virage ironique et auto-réflexif qui affecte le genre du film d'action. Ses tentatives pour combiner action et comédie sont inégalement reçues, entre les échecs de *L'embrouille est dans le sac* (1991) et *Arrête ou ma mère va tirer* (où sa mère joue son propre rôle), et le second degré plus assumé d'un *Demolition Man* (1993). À la même époque, *Cliffhanger* (1993) peut être lu comme une tentative de renouvellement, mais l'association du corps musclé à la pratique de l'alpinisme relève une fois encore d'une connexion intime entre le corps et la nature. En 1997, *Copland* lui permet de rompre avec son habituelle persona. Dans le rôle d'un policier frappé d'une surdité partielle, l'acteur s'éloigne de l'univers de série B qui reste tout de même le sien et dévoile un jeu plus riche que ce que ses habituelles incarnations laissent entrevoir, face à des acteurs reconnus comme Robert de Niro, Harvey Keitel et Ray Liotta. *Get Carter*, en 2000, peut éventuellement constituer une tentative pour maintenir cette crédibilité. Néanmoins, *Copland* reste un objet unique dans la carrière de l'acteur, une exception dans un ensemble de films dont le divertissement reste la visée première. Depuis 2006, Stallone dédie principalement sa carrière à des films qui revisitent ses premiers succès, en référençant ceux-ci ou en prolongeant les arcs narratifs des franchises *Rocky* ou *Rambo*.

La nouvelle franchise *Expendables* constitue par ailleurs un hommage au film d'action des années 80, dont elle reprend les tropes et les acteurs. Ces derniers sont élevés au rang de figures mythiques par leurs rôles qui les associent à des acteurs plus jeunes, dans un esprit de passage de flambeau. La franchise est aussi l'occasion pour Stallone de diriger un panthéon d'acteurs s'étant illustrés dans le genre Action, de Bruce Willis à Mel Gibson, sans oublier son faux frère Arnold Schwarzenegger. En fait de passage de flambeau, c'est bien un éternel retour auquel se livre *Sly*, puisque ce sont ces « vieux de la vieille » (lui y compris) qui reviennent sans cesse – notamment dans *Expendables 4* sorti en 2016.

Références

BERNHEIM E., 2004, *Stallone,* Paris, Gallimard, coll. « Folio ».

DA SILVA D., 2016. *Sylvester Stallone, héros de la classe ouvrière,* La Madeleine, LettMotif.

STALLONE S., 1983. *L'œil du tigre. L'histoire complète de Rocky,* Paris, France Loisirs.

STELARC (1946-)

Anaïs BERNARD
Université de Lorraine, Metz

Les fondements de la modernité n'ont cessé d'évoluer au cours des époques, façonnant société et individus à son image. Les savoir-faire et les savoir-être doivent s'adapter pour répondre à notre contexte d'hypermodernité : mondialisation de l'économie, flexibilité généralisée, bouleversement des technologies de la communication, éclatement des limites... L'hybridation du corps apparaît comme le coup de grâce à la notion darwinienne d'évolution, en référence au développement organique sur des millions d'années, à travers la sélection naturelle. L'augmentation du corps par hybridation n'est nullement une réparation, mais véritablement un remplacement ou un complément permettant une multiplication de ses performances. Aujourd'hui, la technologie nous colle à la peau, devenant une composante de notre enveloppe charnelle ; demain, elle deviendra invasive. Ce constat aux allures technophiles doit être interrogé : la technologie prend-elle le pouvoir sur l'humain ? Peut-elle devenir productrice en elle-même et par elle-même ?

Stelarc, diminutif de Stelios Arcadiou, artiste chypriote australien, utilise la technologie ainsi que son corps, comme moyen permettant d'explorer des idées autour de la désuétude du corps humain. Il semble pertinent de présenter comment cet artiste perçoit le corps humain pour appréhender sa démarche, qu'elle soit scientifique et esthétique. Selon lui, le corps est un appareil biologique modelable de multiples façons, un objet à repenser et non plus un site de la *psyché* ou de l'inscription sociale. Également chercheur émérite de l'École de design et d'art de l'Université Curtin de Perth, il est perçu tel un ingénieur du corps. L'artiste-chercheur construit l'idée que l'information pourrait devenir une prothèse, permettant à l'être humain de ne pas tomber dans cet état d'inadaptabilité[1]. Ainsi, il ne cesse d'enfreindre les règles, trouvant dans les domaines du bionisme et du cyborgisme une potentielle réponse à la désincarnation de l'humain. Pour faire suite à son travail de recherche sur les postures radicales du corps, il encourage à prendre au sérieux l'idée même de devoir « *s'adapter par le biais de* [notre] *systèmes nerveux, de* [nos] *extensions technologiques et de*

[1] O'Reilly S., 2010. *Le corps dans l'art contemporain*, trad. de l'anglais par L. Echasseriaud, Paris, Thames & Hudson SARL, p. 136.

[notre] *capacité d'adaptation culturelle à l'hypothèse* »[2] d'une nouvelle ère, celle du tout hybride. Il précisera en 2017 que « *Le corps est déjà une chimère contemporaine de viandes, de métaux et de codes* »[3] qui remet en question la morphologie, la logique et l'esthétique des corps de demain.

Dès 1976, Stelarc explore à travers des propositions artistiques un certain langage du corps, interrogeant la morale et le déterminisme social. Le corps n'est plus appréhendé tel un objet de désir, mais tel un objet qui doit être repensé, devenant un instrument d'expériences. Tout comme les athlètes, il devient nécessaire de considérer les conséquences physiques de ses idées. L'acte de création prend en compte le possible du biologique, tout en interrogeant les problématiques de l'actualisation de ces expériences corporelles qui se sont concrétisées en projets, puis en performances artistiques. L'exposition *Suspensions,* en mars 2012 à la galerie Scott Livesey, dans la ville d'Armadale en Australie, a permis de faire une rétrospective des 26 suspensions réalisées par Stelarc à travers le monde, dans divers lieux et situations. Cette performance a donné lieu, le 8 mars 2012, à une nouvelle suspension de l'artiste, alors âgé de 66 ans. Coucher sur la sculpture *Ear On Arm*, Stelarc se voit insérer 16 crochets en acier inoxydable dans le corps. Puis, des câbles sont raccordés à son corps permettant de le treuiller à 50 cm au-dessus de la sculpture, lui permettant de se balancer dans un sens, puis dans l'autre pendant une quinzaine de minutes, avant de se stabiliser et d'être redescendu. Pour l'artiste, ces suspensions ne sont pas destinées à générer du sens, ni même à donner lieu à une explication ou à une interprétation. Elles permettent d'obtenir un état d'indifférence et d'effacement tant de l'individu que de son corps, rappelant son obsolescence. En d'autres termes, l'exécution sans attente permet à la performance de se dérouler en son temps, avec son propre rythme. Le corps devient une expression de complexités avec l'environnement qu'il habite : un corps disponible à l'expérimentation, sans conséquence politique ou sociale.

Cette vision du corps humain le pousse à créer des performances augmentées et amplifiées : *The Third Hand* (1980), *Split Body* (1994), *Fractal Flesh* (1995), *Ping Body* (1996), *Parasite* (1997) ou encore *Exoskeleton* (1998), intégrant prothèse, robotique, réalité virtuelle et parfois intelligence artificielle. Elles ont pour volonté de présenter le corps humain comme une architecture anatomique qui se veut alternative à notre condition humaine. À cette détermination de prouver que le corps peut s'étendre au-delà de sa forme biologique, il semble intéressant de souligner le positionnement contestataire de l'artiste vis-à-vis des institutions. La

[2] De Kerckhove D., 1997. *L'intelligence des réseaux*, Paris, Odile Jacob, p. 61.
[3] Stelarc, *Clot Magazine, Sculptures Body, clés Artistes, Robotique/Kinetics*, janvier 2017, [en ligne] sur : http://www.clotmag.com/stelarc (consulté le 30/01/2017).

création artistique, bien que contrainte et anesthésiée par la bureaucratie, nécessite des risques, des explications, des critiques, contribuant à l'accès de nouvelles connaissances. Lors d'une interview, Stelarc affirmait : « *L'art n'est pas une affirmation, mais plutôt une production d'anxiété, d'incertitude et d'ambivalence* »[4]. Chez lui, le corps est avant tout une structure, non pas constituée d'espaces pleins, mais formée de vides et d'interstices de circulation qui demandent à être explorer. En 2015, le corps fragmenté devient une nouvelle thématique de travail qui prend la forme d'une performance intitulée *Re-Wired/Re-Mixed : Event for Dismembered Body*, lors de l'exposition *Radical Ecologies*, à PICA, Perth en Australie. Pendant 5 jours, l'artiste porte 6H consécutives par jour un dispositif technique constitué d'un casque vidéo lui permettant « *de voir avec les yeux* » d'une personne se trouvant à Londres, et d'écouteurs lui donnant la possibilité « *d'entendre avec les oreilles* » d'une personne se trouvant à New York. Son corps se voit également augmenté d'une prothèse à son bras droit, lui infligeant des mouvements involontaires grâce à une interface reliée à Internet et accessible par tous. Cette expérience physique et esthétique, jouant sur la désynchronisation, l'inconscient et le corps vivant, interroge une fois de plus les relations entre les technologies et les conditions humaines. L'artiste, à travers cette performance, ne cherche pas à adapter l'espace à son corps, mais au contraire à transformer ce dernier, à l'augmenter pour qu'il puisse exister dans des conditions variées d'espaces et de temps.

L'homme hybridé à la technologie, vu par Stelarc, est une proposition du corps de demain. Son œuvre met en évidence une objectivité scientifique à travers ses performances artistiques qui conduisent à la technologie tel un scénario de science-fiction. L'art appartient au domaine de la contingence et l'artiste interroge cette manière d'être d'une réalité susceptible d'être un devenir. Stelarc considère que l'artiste se doit de se tenir ouvert aux différentes possibilités de l'avenir, car finalement c'est tout l'intérêt de l'expression artistique que de créer l'imprévisible permettant d'ouvrir le débat.

---

[4] *Ibid.*

SUICIDEGIRLS

Johann CHÂTEAU-CANGUILHEM
Université Michel de Montaigne, Bordeaux

SuicideGirls (SG) est emblématique du genre *Alt-porn*. Créé en 2001 par Spooky et Missy Suicide, SG est fondé sur un concept directeur : montrer des corps « alternatifs » à la pornographie, initialement en choisissant les jeunes skateuses dans la rue. Ainsi, à l'opposé des modèles de fantasmes « californiens » que représentèrent durant les années 1990 Jenna Jameson ou Pamela Anderson, les *SuicideGirls* représentent la « beauté alternative » : « *In the same way, Playboy Magazine became a beacon and guide to the swinging bachelor of the 1960s, SuicideGirls is at the forefront of a generation of young women and men whose ideals about sexuality do not conform with what mainstream media is reporting* »[1].

L'*Alt-porn*, parfois renommé « *porn 2.0* », désigne la « pornographie alternative » qui s'imposa initialement entre le début des années 1990 et le début des années 2000, d'abord dans les revues (*Blue Blood*), puis sur Internet avec gothicslut.com, raverporn.com (sites désormais clos) burningangel.com et suicidegirls.com. Au croisement du *gonzo* et du *realcore*, l'*Alt-porn* est caractérisé par 3 critères :

- *esthétique*, par la citation des subcultures (punk, gothic, *skater*, *raver*, BDSM, etc), la popularisation des usages d'ornementation du corps spécifiques à ces subcultures (tatouages, piercings, scarifications, cheveux de synthèse, prothèses, etc.), la mise en valeur du corps commun (la *girl-next-door*, stéréotype culturel américain qui désigne une femme modeste et accessible), et une certaine audace artistique au regard des autres productions ;
- *conceptuel*, par l'investissement des acteurs et actrices dans la réalisation et la prise en charge des moyens de production, et la revendication d'un discours féministe ; et enfin
- *médiatique*, par l'emploi des nouvelles technologies de diffusions (réseaux sociaux, blogs, *streaming*, etc.).

[1] Traduction française : « *De la même façon que le Magazine Playboy est devenu une balise et un guide pour le célibataire des années 1960, SuicideGirls est au premier rang d'une génération de jeunes femmes et hommes dont les idéaux de la sexualité ne se conforment pas à ce que les médias ordinaires rapportent* » (suicidegirls.com [page close]).

Cependant, l'*Alt-porn* n'est pas exemptée de critiques. Qualifié de « *mythe* » par Julien Servois (*Le cinéma pornographique*, 2009), ce phénomène ne révolutionne nullement la représentation du corps : l'*Alt-porn* ne retient que les femmes « minces, blanches et jolies ». Nous pourrions aussi revenir sur ses paradoxes : le modèle économique, prétendument « punk » et indépendant, se révèle post-fordiste du fait des mêmes caractéristiques que le réseau traditionnel (« *fluidification des frontières du temps de travail et temps de la vie* », « *mobilité de l'acteur dans les réseaux de pouvoir de la structure de production* », « *mythe de la coopération* », etc.) ; l'évocation de la proximité des « ambassadrices » alors que le genre est représenté sur la scène médiatique par des célébrités telles Sasha Grey, Joanna Angel ou Stoya Doll ; la diffusion d'un discours présenté comme féministe alors que l'*Alt-porn* véhicule les mêmes pratiques violentes et dégradantes à l'encontre de ses actrices que la pornographie *hardocre*.

Références

CHÂTEAU-CANGUILHEM J., 2014. *La chair virtuelle du cyberérotisme,* Thèse de Doctorat en Arts (histoire, théorie, pratique), sous la dir. de Bernard Lafargue, Université Michel de Montaigne, Bordeaux III.

http://rue89.nouvelobs.com/rue69/2010/02/05/marie-l-is-back-le-chant-mystique-d-une-masochiste-abstinente-136991.

http://www.sophiemariel.fr/.

Sixième Partie

Soigner / Cuidar

ALEXANDER Gerda (1908-2008)
Gerda Alexander e a eutonia

Petrucia DA NÓBREGA
Université Fédérale du Rio Grande do Norte
CNPq-Brésil

A criadora da Eutonia foi a alemã Gerda Alexander. Ela cresceu no período entre as duas Grandes Guerras e viu nascerem inúmeras práticas corporais como a ginástica rítmica, a dança moderna e a eurritmia de Dalcroze que a influenciaram significativamente.

De acordo com Huberty (2013), do ponto de vista teórico, a Eutonia tem como base a psicologia de Jung e o conceito de individuação ; Wallon e o desenvolvimento psicomotor da criança e a fenomenologia de Merleau-Ponty com sua noção de corpo e de movimento. Essas são as principais referências fundamentais a compreensão de corpo, de ser humano e de educação aplicada em clínicas e em espaços pedagógicos.

A Eutonia apresenta uma compreensão de corpo fundada na fenomenologia de Merleau-Ponty na qual o corpo e seu movimento ocupa um lugar de destaque. De acordo com Alexander (1983), o corpo não é a máquina que funciona bem ou mal, também não é o lado perecível do ser humano que contrasta com sua alma imortal. Corpo e alma vivificam-se mutuamente, formando uma unidade.

Ao atuar sobre o tônus muscular os exercícios de Eutonia mobilizam também nossa psique, o interior e o exterior de nosso corpo se comunicam. Na fenomenologia e na Eutonia o corpo é fonte de saber. De acordo com Dascal (2008), muitas de nossas percepções são ainda influenciadas pela separação entre corpo e alma, corpo e mente, razão e emoção. Mas na linha filosófica iniciada por Merleau-Ponty e sua filosofia do corpo, a Eutonia procura propiciar o encontro com nossa realidade corporal, ampliando a percepção do esquema corporal, da consciência dos espaços corporais e das possibilidades de nossa motricidade na prática.

A técnica aprofunda nosso estado de presença corporal por meio da ênfase nas sensações e na sensibilidade. O trabalho de contato com objetos como bolas de tênis, bambus, balões de encher e o trabalho de contato corporal com os colegas estimula a cooperação e a afetividade. Pensando nisso, Dascal (2008) apresenta a influência do tônus muscular sobre as emoções.

« A tonicidade repercute no ser humano como um todo. A vida afetiva, os estados emocionais alteram o tônus e a maneira como é distribuído no corpo. Por exemplo, a tristeza está associada à sensação de garganta comprimida e um esterno sensível. O medo está relacionado à sensação de frio no estômago e músculos abdominais contraídos »[1].

Diversos estudos apontam parapluie esse fato de que as sensações e as emoções se fixam em algum músculo, como, por exemplo, os de Lowen (1982) e de Keleman (1992). Logo, essa relação entre emoções e tonicidade apresenta-se como um princípio a ser trabalhado nas práticas corporais do método.

De acordo com Dascal (2008), a Eutonia busca a observação do corpo por meio da experiência corporal de cada sujeito que vivencia o movimento. *« Essa experimentação constante e rigorosa do próprio corpo aguça a sensibilidade proprioceptiva, desenvolve um estado de presença autêntica de si e em relação às pessoas, às coisas e ao mundo »*[2].

O bom tônus significa, portanto, a tensão adequada à ação que se está realizando, seja quando jogamos, dançamos, atravessamos a rua ou dirigimos nosso carro. Assim, nas práticas busca-se regularizar o tônus de acordo com as necessidades de cada um, ajudando também no relaxamento, por exemplo. Sendo assim, o relaxamento é fundamental para o equilíbrio e a saúde do ser humano. O repouso, a passividade e o relaxamento são regeneradores dos tecidos cansados e gastos pela ação do tempo, pelo cansaço e pelo estresse muitas vezes causado pela jornada cotidiana. Por isso, os exercícios em dupla, os jogos, o contato com o colega, os exercícios de alongamento e de concentração contribuem significativamente para o relaxamento eutônico (Brieghel-Muller, 1998).

Do ponto de vista teórico-prático, a Eutonia organiza-se conforme quatro princípios fundamentais, a saber :

- conscientização superficial e profunda da pele ;
- conscientização do volume do espaço interno ;
- conscientização dos ossos ;
- contato consciente.

Por meio do contato com a nossa pele começamos a conhecer nosso corpo, sua comunicação interna e externa. Outra forma de aguçar esse conhecimento é por meio de exercícios corporais, de massagem, do contato com objetos e com tecidos diferentes que agucem a nossa sensibilidade. No trabalho de conscientização dos espaços internos como as cavidades do corpo, músculos profundos, proprioceptores, ossos, busca-se a percepção das estruturas corporais. A realização de desenhos, esculturas permitem atingir

[1] Dascal M., 2008. *Eutonia : o saber do corpo*, São Paulo, Senac, p. 68.
[2] Op. cit., p. 51.

esse objetivo e conhecer o volume dos espaços do corpo. Uma das atividades a ser solicitada aos alunos pode ser, por exemplo, o desenho de um esqueleto humano. Essa atividade mobiliza a percepção de nossa estrutura óssea.

Portanto, o contato consciente envolve as posições de controle que consiste basicamente em exercícios de alongamento nos quais a atenção é dirigida para a observação de nossa postura, do jogo de forças gravitacionais e antigravitacionais a que o corpo está submetido na postura ereta. Os exercícios de contato também envolvem a expressão e o contato com o outro (em duplas ou em grupos) em movimentos.

Por fim, cabe registrar que o movimento eutônico considera a intencionalidade de nossa motricidade, ou seja, as sensações, os sentidos e significados que nosso corpo em movimento desperta e mobiliza. Não se trata de um movimento mecânico, mas intencional.

Os aspectos metodológicos dessa técnica podem ser resumidos nos tópicos seguintes :

- orientação verbal para que o sujeito percorra cada parte do corpo (leitura corporal) ;
- toques de diferentes tipos, visando despertar a consciência de zonas somáticas ;
- comparação entre as sensações das partes trabalhadas e as das ainda não trabalhadas ;
- observação de estruturas ósseas externas por meio de modelos e/ou desenhos ;
- utilização de posições de controle cuja finalidade é perceber a tonicidade ;
- exercícios de ritmo, de expressão corporal e de criatividade como a dança, a ginástica rítmica e a improvisação ;
- expressão dos sujeitos sobre o trabalho e sobre a percepção do corpo.

Do ponto de vista metodológico, um dos principais enfoques da Eutonia é a consciência do espaço corporal, a qual se relaciona à sensopercepção cujos elementos são a propriocepção e a educação dos sentidos. O sentido da propriocepção está associado aos receptores musculares que existem em nosso corpo e que nos dão a sensação de peso, de espaço, de postura e de força necessária ao uso de nossa musculatura. Na eutonia, a propriocepção é trabalhada por meio dos contatos, da motricidade, das sensações de peso e de localização das partes do corpo no espaço. Outros aspectos essenciais são a respiração e o contato (Alexander, 1983).

A respiração também é fundamental, pois permite que sejam eliminadas as fixações do tônus muscular (oxigenação dos tecidos), mas ela deve ser natural. O tato permite a experimentação do corpo em vários níveis, formas, temperatura e pressão. Já o contato permite a consciência do espaço que nos rodeia, a relação com os objetos, com os seres humanos etc. Na eutonia, valorizam-se as atividades de contato que permitam o dinamismo corporal do grupo e a educação dos sentidos. Esta relaciona-se diretamente aos exercícios de expressão e criação que constituem a técnica da Eutonia como os encontrados na dança, na improvisação e na ginástica rítmica, por exemplo, mas que se encontram também na pintura, na escultura, na música, no teatro e que podem ser trabalhados em uma aula de eutonia.

A aula deve ser realizada de forma a estimular a concentração dos alunos, o estado de presença em cada exercício. Assim, o uso da música é fundamental para criar uma atmosfera de relaxamento, de criação ou de estímulo ao grupo e às atividades a serem desenvolvidas, bem como a noção de ritmo interno e externo. Ao final de cada sessão é importante que o grupo converse sobre o trabalho realizado e as percepções experimentadas na aula. Em alguns casos, os alunos podem relatar dor ao deitarem sobre os bambus ou mesmo ao realizarem algumas posições de controle (alongamentos). A dor pode revelar tensões musculares causadas por estresse, sedentarismo ou por lesões. É importante que o professor conheça os alunos e seu estado geral para apresentar as atividades e aproveitarem bem a aula de eutonia. De modo geral, esses exercícios são suaves e não apresentam contraindicações, em todo caso, o aluno deve se sentir bem, confortável e seguro ao realizar a prática (Nóbrega, 2015).

Bibliografia

ALEXANDER G., 1983. *Eutonia : um caminho para a percepção corporal*, São Paulo, Martins Fontes.

BRIEGHEL-MULLER G., 1998. *Eutonia e relaxamento*, São Paulo, Summus.

DASCAL M., 2008. *Eutonia : o saber do corpo*, São Paulo, Senac.

HUBERTY J-M., « A Eutonia de Gerda Alexander : das fontes europeias à sua divulgação na América Latina », in M. Campos (Org.), *Eutonia : experiência clínica e pedagógica*, São Paulo, Zagodoni, 2013, p. 21-45.

KELEMAN S., 1992. *Anatomia emocional*, São Paulo, Summus.

LOWEN A., 1982. *Bioenergética*, São Paulo, Summus.

MERLEU-PONTY M., 1945. *Phénoménologie de la perception*, Paris, Gallimard.

NÓBREGA T.P. DA, 2015. *Consciência Corporal*, Natal, Sedis/Editora da UFRN.

ALEXANDER Frederick Matthias (1869-1955)

Bernard ANDRIEU
Université René Descartes – Sorbonne Paris Cité

Frederick Matthias Alexander était un orateur Shakespearien qui a développé des problèmes d'extinction de voix. Aucune thérapeutique n'ayant le moindre effet, il observe attentivement ce qui se produit en lui au moment où il va se mettre à parler et découvre ainsi ce qu'il nomme le *contrôle primaire*, c'est-à-dire la relation dynamique entre les positions de la tête, du cou et du dos. Les tensions musculaires provoquent une compression de l'axe formé par la tête, le cou et la colonne vertébrale, ce qui peut provoquer des problèmes respiratoires allant jusqu'à la perte de la voix.

Lorsque ces tensions sont diminuées, la tête ne comprime plus la colonne vertébrale et celle-ci est libre de s'allonger normalement. C'est en changeant sa façon de communiquer par la pensée avec son corps, lorsqu'il désire poser un geste, qu'Alexander peut retrouver cette capacité naturelle d'agir avec aisance. À partir de ce travail d'auto-observation et de raisonnement pour rendre l'exécution physique de n'importe quel mouvement plus facile (s'asseoir, se tenir debout, marcher, utiliser ses mains et parler), il développe une méthode de rééducation qui encourage une intégration complète et dynamique des différents processus corporels, d'où une économie d'efforts et une amélioration de la performance.

Après huit ans à peaufiner sa technique du *mouvement juste,* il ouvre un centre à Sydney et commençe a enseigner aux autres ce qu'il appelle une « ré-éducation psychophysique ». Conçue afin que l'on puisse en refaire l'expérimentation et s'entraîner de façon autonome, la prise de conscience du mouvement et de la posture définit, à partir de 1890, un contrôle volontaire du corps.

Dans son livre publié en 1932, *The use of the self : its conscious direction in relation to diagnosis, functionning and the control of reaction*, il place la médecine dans l'interaction du corps-esprit. Un acte n'est ni entièrement mental, ni entièrement physique, si bien qu'il faut éviter le dualisme. Par une direction consciente du vécu corporel, l'inhibition peut être contrôlée plutôt que soumise. Dans la vie quotidienne, la somme des postures, mouvements, attentions motrices sont des objets dans lesquels la coordination, la tension et l'équilibre doivent être recherchés.

On le surnomme « l'homme qui respire ». Par son succès pour améliorer la coordination et la santé de façon durable, il accroît sa popularité non seulement chez les acteurs et les chanteurs, mais aussi auprès de gens de tous milieux. Le professeur guide l'élève en « posant ses mains » pour inhiber les schémas moteurs aberrants et faire éprouver l'aisance d'une motricité harmonieuse, c'est-à-dire guidée par la relation cou/dos.

En 1932 Dewey écrit une nouvelle préface pour l'ouvrage d'Alexander. Il met l'accent sur cette « *physiologie de l'organisme vivant* » plutôt que le vécu corporel qui repose sur la description empirique et pragmatique des processus modifiés par l'auto-observation. L'éducation corporelle, à la différence de l'éducation physique, est dans l'usage que nous faisons de nous-mêmes et non dans le seul entretien physique d'un exercice sans réflexivité suffisante pour comparer le passé habituel et le nouveau geste.

Alexander décrit lui-même cet engagement actif dans une approche nouvelle : « *Malgré cette expérience passée et la connaissance que j'en avais tirée, je m'étais embarqué dans une expérience qui mettait en jeu un nouvel usage de certaines parties de l'organisme, nouvel usage qui comprenait des phénomènes sensoriels qui ne m'étaient absolument pas familiers... Nous réussissons tout aussi bien à faire ce que nous avons la "volonté de faire" dans des actes qui sont à l'opposé de nos habitudes, impliquant, par conséquent, des expériences sensorielles non familières* »[1]. Alexander reprend ici la différence entre le geste habituel qui répète un mauvais usage de soi, en l'occurrence le pied sur le sol qui l'engage dans une posture l'empêchant de respirer pleinement, et un changement pleinement conscient qui lui assure un nouveau contrôle de lui-même : « *Je devais remplacer mon ancienne direction instinctive (irraisonnée) par une nouvelle direction consciente (raisonnée). L'idée de faire passer le contrôle de l'usage des mécanismes de l'être humain du plan instinctif au plan conscient s'est vue justifiée déjà par des résultat obtenus dans la pratique, mais des années s'écouleront peut-être avant que sa véritable signification ne soit pleinement reconnue comme facteur humain* »[2].

Pour Dewey la connaissance établie par expérience par Alexander est de nature scientifique car elle repose sur la physiologie de la structure nerveuse et musculaire. Mais il apporte une connaissance incarnée par la coordination, ce dont l'anatomiste est incapable : l'expérience d'un contrôle conscient dans l'exécution de l'acte et la fonction exacte de chaque muscle. Le contrôle expérimental, s'il révèle bien le caractère scientifique par une preuve extrinsèque des effets du changement postural, produit un approfondissement dans la transmission et la direction des opérations par une série continue de nouveaux développements : « *C'est par l'expérience personnelle que j'ai eue en tant qu'élève que je fus d'abord convaincu... Chaque leçon mène le processus un peu plus loin et confirme, sur le mode le*

[1] Alexander F.M., 1932. *L'usage de soi*, trad fr, Bruxelles, Contredanse, p. 39-40.
[2] *Op. cit.*, p. 47.

plus intime et le plus convaincant, les affirmations qui sont faites »[3]. Notre incapacité est la « *dégénérescence de notre appréciation sensorielle qui forme le matériau des jugements que nous portons sur nous-mêmes* »[4] à contrôler l'usage de notre propre corps implique un mauvais emploi de ce que nous faisons des autres choses. Faute d'un appareil sensoriel fiable, car construit sur de mauvaises habitudes qui nous conditionnent en corrigeant l'idée pavlovienne de réflexe conditionné, l'éducation ne peut se fonder sur « *un niveau de santé psycho-physique dans lequel est inclus ce que nous appelons la moralité* »[5].

Références

ALEXANDER F.M., 1946 [1923]. *Constructive Conscious Control of the Individual*, Mouritz, 3e ed. 2004.

2010. *L'usage de soi*, Bruxelles, Contredanse.

BLOCH M., 2005. *F.M. : The Life of Frederick Mathias Alexander, founder of the Alexander Techniques*, Boston, Ed. Little Brown & Company. Les photographies sont extraites de http://www.alexandertechnique.com/photos.

---

[3] Dewey J., « Introduction », dans F.M. Alexander, *L'Usage de soi,* Bruxelles, Contredanse, 1932, p. 16.

[4] *Idem.*

[5] *Op. cit.*, p. 18.

BAUBY Jean-Dominique (1952-1997)

Bernard ANDRIEU
Université René Descartes – Sorbonne Paris Cité

Ces récits autobibliographiques placent le corps dans sa situation même comme dans les livres de malades. Jean-Luc Nancy dit comme il est l'origine et la fin : « *Je suis la maladie et la médecine, je suis la cellule cancéreuse et l'organe greffé...* »[1]. Le livre fait corps en reconstituant la chair et en tissant le lien entre le récit de soi et la *dépropréité* de la communauté thérapeutique.

Jean-Dominique Bauby, journaliste français, particulièrement connu comme victime du syndrome d'enfermement (*locked-in syndrome*) et comme auteur d'un livre autobiographique sur cette expérience tragique. Le vendredi 8 décembre 1995, il est victime d'un accident vasculaire cérébral (AVC) qui le plonge dans un coma dont il sort affecté du syndrome d'enfermement. Conservant la plénitude de ses capacités intellectuelles, il ne peut plus mouvoir qu'une seule de ses paupières, ce qui lui permet d'établir une communication avec d'autres personnes. Hospitalisé à l'Hôpital maritime de Berck, il dicte lettre après lettre un livre qui est publié le 6 mars 1997 sous le titre *Le Scaphandre et le Papillon* dont la couverture représente une aquarelle de Lucio Fanti. Jean-Dominique Bauby décède trois jours plus tard, le 9 mars 1997. Il est le fondateur de l'Association du Locked-In Syndrome. Le 14 mars 1997, cinq jours après sa mort, la chaîne de télévision France 2 diffuse un reportage de Jean-Jacques Beineix intitulé *Assigné à résidence* (durée 27 minutes), relatant la vie de Jean-Dominique Bauby. En mai 2007, le film du réalisateur Julian Schnabel *Le Scaphandre et le Papillon* adapté de son livre sort en salles, avec Mathieu Amalric dans le rôle principal.

Même lors que son corps se dérobe Jean-Dominique Bauby décrit comment, lui-même, « *le patient est enfermé à l'intérieur de lui-même avec l'esprit intact et les battements de sa paupière gauche pour tout moyen de communication* »[2]. Cette immersion dans son corps place le récit de l'intérieur vers l'extérieur : écrire à partir du dedans de son corps vécu, moins dans une phénoménologie que dans méthodologie plus immersive qui traverse les étapes et les degrés de la reconstruction du soi d'un apprentissage du corps après l'accident et qui montre comment le sujet peut sortir de son corps pour l'incarner à nouveau.

---

[1] Nancy J.-L., 2000. *L'intrus*, Paris, éd. Galilée, p. 42.
[2] Bauby J.-D., 1997. *Le scaphandre et le papillon*, Paris, Robert Laffont, p. 10.

BERTHERAT Thérèse (1931-2014)
A antiginástica de Thérèse Bertherat

Petrucia DA NÓBREGA
Université Fédérale du Rio Grande do Norte
CNPq-Brésil

« *Seu corpo, essa casa onde você não mora* ». É com essa frase arrebatadora que a criadora da Antiginástica abre seu livro : *O corpo tem suas razões*. Essa é uma técnica corporal criada pela fisioterapeuta francesa Thérèse Bertherat, nos anos de 1970. « *Nosso corpo somos nós. Somos o que parecemos ser. Nosso modo de parecer é nosso modo de ser* »[1]. Nesse contexto, temos um corpo, como podemos possuir uma coisa, uma casa, mas sem habitá-la. No entanto, a proposta desta técnica é habitar o corpo que somos. Mas, como fazê-lo ? Através de nossas sensações, das percepções sutis do nosso corpo, buscando as razões do nosso próprio corpo, conhecendo sua linguagem sensível.

O principal objetivo do trabalho é a consciência do próprio corpo, é buscar ter acesso ao ser inteiro, superando os dualismos corpo e alma, psíquico e físico. Para tanto, Bertherat (1987) sistematiza uma série de movimentos denominados por elas de *Preliminares,* ou seja, exercícios que preparam o corpo e todo o ser para viver plenamente. Na segunda parte de nossa aula, vamos abordar esses exercícios de percepção do corpo. Por enquanto, nos atemos aos aspectos teóricos dessa técnica.

A construção teórica e metodológica da Antiginástica baseou-se fortemente na experiência vivida de sua criadora, em seu próprio corpo e no corpo das pessoas com as quais ela trabalhou. Thérèse Bertherat sentia-se entediada e buscava uma atividade que lhe propiciasse prazer. Em sua busca, encontrou a senhora Suze L e sua aula de « *ginástica* ». A princípio resistiu, pois não gostava de ginástica. Mas, ao descobrir os movimentos sutis propostos pela senhora Suze, usando simples bolinhas de tênis, algo lhe chamou a atenção : « *Que espécie de ginástica é essa que se preocupa com meu conforto ?* »[2]. A tranquilidade dos exercícios provocava a tranquilidade dos alunos, o relaxamento, o bem-estar e a descoberta de novas sensações

[1] Bertherat T., Bernstein C., 1987. *O corpo tem suas razões : antiginástica e consciência de si*, São Paulo, Martins Fontes, p. 13.
[2] *Op. cit.*, p. 24.

corporais. « *Na sala sem espelhos, era ela quem nos mostrava a imagem do que poderíamos ser* »[3]. Não se compreendia o corpo como uma máquina defeituosa, mas como sujeito de suas ações.

Com a morte de seu marido, a fisioterapeuta sentiu-se bastante oprimida e queria dar um novo rumo a sua vida. Foi então que teve acesso ao trabalho de Ehrenfried. Nele, o corpo era considerado como matéria flexível, perfectível. Essa foi a primeira referência teórica para a construção da antiginástica.

Outra referência da autora é a teoria proposta por William Reich e a noção de couraça muscular. « *Toda rigidez muscular contém a história e a significação de sua origem. Quando ela é dissolvida, não só a energia é liberada, mas também traz à memória a própria situação infantil em que o recalque se deu* »[4]. Segundo Bertherat e Bernstein (1987), no Ocidente, consideramos a cabeça como lugar soberano do corpo. No entanto, não prestamos atenção às nossas costas ou aos nossos pés, por exemplo. Sempre nos referimos a parte superior do corpo como sendo a mais elevada, relacionada à nossa inteligência ou emoções socialmente valorizadas, como o amor. A parte inferior do corpo, em geral, está associada às nossas « sensações baixas », aos nossos instintos, à nossa animalidade. « *Lembro-me dos conselhos de um professor de etiqueta que dizia que se durante um jantar sentíssemos cólicas ou dores de barriga, levantássemos da mesa segurando a cabeça, como se estivéssemos com enxaqueca* »[5].

Na antiginástica, os pés são valorizados através de uma técnica chamada de reflexologia. De acordo com Bertherat e Bernstein (1987), na reflexologia compreende-se que os órgãos do corpo se projetam na planta dos pés. Um dos exercícios consiste em massagear a planta dos pés com as mãos ou utilizando bolinhas de tênis. Essas micromassagens podem aliviar dores, tensões por meio do relaxamento. De acordo ainda com a medicina chinesa esses pontos correspondem aos meridianos através do qual a energia vital circula. Ao massagear os pés, produzimos uma circulação da energia vital, como ocorre com a acupuntura, por exemplo. A parte interna do pé corresponde à coluna vertebral. Seguindo o sentido céfalo-caudal (da cabeça aos pés), passamos pela região cervical, torácica, lombar e cóccix, produzindo alívio de tensões advindas de nossa postura bípede.

Outra referência fundamental da antiginástica é o método Mézières, o qual se contrapõe aos métodos tradicionais da fisioterapia, em especial, ao uso de panóplias corretoras como coletes, goteiras de gesso, mas, sobretudo, por considerar o corpo em sua totalidade. No Método Mézières não há uma receita de como ensinar os movimentos. A questão central está em alongar a musculatura posterior do corpo (Nisand & Geismar, 2013). « *Encolhidos os*

---

[3] Bertherat T., Bernstein C., 1987. *Op. cit.*, p. 31.
[4] *Op. cit.*, p. 67.
[5] *Op. cit.*, p. 72.

músculos posteriores repuxam os ossos sobre os quais estão inseridos e, com o tempo, fazem com que as superfícies articulares não reajam mais com a exata precisão necessária »[6].

Esse método busca o respeito pelo corpo humano, a vontade de fazer com que o outro descubra suas possibilidades corporais e de movimento. A antiginástica contribui para a percepção e a consciência do corpo. Desse modo, « *é o estado do corpo que, a priori, determina a riqueza das experiências vividas* »[7].

Essas são as principais referências conceituais desta técnica corporal. Proponho agora uma leitura complementar e uma atividade para que você amplie e consolide sua aprendizagem. Na segunda parte da aula, abordaremos aspectos metodológicos da antiginástica e a percepção do corpo.

Bertherat e Bernstein (1987) descrevem os preliminares como sendo um caminho para a conquista da consciência do corpo. A primeira e principal orientação é a de não se preocupar em « *acertar* » os movimentos. O mais importante é perceber o corpo, o ritmo interno e tentar dissolver as tensões. O primeiro exercício proposto na técnica é a percepção do corpo em contato com o chão. Deitado em decúbito dorsal, deixar o silêncio instalar-se e percorrer o seu corpo, percebendo as partes que tocam o chão : cabeça, costas, quadril, pernas, pés.

O segundo exercício proposto por Bertherat e Bernstein (1987) é o trabalho sobre o pé. Apoiar o pé sobre uma bola de tênis e pressionar a parte anterior, o meio do pé e a parte posterior. Massagear um lado e antes de trabalhar o outro pé, perceber a diferença entre o lado trabalhado e o que ainda não foi massageado. Normalmente, o lado massageado está mais vibrante, mais alongado. Esse exercício produz um relaxamento e um alongamento sutil da cadeia muscular posterior, harmonizando a coluna vertebral.

Outro preliminar bastante eficaz consiste em massagear a região lombar. Para isso, deita-se em decúbito dorsal com joelhos flexionados, pés abertos na largura do ombro. Em seguida, coloca-se a bolinha de tênis na região lombar e eleva-se o quadril, retorna pressionando a bolinha. Repete-se algumas vezes até sentir o alongamento, a soltura dessa região. Delicadamente, retira-se a bola, estendem-se ambas as pernas, percebendo a diferença entre o lado massageado e o outro. Repete-se o exercício para o outro lado.

---

[6] Bertherat T., Bernstein C., 1987. *Op. cit.*, p. 123.
[7] *Op. cit.*, p. 107.

De acordo com Bertherat (2014), com a antiginástica :

« *A musculatura se libera, se flexibiliza, se fortalece. As dores nas costas, na nuca, nos ombros desaparecem. A energia sexual se libera; a respiração; a digestão, a circulação melhora. O corpo reencontra harmonia, equilíbrio e autonomia, e os benefícios nele se inscrevem de forma duradoura. Respeitando totalmente o corpo, os movimentos propostos pela antiginástica® são realmente poderosos. Eficazes. Desde os primeiros dias, obtêm-se resultados. Porém, é preciso várias semanas, muitas vezes vários meses, para que a mudança se instale* »[8].

O ponto central dessa técnica é o equilíbrio entre as cadeias musculares posteriores e anteriores do corpo. Sentir-se achatado, esmagado pela musculatura, em particular na região lombar, não corresponde ao equilíbrio funcional do nosso corpo. Liberar essa musculatura amplia a um só tempo nossa elasticidade, a sensação de bem-estar e a percepção geral do nosso corpo e de nós mesmos. Trata-se de aprender a se conhecer, a conhecer seu próprio corpo, explorar o mapa desse corpo território.

Bibliografia

BERTHERAT M. et T., 2013. *Ma leçon d'Antigym*, Paris, Eyrolles.

BERTHERAT M.A., 2014. *Antiginástica,* disponível em : http://www.antigymnastique. com/media/ui/img/presse/pdf/Em-pleno-corpo.pdf, acesso em : 5 maios 2014.

BERTHERAT T., BERNSTEIN C., 1987. *O corpo tem suas razões : antiginástica e consciência de si*, São Paulo, Martins Fontes.

NISAND M., GEISMAR S., 2013. *La méthode Mézières : un concept révolutionnaire*, Paris, J. Lyon.

[8] Bertherat M.A., 2014. *Antiginástica,* disponível em : http://www.antigymnastique.com/ media/ui/img/presse/pdf/Em-pleno-corpo.pdf, acesso em : 5 maios 2014, p. 1.

CASRIEL Daniel (1924-1983)

Bernard ANDRIEU
Université René Descartes – Sorbonne Paris Cité

Daniel Casriel introduit le concept de *Bonding* en 1975, terme anglais traduit littéralement par « établissement de lien » et désignant le contact global dans l'étreinte, l'enlacement ou l'étreinte émotionnelle. Le 18 septembre 1958, un malade alcoolique abstinent, Chuck Dederich, crée un programme pour les drogues sur le style des alcooliques anonymes, nommé *Synanon.* Il le met en place à l'*Ocean Park Califonia* de Santa Monica. En 1963, le psychiatre Dan Casriel le visite et, impressionné, écrit le livre *So Fair a House. The Story of Synamon,* prétexte pour inventer à son tour une technique mixte centrée sur la proximité et ses dimensions émotionnelles. Le *Synanon* est un groupe thérapeutique de vie collective fondée sur l'interaction spontanée entre ses membres ; l'expression des sentiments y est libre et vivante : « *indubitablement, dans le développement d'un être humain, une certaine période d'amour inconditionnel est nécessaire pour la saine maturation de l'infans dans l'enfant* »[1].

Le soin tactile, le massage, le bain, la nourriture sont pris en charge par les autres membres du groupe pour tout participant en désintoxixation physiologique et psychologique ; le système du climat thérapeutique émotionnel peut fonctionner dans une prise en charge volontaire du soi par le groupe vu l'équivalence de l'addiction avec le lien communautaire. En 18 ou 24 mois, « *une nouvelle personnalité a émergé* »[2]. Pourtant, la dérive sectaire du communautarisme conduit à des mariages et des stérilisations forcées et signe le déclin du projet thérapeutique[3]. Néanmoins, en 1963, Casriel estime que « *Synanon est une excellente communauté compacte pour la recherche, non seulement pour l'addiction mais également pour de nouvelles techniques de traitement des désordres de caractère, aussi bien que pour l'observation, des valeurs saines étant forgées et consolidées* »[4].

Sa *bonding-thérapie,* ou thérapie émotionnelle, utilise cette expérience du *Synanon* pour repenser la cure corporelle en mêlant respiration, cri et *bonding* comme outils permettant d'accéder rapidement aux émotions et aux besoins refoulés. L'expression des sentiments par des cris perçants (*screams*)

---

[1] Casriel D., 1963, *So fair a house : the story of Synanon*, Prentice-Hall, Inc., p. 45.
[2] *Op. cit.*, p. 172.
[3] Yablonsky L., 1965. *The Tunnel back Synanon*, The MacMillan Company, New York ; Janzen R., 2001, *The Rise and Fall of Synanon, A California Utopia*, J. Hopkins Univ Press.
[4] Casriel D., 1963, *So fair a house : the story of Synanon*, Prentice-Hall, Inc., p. 210.

non verbaux[5] est centrale dans cette thérapie. La mise en pratique, depuis 1963, de groupes émotionnels se fonde sur le triangle, *behavior-emotion-attitudes*[6] : le refoulement des émotions n'est pas sans conséquences pour la vie physiologique inconsciente. Ainsi, « *les humains ne peuvent éviter de ressentir inconsciemment. Le sentiment de la colère est dans leur sang* »[7]. La perturbation émotionnelle produite par notre société interrompt le contact émotionnel, nous maintenant dans le niveau verbal de l'ordinateur. Conséquence du refus civilisationnel de la communication émotionnelle par le « *toucher physique entre individus* »[8].

L'encapsulation émotionnelle est un moyen pour que le moi s'auto-impose afin d'éviter toute confrontation avec l'anxiété, la colère et « *la douleur de la conscience, du manque de la réalité et de la lutte* »[9]. Casriel appelle « *bonding* » ce besoin fondamental de proximité physique et psychique dont la privation est source de douleur et de comportements compensatoires très divers, et dont la satisfaction, alliée au travail thérapeutique sur les attitudes et le comportement, permet de retrouver la joie de vivre. Ainsi, le psychiatre américain développe les « *Bonding group* » ou « *New Identity Groups* » autour d'une méthode de résolution des difficultés émotionnelles du passé de l'individu.

Aussi, pour exprimer la colère, 4 niveaux corporels progressifs doivent être distingués au cours de la thérapie[10] :

- 1. La colère intellectuelle qui s'exprime verbalement dans les signes de dédain et dans le langage de la pensée ;
- 2. La colère qui traverse la gorge dans un cri méé d'anxiété, dans un sentiment de défense et de panique ;
- 3. La colère profonde qui exprime la haine comme une rage meurtrière ;
- 4. L'identité colérique qui renvoie à une blessure qui parcourt la totalité du corps en constituant l'ensemble de la personnalité inconsciente du sujet. La profondeur de cette colère doit pouvoir s'exprimer par la relaxation du corps : faire des exercices d'amour consiste alors à éprouver une sensualité, « *le plaisir tactile-émotionnel des corps en contact* »[11], là où la société le lie toujours telle une anticipation des relations sexuelles rendant le toucher libidinal.

---

[5] Casriel D., 1972. *A scream away from happiness*, Grosset & Dunlap INC, p. 2.
[6] *Op. cit.*, p. 181.
[7] *Op. cit.*, p. 112.
[8] *Op. cit.*, p. 117.
[9] *Op.cit.*, p. 159.
[10] *Op. cit.*, p. 262-263.
[11] *Op. cit.*, p. 272.

Références

CASRIEL D., 1963. *So fair a house : the story of synanon*, New York, Prentice-Hall, Inc..

1971. *David and Amen, Grover. Daytop. Three addicts and their cure*, New York, Hill & Wang.

1972. *A scream way from happiness*, NY, ed. Grosset and Dunlap.

JANZEN R., 2001. *The Rise and Fall of Synanon, A California Utopia*, Baltimore, Johns Hopkins Univ Press.

YABLONSKY L., 1965. *The Tunnel back Synanon*, The MacMillan Company, New York.

DOLTO Françoise (1908-1988)

Gérard GUILLERAULT
Psychanalyste à Paris

Elle s'est fait connaître comme étant, parmi les psychanalystes français de la première génération, celle qui a largement œuvré à promouvoir la pratique de la psychanalyse avec les enfants. De formation pédiatrique au départ, elle se destinait à devenir « médecin d'éducation » et en est venue à faire se croiser son orientation psychanalytique – acquise par une formation didactique classique dans les années 30 – avec un intérêt clinique électif pour l'enfant, si petit soit-il, ainsi qu'en fait foi de façon inaugurale sa thèse (de Médecine !) soutenue en 1939 sous le titre de *Psychanalyse et Pédiatrie* (ouvrage largement réédité par la suite).

À partir de là, F. Dolto n'a plus cessé d'exercer la psychanalyse, y compris en institution, élaborant une pratique spécifique de l'analyse avec les enfants (et les familles), se révélant très vite comme une praticienne d'exception au talent clinique hors du commun et soucieuse, en outre, de transmettre le vif de son expérience, contribuant ainsi à la formation de jeunes analystes assistant à sa consultation psychothérapeutique, à l'hôpital Trousseau notamment.

Il convient de noter que cette trajectoire remarquable de pratique clinique, de pensée et d'enseignement, s'est déroulée tout à l'écart du monde anglo-saxon, se tenant donc loin de ces grandes controverses ayant marqué les prémices historiques de la psychanalyse d'enfants, entre les praticiennes antagonistes que furent Mélanie Klein et Anna Freud. Prend au contraire tout son relief le fait que dans son élaboration, F. Dolto se soit située dans le strict voisinage de l'enseignement de Jacques Lacan, auquel elle n'a pas ménagé l'approbation de son soutien constant, quelque écart qui ait pu demeurer entre leurs conceptions.

Par le renom qui est devenu le sien, que ce soit à travers son audience médiatique lui valant l'estime du grand public ou par son talent clinique singulier reconnu sans conteste par ses pairs, on a pu méconnaître que F. Dolto aura également fait œuvre théorique, manifestant outre la pratique concrète, une ambition théorique où se détache de façon significative la place fondamentale accordée au corps et à la corporéité du sujet humain.

C'est ce qui lui a vaut de trouver pleinement sa place dans le présent ouvrage. De façon peut-être insuffisamment explicitée, et certes pas toujours de manière systématisée et formalisée, F. Dolto doit pourtant compter comme étant de ceux parmi les psychanalystes qui, pas si nombreux à l'époque, ont introduit de fait la prise en compte de la dimension *corps* dans la pratique et la conceptualisation de la psychanalyse. Et ce, en un temps où ce corps n'avait qu'une place voilée, tant chez Freud, paradoxalement, qu'aussi chez Lacan, davantage prompt comme on savait à promouvoir la dimension psycho-langagière du signifiant.

Mais pour F. Dolto, c'est d'emblée que l'affaire du corps s'est vue reconnaître une importance prépondérante et décisive. Comment, il est vrai, prétendre conduire un traitement psychanalytique avec un enfant sans mesurer la part que le corps, à plus d'un titre, y revendique ; là où Freud, de son côté, s'était efforcé initialement de concevoir la psychanalyse comme davantage un art du psychisme – ainsi que le confirme si besoin le choix du terme majeur d'inconscient pour en fonder le ressort. C'est pourtant en reprenant d'abord les fondamentaux psychogénétiques freudiens (les fameux « stades ») que F. Dolto a pu formuler ses propres avancées. Mais elle y a donné un tour supplémentaire tout à fait singulier en forgeant, sur une base clinique, une notion spécifique qu'elle a désignée comme *image inconsciente du corps*, reprenant à son compte pour en faire son miel la notion plus ou moins équivoque d'image du corps – de provenance initiale surtout neurologique.

La richesse de cette notion, mais aussi sa difficulté et sa complexité, tient au fait que si « image » qu'on la dise, elle se différencie pourtant de ce qui serait entendu au sens du visible (de l'image scopique) puisque, en prise sur le vécu primordial du tout-petit, elle s'instaure davantage à partir du ressenti, de ce qu'éprouve l'enfant en son corps, moyennant l'assise relationnelle et langagière de son rapport à l'autre, à commencer classiquement par la mère. De sorte que cette « image inconsciente du corps » désigne l'instance à base corporelle qui accompagne l'advenue du sujet humain ; cela oblige à la concevoir en fait au cœur d'un triptyque conceptuel coordonnant corps, langage et psychisme, et correspond donc à une façon de conférer au corps une place éminente dans ce qui actualise la détermination aussi psychique du sujet comme tel, signe que le psychique n'est pas que mental.

En un temps, on l'a dit, où l'on ne manquait pas de tenir grief à la psychanalyse de méconnaître la place du corps dans ce qui se constitue de la subjectivité, il est remarquable que F. Dolto ait œuvré en pionnière à faire valoir la place éminente du corps dans l'émergence du sujet.

Pour indiquer l'ampleur de ce qui s'ouvre ainsi par son élaboration, on pourrait risquer la formule présentant l'image du corps comme venant, au regard de la conceptualité freudienne, désigner cette fois : *l'Inconscient versant corps*. Sans qu'il s'agisse pour autant de mettre en cause – cette fois-ci dans le voisinage de la pensée de Lacan – que certes « *au commencement était le verbe* », énoncé paulinien à même d'évoquer aussi ce qui confère à l'image du corps selon Dolto sa valeur d'*incarnation* (symbolique) du sujet, ce par quoi le sujet prend corps.

Dira-t-on qu'avec une telle conceptualisation – dont nous ne saurions ici restituer le détail et d'autant moins qu'elle est restée inaboutie –, dira-t-on que F. Dolto a permis de restaurer la valeur de la corporéité au sein de la théorie analytique ? Il serait sans doute abusif de considérer qu'elle y a suffi. Mais il est certain qu'elle y a largement contribué et que son apport décisif a constitué sur cette question un point d'ouverture majeur qu'on ne saurait plus méconnaître et qui exigerait plutôt qu'on l'approfondisse davantage encore qu'il ne l'a été à ce jour.

Bibliographie

DOLTO F., 1981. *Au jeu du désir*, Paris, Le Seuil.
1984. *L'Image inconsciente du corps*, Paris, Le Seuil.
GUILLERAULT G., 1995. *Le Corps psychique*, Paris, L'Harmattan.
2008. *Comprendre Dolto*, Paris, Armand Colin.

DULL Harold (1935-)

Bernard ANDRIEU
Université René Descartes – Sorbonne Paris Cité

Le *Watsu* est une technique créée en 1980 par Harold Dull[1], poète et linguiste qui a réuni *water* et *Shiastu* qui en sont les deux composants. Il a voyagé au Japon à la fin des années 1970 pour étudier le *Zen Shiatsu*, une forme de massage qui porte sur les muscles et les points d'articulations en aidant à les débloquer par les méridiens corporels. Quand il retourne à Harbin Hot Springs, California, il commence à perfectionner sa technique de *Shiatsu* en faisant flotter ses clients dans un bain d'eau chaude, inventant ainsi une nouvelle forme de travail corporel. Depuis il élabore le *Ai-Chi* (*Tai Chi* dans l'eau), le *Woga* (Yoga dans l'eau) et une espèce de petite piscine de type jaccuzzi pour réaliser ces techniques (*Watsu-CQ*).

Le massage aquatique avec l'horizontalité des corps offre aussi une globalité gestuelle qui permet d'atteindre toutes ses parties et de faire éprouver au sujet la flottaison. Il a constaté que dans l'eau le corps du récepteur glissait facilement et naturellement dans beaucoup de positions de détente impossibles sur terre. Flottant horizontalement, soutenu par les bras et l'eau molle des thérapeutes, l'épine dorsale est libérée de la gravité, chose essentielle à chaque session de *Watsu* pour produire un mouvement profondément curatif d'énergie, jusqu'au dégagement des tensions physiques et émotives de longue date. Le fait d'être porté par l'eau et les bras du moniteur produit un abandon physique et psychique facilitant ainsi la libération mentale et affective.

[1] Dull H., 2004. *Watsu : Freiing the Body in Water*, Bloomington, Ed. Trafford.

FELDENKRAIS Moshe (1904-1984)

Adjoa DOMELEVO
Université de Rouen

Docteur-ingénieur en physique, Moshe Feldenkrais est alors l'assistant de Frédéric Joliot-Curie, puis de Paul Langevin. En 1929, il se blesse au genou gauche en jouant au football et évite une opération chirurgicale, dans les années 1940, en inventant une méthode d'apprentissage organique, c'est-à-dire sensorimoteur. Il expérimente sur lui-même, durant plusieurs années, son invention après une remise en question de sa manière de fonctionner. Il finit par comprendre que tout acte humain est composé de 4 éléments inséparables : le mouvement, les sensations, les émotions et les pensées.

Dans les années 1950, à Londres, il commence à donner des leçons individuelles, puis collectives. Sa méthode s'inspire de l'autosuggestion d'Émile Coué, pour qui l'inconscient a le pouvoir de modifier les actions habituelles. D'autres sources d'inspiration l'ont également influencé, issues des sciences (anatomie, anthropologie, biologie, éthologie, mathématique, physique, physiologie, psychologie, posturologie, sémantique), mais aussi de son apprentissage du *Jujitsu* en Palestine (années 1920), du judo en France (années 1930) et dans les années 1940-1950 d'éducateurs somatiques (F.M. Alexander, Ida Rolf), de sa culture d'origine (juive hassidique), d'ésotérisme (George I. Gurdjieff), de l'observation du développement moteur des enfants (son épouse étant pédiatre) et de sa cure psychanalytique.

La méthode Feldenkrais® vise à délier le système nerveux de ses compulsions et ainsi de rendre l'être humain libre de ses choix. Cette libération se manifeste grâce à l'éveil de la conscience (*Awareness*) à travers des séries de mouvements inhabituels exécutés avec une intention de lenteur, douceur, gentillesse. Le mouvement est considéré ici comme un moyen d'apprendre à mieux organiser l'« acture », c'est-à-dire la posture dynamique. Moshe Feldenkrais diffuse sa méthode au niveau international à partir des années 1970 et dénomme alors ses leçons individuelles « *Functional Integration* » et ses leçons collectives « *Awareness Through Movement* ». L'apport de ce pionnier reste aujourd'hui peu connu en France contrairement à d'autres pays européens ou francophones. En 1977 est éditée la première publication scientifique sur cette méthode. On y retrouve son effet sur l'anxiété, en référence au premier ouvrage de 1949 de Feldenkrais sur la méthode qu'il a fondée.

Références

FELDENKRAIS M., 1929 (hébreu)/2013. *Thinking and Doing*, Longmont, USA, Genesis II Publishing.

1930 (hébreu)/1935. *Manuel pratique de Jiu-Jitsu : la défense du faible contre l'agresseur,* Paris, Chiron.

1938. *ABC du Judo*, Paris, Chiron.

1949/2013. *Body and Mature Behavior : A Study of Anxiety, Sex, Gravitation and Learning,* Berkeley, North Atlantic Books.

1964. *Aspects d'une technique. L'expression corporelle*, Paris, Chiron.

1972. *Awareness Through Movement : Easy-to-Do Health Exercises to Improve Your Posture, Vision, Imagination, and Personal Awareness,* New York, HarperCollins.

1981. *The Elusive Obvious*, California, Meta publications.

KAETZ D., 2007. *Making connections : Hassidic Roots and Resonance in the Teaching of Moshe Feldenkrais,* Metchosin, River Centre Publishing.

REESE M., 2015. *Moshe Feldenkrais : A Life in Movement*, San Rafael, CA, ReeseKress Somatics Press. *International Feldenkrais Federation* [en ligne] sur : http://feldenkrais-method.org/.

ZEMACH-BERSIN D., 2010. *Embodied Wisdom. The Collected Papers of Moshe Feldenkrais*, Berkeley, North Atlantic Books.

LA BONNARDIÈRE Joseph (1762-1843)

Bernard ANDRIEU
Université René Descartes – Sorbonne Paris Cité

À partir de 1822, le Dr Mourge, médecin et inspecteur des bains de mer de Dieppe, en revendique un usage rationnel et introduit en France les principes de l'autrichien Vincent Priessnitz : immersions, affusions, douches, lotions, injections, boissons. Le mot « *Thalassothérapie* » est créé le 31 décembre 1865 par le Dr Joseph La Bonnardière lors de sa soutenance de thèse à Montpellier, affirmant alors dans son texte de 127 pages :

> « *Je crois présenter une expression neuve, plus précise et plus compréhensive à la fois, de cette série de moyens et d'exercices hygiéniques, d'indications et de procédés thérapeutiques qu'on a dénommés : médicamentation hydrominérale, hydrothérapie ou hydriâtrie marine, bains de mer, arénation, diète respiratoire marine, station marine, navigation médicale, émigration littorale ou insulaire, régime marin, etc. Pour la formuler dans sa plus brève et plus simple expression, la* thalassothérapie *est le traitement hygiénique, préservatif et curatif par la mer et tout ce qui tient à la mer, la médication essentiellement marine* »[1].

Dans l'Antiquité, les rapports bienfaisants entre mer et santé avaient déjà été découverts par les Égyptiens, les Grecs et les Romains qui avaient inventé les bains de boues marines. Après la longue éclipse du Moyen Äge, c'est au XVIIe siècle, et surtout au XVIIIe, que les Anglais remettent les vertus des bains de mer au goût du jour. Le littoral français retrouve, à partir de 1820, cet engouement médical. Les premiers établissements de bains de mer chauds (sur le modèle de celui de créé à Brighton en 1769) sont construits à Dieppe en 1822, La Rochelle en 1827 et Cherbourg en 1829 ; suivent Sète, Trouville, Biarritz etc.

En 1835, l'Académie de Médecine assimile l'eau de mer aux eaux thermales. En 1899, le Docteur Louis Bagot (1862-1941) fonde à Roscoff l'Institut Marin « Roch Kroum » où, pour la première fois, on met en œuvre le traitement des rhumatismes par de l'eau de mer chauffée. Son fils René prend sa succession après la guerre de 39-45. En 1950, le développement des techniques de kinébalnéothérapie (qui emploient l'eau sous forme de bains généraux ou locaux, utilisées dans le cadre d'un cabinet de kinésithérapie) mises au point par le Doyen Denis Leroy, donnent à la thalassothérapie son orientation thérapeutique dominante.

---

[1] Cité par Jean Bobet, 1999. *Il était une fois la thalasothérapie*, Biarritz, Atlantica, p. 14-15.

LOWEN Alexander (1910-2008)

Bernard ANDRIEU
Université René Descartes – Sorbonne Paris Cité

À la fin des années 40, Alexander Lowen s'inscrit à un cours sur l'analyse caractérielle dispensé par Wilhelm Reich. Ancien élève de Freud, Reich a étudié la connexion entre les tensions musculaires chroniques, qu'il nomme « *cuirasse corporelle* », et la psychologie des personnes. Lowen est fasciné par ses idées de Reich, et plus particulièrement par sa conceptualisation de la façon qu'ont les gens de gérer leur énergie. Reich pense que la clef de voûte de l'ensemble est l'orgasme sexuel. Au printemps 1942, Lowen commence une thérapie avec Reich qui durera 3 ans et lui donnera le statut de thérapeute en 1945. Dès la première session, il le fait travailler sur sa respiration et lui demande de crier de toutes ses forces. Après 2 ans de pratique de la thérapie Reichienne, Lowen décide de suivre des études de médecine en Suisse. Il obtient un diplôme à l'Université de Genève en juin 1951. Rentré aux États-Unis, en 1953, il s'associe avec John Pierrakos (1921-2001) et William Walling, des physiciens formés à l'analyse Reichienne. Leur travail aboutira à la fondation de l'Institut d'Analyse Bioénergétique (*Institute for Bioenergetic Analysis*) en 1956. Alors que Reich se détourne de l'analyse caractérielle et se lance dans l'étude de l'« *orgone* », Lowen prend ses distances avec son ancien maître. Il continue sa propre thérapie avec John Pierrakos, et dans le même temps, développe les exercices physiques basiques et autres postures qui deviendront par la suite les techniques standards de la bioénergie.

Alexander Lowen[1] utilise lui aussi les travaux de Reich, mais pour développer, en 1963 à New York, dans son Institut de Bioénergie. L'une des pierres de touche de la bioénergie avec le patient est, non pas de lui faire éprouver un orgasme, mais de « *le remettre en contact avec la réalité, le sol sur lequel il se tient, son corps et sa sexualité* »[2], de rétablir le contact du sujet avec lui-même. Par le toucher mutuel, le thérapeute et le patient n'échangent pas une énergie, mais met en contact le sujet avec ses émotions. « *Par un contact proche, on lui exprime sympathie et compréhension. Et lorsque vous le touchez physiquement avec chaleur et sentiment, vous lui communiquez votre amour* »[3].

---

[1] Lowen A., 1967. *La trahison du corps*, Paris, Tchou ; 1974 [1970]. *Le langage du corps*, New York, Collier/Tchou ; 1976. *La dépression nerveuse et le corps*, Paris, Tchou.
[2] Lowen A. 1976 [1975]. *La bioénergie*, Paris, Tchou, p. 32.
[3] Lowen A., 1975 [1972]. *La dépression nerveuse et le corps*, Paris, Tchou, p. 260.

Pour Alexander Lowen, le concept d'énergie, s'il est au centre de la bioénergie, ne doit pas seulement être compris comme énergie sexuelle ; la vie émotionnelle de l'individu est relative à la mobilité de son corps, tant dans la circulation de l'excitation que dans la spasticité de la musculature. En écartant les concepts mécaniques, Lowen s'appuie sur l'organe sensitif de perception afin de faire ressentir au sujet son corps. Réalisant la synthèse des attitudes orientales et occidentales, les exercices bioénergétiques « *renoncent à la puissance et au contrôle au profit de la grâce, de la coordination et de la spiritualité du corps. Mais ils ont également pour but de développer l'expression de soi et la sexualité. Ils servent donc à s'ouvrir à la vie intérieure du corps, tout autant qu'à aider l'extension de cette vie dans le monde extérieur. Et ils ne sont conçus que pour aider à prendre contact avec les tensions qui inhibent la vie du corps* »[4].

La thérapie bioénergétique doit faire réaliser que le cœur est l'organe le plus sensible du corps. Aussi, les couches défensives interdisent au sujet de ressentir son corps ; la couche du moi est la plus extérieure et comprend les défenses psychiques comme la dénégation, la projection, le blâme, la méfiance, les rationalisations et intellectualisations ; la couche musculaire, par les tensions chroniques, protège en refoulant les émotions et justifie les défenses du moi ; enfin, la couche émotionnelle comprend les sentiments refoulés de rage, de panique ou de terreur, de désespoir, de tristesse et de douleur. Le centre ou cœur, d'où dérivent l'amour et le sentiment d'être aimé, révèle l'impuissance des théories verbales et la nécessité de libérer les émotions par un accompagnement tactile et physique de la parole.

Les biopathies sont dues à un trouble de la décharge de l'excitation sexuelle dont la stase prend la forme à partir d'un trouble émotionnel et peut influer directement sur le fonctionnement des organes. La prédominance chronique de la contraction et l'inhibition du système nerveux, produisent l'atrophie biopathique et l'hypertonie musculaire. La cancérisation serait due à une charge biologique insuffisante, le spasme musculaire et la diminution de la respiration extérieure et intérieure. La cuirasse des troubles sexuels produit une putréfaction des tissus du corps vivant. Du point de vue de la sociologie sexuelle, il y a une différence entre le désir de vivre et la capacité de vivre une vie sexuelle : « *Le désir de vivre est devenu gigantesque, en revanche la capacité de vivre (puissance sexuelle, capacité d'être responsable, autorégulation...) n'a pas augmenté* »[5]. La mise hors la loi de la sexualité naturelle et des fonctions vitales, et le règne de « *la pornographie, les ragots sexuels, la diffamation sexuelle, la contrainte*

---

[4] Lowen A., « Le concept d'énergie », dans *La bio-énergie*, Paris, Tchou, coll. « Le corps à vivre », 1976, p. 60.
[5] *Op. cit.*, p. 371.

sexuelle et les lois sexuelles moyenâgeuses » ont développé une « *imagination ordurière, qu'elle soit du genre hypocritement moraliste ou ouvertement sado-pornographique* »[6].

Pour le disciple de W. Reich, la perte de contact avec son corps conduit à une dépersonnalisation et produit une perception intellectuelle de l'identité. La schizophrénie est la perte complète du contact avec son corps. Une activité mentale exagérée se substitue au contact avec le monde réel en étouffant le corps et toutes manifestations du vécu sensoriel. Cette perte de perception de la réalité interdit au corps d'être actif : « *Lorsqu'on perd le contact avec son corps, la réalité s'évanouit* »[7]. L'opposition entre le Moi et le corps peut être entretenue si l'on accorde au premier les images et au second les sensations sans parvenir à les faire coïncider dans une vie émotionnelle. Lowen ne croit pas à l'expérience émotionnelle des images et dénonce par-là la culture visuelle, sinon l'étayage dans lequelle le Moi s'investit dans des idoles et des images virtuelles. Dans notre culture, l'opposition entre le Moi et le corps repose respectivement sur celle de la réalisation et du plaisir en survalorisant l'illusion du pouvoir[8]. La dépression nerveuse trahit le besoin des patients d'être touchés pour reprendre contact avec la réalité et le ressentit de ses émotions[9]. La peur de vivre ses émotions peut être telle que « *le Moi et le corps s'écartent au point de ne plus se toucher* »[10], produisant une rupture psychique et un isolement social. L'inhibition de la vie se renforce par les mécanismes de défense d'un moi cuirassé qui coupe la tête du reste du corps.

La privation de contacts physiques a des conséquences sur le développement affectif, psychologique et social[11]. Le malheur sexuel ne repose pas seulement sur l'absence d'éducation sexuelle et sur la confusion de l'amour et du sexe. A. Lowen rappelle, en 1965, que « *la privation d'amour (en contact physique, affection, soin et nourriture) pendant les premières années de la vie, fait un adulte insatisfait et émotionnellement sous-développé* »[12]. L'immaturité sexuelle repose sur la carence émotionnelle détournant la génitalité vers l'oralité, par la dissociation du

---

[6] Lowen A., 1976. *Op. cit.*, p. 361.

[7] Lowen A., « Le problème d'identité », dans *Le corps bafoué*, Paris, Tchou, coll. « Le corps à vivre », 1976 [1967], p. 14.

[8] *Op. cit.*, p. 134.

[9] Lowen A., 1975 [1972]. *Op. cit.*, p. 260.

[10] Lowen A., 1981. *La peur de vivre*, Paris, Épi, p. 17.

[11] Howard J., 1970. *Please Touch*, New York, Bantam ; Davis G., 1971. *Touching*, Garden City Park, Avery Publishing Group ; Prescott J.H., « Early Somatosensory Deprivation as an Ontogenic Process in the Abnormal Development of the Brain and Behaviour », in E.I. Goldsmith, J. Moor-Jankowski (eds.), *Medical Primatology*, New York, Karger, 1971, p. 1-20 ; Field T.M, Reite M., « Children's Responses to Separation from Mother during the Birth of Another Child », *Child Development*, Issue 55, 1984, p. 1308-1316.

[12] Lowen A., 1965. *Le bonheur sexuel. Amour et orgasme*, Paris, Tchou, p. 34.

désir infantile de contact et de sécurité avec le désir adulte de pénétration. En déchargeant l'impulsion amoureuse dans une pulsion orale dégénitalisée, l'adulte coupe son corps en deux en se privant de l'unité affective : l'utilisation du langage et le surinvestissement de la parole cachent l'insuffisance du vécu des sensations corporelles. En pensant l'acte sexuel comme une performance et « *non comme l'expression d'un sentiment envers son partenaire* »[13], l'égoité du Moi affirme sa puissance par la décharge des pulsions sexuelles sans toujours parvenir à un vécu psychosexuel de ses affects. Il faudrait retrouver le vécu des actes biologiques sans les sentiments abstraits et découvrir combien « *l'activité sexuelle est satisfaisante, l'allaitement est agréable, le toucher est rassurant, le contact est chaud. On peut compter sur le corps* »[14].

Références

LOWEN A., 1965. *Le bonheur sexuel. Amour et orgasme*, Paris, Tchou.
1967. *La trahison du corps*, Paris, Tchou.
1974. *Le langage du corps*, New York, Collier, Tchou
1975. *La bioénergie*, Paris, Tchou.
1976. *La dépression nerveuse et le corps*, Paris, Tchou.
1981. *La peur de vivre*, Paris, Épi.

[13] Lowen A., 1965. *Op. cit.*, p. 13.
[14] *Op. cit.*, p. 53.

MÉZIÈRES Françoise (1909-1991)

Bernard ANDRIEU
Université René Descartes – Sorbonne Paris Cité

En France, la méthode de Françoise Mézières a été inventée pour lutter contre la douleur d'un corps qui a adopté des postures antalgiques, en maintenant contractés certains muscles. En effet, une fois la douleur initiale disparue, la contracture musculaire peut persister et devenir néfaste. C'est sur ce principe qu'est élaboré une technique d'étirements longs et réguliers des muscles destinée à leur faire retrouver leur longueur initiale. Ces étirements par traction sont facilités par une respiration profonde, diaphragmatique.

Déçue par les résultats médiocres obtenus en physiothérapie classique et à la suite de nombreuses observations, Françoise Mézières, kinésithérapeute et professeur à l'École française d'orthopédie et de massage de Paris, crée, en 1947, une méthode globale de rééducation posturale en soutenant que l'unique cause des déformations physiques est le raccourcissement de toute la musculature du dos. En 1947, quite à une observation capitale, elle publie deux ans plus tard *Révolution en gymnastique orthopédique*. Elle y affirme que les lordoses[1] sont « *à l'origine de toutes les déformations* ».

Les Mézièristes sont le plus souvent kinésithérapeutes de formation. « *Tous les muscles du dos se comportent comme une chaîne et une intervention à un niveau entraîne une réaction à tous les autres niveaux. Pour obtenir une véritable correction de la morphologie, il importe donc d'intervenir sur l'ensemble de la chaîne musculaire du dos* ».

---

[1] Concavité exagérée des courbures de la colonne, en particulier la nuque, la région lombaire.

PILATES Joseph Hubertus (1880-1967)

Bernard ANDRIEU
Université René Descartes – Sorbonne Paris Cité

Joseph Hubertus Pilates, né en Allemagne, garçon malingre à la santé fragile dès son plus jeune âge, se lance à fond dans les sports pour y remédier. La musculation d'abord, à 14 ans, lui vaut d'être tellement bien bâti qu'il sert de modèle de planches anatomiques dans les facultés de Médecine, épisode qui lui permet d'acquérir une connaissance approfondie de l'anatomie humaine. En Angleterre, où il s'installe en 1912, il exerçe les métiers de boxeur, d'instructeur d'autodéfense à la police de Londres et d'acrobate dans un cirque. Lorsque la Première Guerre mondiale éclate, comme les autres Allemands expatriés, il est fait prisonnier. C'est dans l'étroitesse du milieu carcéral qu'il entame l'élaboration d'une méthode de gymnastique au sol efficace et nécessitant peu de moyens. Il teste, sur ses compatriotes détenus, les différents exercices qu'il invente. Aucun des prisonniers ayant participé à ses séances de conditionnement physique, ne succombe à l'épidémie de grippe qui décime des milliers d'Anglais. Infirmier dans un hôpital durant la guerre, pour prévenir les pertes musculaires chez les soldats blessés et immobilisés, tout en ménageant leurs blessures, J.H. Pilates leur fait pratiquer des exercices à l'aide de ressorts fixés à leur lit. La méthode repose sur les principes d'assistance et de résistance et servent de base à la conception et à la fabrication des appareils qui complétent la méthode et organisent les mouvements au sol. Au début des années 20, il émigre aux États-Unis où il ouvre, avec sa femme Clara, son premier centre de conditionnement physique (1926).

Entre 1934, année où il publie son livre *Your Health* et 1945; il développe le concept de « contrôlogie »[1] dans son enseignement aux danseurs, notamment Martha Graham (1894-1991) et George Balanchine (1904-1983). « *La contrologie est la coordination complète du corps et de l'esprit. Par contrôlogie, vous acquérez d'abord à bon escient la commande complète de votre propre corps, et puis par la répétition appropriée de ses exercices, graduellement, vous acquérez progressivement ces rythmes et*

[1] Pilates J.H., 2000. *Complete Writings of Joseph H. Pilates : Return to Life through Contrology and Your Health* - the Authorized Edition, édité par John Miller et Sean P. Gallagher, BainBridge Books ; Siler B., Pilates J.H., 2000. *The Pilates Body : The Ultimate At-Home Guide to Strengthening, Lengthening, and Toning Your Body - Without Machines*, Broadway Books.

coordination normaux liés à toutes vos activités subconscientes »[2]. L'incorporation tactile est graduelle et transforme le vécu corporel, mais le contrôle n'est pas strictement conscient comme dans l'ascèse ou l'abstinence car l'inconscient corporel intègre progressivement la maîtrise musculaire. La méthode Pilates décrit aussi un vitalisme psychophysiologique en retrouvant le rythme naturel de la circulation des énergies dans le corps : « *Ces exercices induisent le cœur pour pomper fort et solidement avec pour résultat que la circulation sanguine est forcée pour porter et décharger de plus en plus des débris accumulés créés par la fatigue. Les exercices de contrôlogie conduisent le sang frais pur à chaque fibre musculaire de nos corps, en particulier aux capillaires très importants qui d'habitude sont entièrement stimulés une fois que nous avons atteint l'âge adulte* »[3]

À travers une série de 500 exercices variés, le sujet s'éduque à activer les muscles faibles et à relâcher les muscles trop tendus dans le but d'équilibrer la musculature. Par cette prise de conscience de son corps et du fonctionnement de ses muscles, le sujet apprend alors à les isoler pour les renforcer tout en les allongeant. L'objectif est de créer un équilibre dans le corps en se centrant sur les régions de l'abdomen, du bassin et du postérieur. La posture, l'alignement approprié du corps et la respiration continuellement sollicitée dans l'exécution de chaque mouvement, constituent la base de la technique. Il en résulte une amélioration de la force, de la souplesse, de la coordination et du maintien.

Références

PILATES J.H., 1934. *Jiu-jitsu,* Paris, Chiron.

1939. *Manuel pratique du Jiu-jitsu : la défense du faible contre l'agresseur,* Paris, Chiron.

1941. *Judo,* London, Frederick Warne. En français : *ABC du Judo,* Paris, Chiron.

1949. *L'être et la maturité du comportement : une étude sur l'anxiété, le sexe, la gravitation et l'apprentissage,* Paris, Espace du Temps présent. Existe aussi en anglais. *Body and Mature Behaviour,* New York, International Universities.

1952. *Higher Judo,* London, Frederick Warne.

1967. *La conscience du corps,* Paris, Robert Laffont. Paru également chez Dangles sous le titre : *L'Énergie par le mouvement.* Existe aussi en anglais sous le titre : *Awareness Through Movement,* New York, Harper and Row.

1978. *Le cas Doris,* Paris, Espace du temps présent. Paru également en anglais sous le titre : *Adventures in the Jungle of the Brain : The case of Nora*, New York, Harper and Row.

[2] Pilates J.H., 1998. *Pilates' return to Life Throught Contrology*, New York, Bodymind Publishing, p. 9.

[3] *Op. cit.*, p. 12.

PILATES J.H., 1981. *L'évidence en question,* Paris, L'inhabituel. Existe aussi en anglais sous le titre : *The Elusive Obvious*. Cupertino, CA : Meta Publications.
1984. *The Master Moves,* Cupertino, CA : Meta Publications.
1985. *La puissance du moi,* Paris, Laffont. Existe aussi en anglais sous le titre : *The Potent Self,* San Francisco : Harper and Row.

VITTOZ Roger (1886-1925)

Bernard ANDRIEU
Université René Descartes – Sorbonne Paris Cité

La rééducation sensorielle, mise au point par le médecin suisse Roger Vittoz, auteur de l'ouvrage *Le traitement des névroses par la rééducation du contrôle cérébral*, vise à restaurer le fonctionnement du cerveau en s'appuyant sur des exercices destinés à affiner les sensations internes et externes du patient.

Ce contrôle des pensées par la sensation, la rotation de la conscience, est une prise de conscience des différentes parties du corps selon le schéma tête, nuque, épaules, dos, poitrine, ventre, cuisses, mollets et pieds. À l'inverse, l'*émissivité* demande au patient de porter son attention sur la plante des pieds, les chevilles, les mollets, les genoux, les cuisses, le ventre, les reins, les mains, les poignets, les avant-bras, les coudes, les bras, les épaules, la poitrine, le dos, la tête et le visage. Le toucher est plutôt compris comme une mise en relation entre le cerveau, le corps et l'esprit à travers une prise de conscience corporelle (dans l'action et le repos[1]) de régions insensibles.

Elle développe la perception par l'éveil de la réceptivité de sensations profondes ; le contact du patient et du thérapeute dans la relaxation psychosensorielle définit le toucher selon un double contact :

- le *contact éveil* par un toucher net, franc et précis de la région muette, accompagné ou non de sa nomination ;
- le *contact écoute* qui est un *poser* sur le corps afin de faciliter l'écoute[2].

Références

BURY H.J., 1987. *Je vis ma vie comme je vis mon corps*, Paris, éd. Universitaires, p. 23-43.

DEDET S., 1977. *Relaxation. Psychosensorielle dans la psychothérapie Vittoz*, Paris, Épi, p. 55-57.

VITTOZ R., 1911. *Traitement des psychonévroses par la rééducation du contrôle cérébral.* Paris, J.-B. Baillière & Fils. Rééd. 1992 Pierre Téqui, ou 1999 Desclée de Brouwer.

1955. *Notes et pensées : angoisse ou contrôle*, éd. Posthume. Rééd. 1992, Paris, Pierre Téqui.

---

[1] Bury H.J., 1987. *Je vis ma vie comme je vis mon corps*, Paris, éd. Universitaires, p. 23-43.

[2] Dedet S., 1977. *Relaxation. Psychosensorielle dans la psychothérapie Vittoz*, Paris, Épi, p. 55-57.

WINNICOTT Donald Woods (1896-1971)

Iraquitan CAMINHA
Université Fédérale de Paraíba, João Pessoa, (Brésil)

Donald Woods Winnicott nasceu em 7 de abril de 1896 em *Plymouth*, a maior cidade do condado de *Devon*, no sudoeste da Inglaterra. É uma cidade portuária onde se encontra a maior base da marinha real. Ela possibilitou Winnicott viver uma infância longe do estilo de vida londrino. Ele teve duas irmãs, cinco e seis anos mais velha que ele. Apesar de ser o único menino da família, ele teve a oportunidade de conviver intensamente com seus primos, filhos de um tio paterno, que moravam em frente de sua casa.

Aos treze anos de idade, Winnicott foi mandado para um internato pelo pai. Tomou essa decisão para proteger seu filho de más companhias. O próprio Winnicott reconheceu que seu pai agiu acertadamente. O pai precisava agir com firmeza suficiente para que o filho pudesse atravessar com saúde os desafios do confronto entre o desejo e a lei, sobretudo, na adolescência. Winnicott foi enviado para *Cambridge*, estudar na *Leys School*. Adaptou-se com facilidade aquelas mudanças. Participou do grupo de escoteiro da escola e fez muitos amigos. Sempre gostou de praticar esportes. Aos dezesseis anos teve uma fratura na clavícula, que o levou a decisão de estudar medicina. Apesar de contrariar seu pai, Winnicott decidiu tornar-se um médico no lugar de dar continuidade aos negócios da família.

Bastante influenciado pela obra de Darwin, Winnicott decidiu, antes de fazer medicina, estudar biologia no *Jesus College* também em *Cambridge*. Ele ficou fascinado pela possibilidade de se estudar de forma objetiva a natureza humana. Todavia, ele logo identificou uma série de lacunas nos estudos da natureza humana fundados na observação e na experiência, que o conduziu para buscar a psicanálise como método de estudo. Winnicott sempre considerou o papel das emoções na vida humana. Os estudos do funcionamento orgânico do corpo, que é a base da formação médica, não consegue dar conta da dimensão subjetiva da vida afetiva.

Em seu primeiro ano do curso de medicina, começou a primeira guerra mundial. Por esta razão, ele não foi convocado. Todas as escolas de *Cambridge* foram transformadas em hospitais militares. Ele passou a ajudar nas enfermarias desses hospitais. Ele sofreu muito com os vários amigos que perdeu na guerra. Nesse sentido, não suportou ficar em *Cambridge* e voltou para *Plymouth*, onde passou a atuar como cirurgião estagiário num *destroyer*.

Logo que a primeira guerra termina, ele vai trabalhar no hospital *Saint Bartholomew's* em Londres. Foi nesse período que ele se interessou pelo trabalho com as crianças e a valorizar a escuta na clínica médica. Ele completou seus estudos de medicina nesse hospital. Durante esse tempo, ficou bastante doente com um abcesso no pulmão durante três meses. Viveu por si mesmo a condição de ser enfermo e de ser cuidado. Isso lhe deixou mais sensível à prática médica do cuidar.

Winnicott construiu seu pensamento psicanalítico fundado no pressuposto freudiano do desamparo primordial que nos constitui. A imagem do início da humanidade como a experiência de uma mãe cuidando de seu bebê desamparado é a marca fundante e permanente de sua perspectiva psicanalítica. Ela serve de referência tanto para o seu pensar como para sua prática clinica.

Winnicott tem a oportunidade de ler um texto de Oscar Pfister sobre educação e psicanálise, bem como as *Interpretações dos Sonhos* de Freud. Essas leituras marcaram profundamente sua vida. Tomou a decisão de iniciar um processo de análise e por dez anos ficou sob os cuidados profissionais de James Strachey, recomendado por Ernest Jones. Dessa interação entre a clinica médica e a psicanalítica, Winnicott foi inventando um modo próprio de fazer seu trabalho de cuidar das crianças, considerando seu trabalho como uma prática viva capaz de correlacionar a pessoa com o seu contexto familiar e social.

Winnicott fez formação psicanalítica no Instituto de Psicanálise da Sociedade Britânica. Ele foi bastante atraído pelas ideias de Melanie Klein, que defendia o papel da relação precoce com a mãe na formação do sujeito. Por meio das brincadeiras, as crianças revelavam conteúdos inconscientes. Essas ideias foram derivadas de seu contato com crianças na clínica. Ele se torna supervisionando de Klein entre 1935 a 1940, Todavia, Winnicott rompe com Klein por considerar que ela não deu o devido valor à determinação do ambiente real na formação do ego. No lugar de conferir ênfase às condições intrapsíquica, Winnicott optou por atribuir mais valor ao ambiente enquanto espaço propiciador de condições físicas e psicológicas para vida da pessoa.

Winnicott criou uma constelação de conceitos integrados pelo princípio do cuidar, que é a resposta humana para a condição de vulnerabilidade da vida. O primeiro conceito fundamental é o de « *ambiente facilitador* » que significa a criação de um ambiente suficientemente bom para atender as necessidades de cuidados demandadas pela criança. Esse ambiente produz uma relação de confiança capaz de gerar dependência física e emocional, que somente será superanda gradativamente pela maturidade. Todavia, a maturidade nunca nos dará uma liberdade radical, pois sempre teremos uma liberdade limitada em função de nosso desamparo primordial e permanente.

O ambiente é responsável por fornecer a base para que a subjetividade seja constituída. Nesse sentido, a prática médica ou psicanalítica não deve focar apenas na interpretação do sofrimento humano, mas, sobretudo, na cuidadosa atenção ao ambiente que é criado no espaço da escuta clínica. Esse ambiente é o *setting* que consiste em ofertar um espaço terapêutico para cuidar de possíveis distúrbios emocionais precoces que se atualizam na vida do indivíduo. O modo de Winnicott fazer sua prática clínica, com base na relação mãe-bebê, rompe com a centralidade do complexo de Édipo, tal como foi proposta pela psicanálise freudiana.

O valor dado ao ambiente foi tão central, na perceptiva psicanalítica de Winnicott, que ele cria a noção de « *mãe ambiente* ». Nesse sentido, a mãe cuidadora se constitui num ambiente enquanto condições físicas e psíquicas favoráveis aos processos adaptativos das necessidades da criança. Ela deve se tornar, na visão de Winnicott, uma « *mãe suficiente boa* », aquela que se adapta quase completamente às necessidades do bebê. Todavia, à medida que o tempo passa, ela vai se tornando cada vez menos responsável pelo suprimento das necessidades do bebê. É uma tarefa difícil encontrar a medida certa do cuidar capaz de gerar uma transição que vai da dependência absoluta à dependência relativa.

É por meio do brincar que a criança vai criando as condições necessárias para ir se livrando da condição de absoluta dependência do cuidado materno. Ela começa a reconhecer a existência de um mundo externo. Os objetos deixam de ser uma mera existência mágica, produzidos pelo seu próprio desejo. Nesse momento, a criança começa a se apegar intensamente a um determinado objeto. O apego a este objeto, que muitas vezes é oferecido pela própria mãe, desempenha um papel decisivo na formação do psiquismo da criança. Ele oferece segurança, exercendo a função de substituto da mãe. Nasce aqui a noção de « *objeto transicional* » que personifica a presença da mãe. Ele é, paradoxalmente, interno e externo ao mesmo tempo na medida em que ele é, simultaneamente, uma coisa objetiva e um fenômeno vivido como integrado à mente, representando os cuidados maternos.

A união simbiótica mãe-bebê começa a ser desfeita, possibilitando uma diferenciação cognitiva entre eles. O « *objeto transicional* » ajuda a criança a suportar progressivamente a ausência da mãe e ao mesmo tempo a se diferenciar-se dela. A criança vai demarcando os territórios externos e internos e vai suportando ficar só. Essa capacidade de ficar só de maneira autônoma e saudável depende de um suporte ambiental constituído por relações transicionais. Um ambiente suficiente bom possibilita a existência de um sentir-se só sem que haja uma percepção de abandonado ou de fracassado. Internalizando o bom cuidado que lhe foi ofertado, a criança pode sentir-se só sem perder a integração com o meio ambiente dos cuidados primordiais, que lhe foi oferecido como suporte.

Segundo Winnicott, nossa relação originária como o mundo não é a de considerá-lo como existindo independente de nossa vontade, intenções e desejos. Na sua origem, o mundo é ilusoriamente criado pelo bebê. É papel da mãe, inicialmente, reforçar essa ilusão, pois o sujeito maduro é aquele que suporta a desilusão porque foi precocemente iludido como criador do mundo pelos cuidados maternos da « *mãe-ambiente* ».

Para Winnicott, um dos maiores sinais de maturidade é a capacidade de ficar só. Tal capacidade exige elaborações psicossomáticas que faz com que o sujeito seja capaz de ficar sozinho na presença de outrem. A presença confiante da mãe é decisiva para se criar uma vida madura, portanto saudável. Esse modo de presença particular viabiliza a criança suportar ficar só. A inclinação natural para ao amadurecimento necessita de um ambiente facilitador que foi criado pela mãe.

O grande desafio de uma vida saudável é lidar com os conflitos da vida. Para isso, é preciso certa independência e não uma independência total. Segundo Winnicott, se uma pessoa está viva, sem dúvida há dependência. Toda vida exige cuidados, logo a presença do outro. A criança precisa da experiência de onipotência para que depois seja paulatinamente suprimida, mas não em sua totalidade enquanto a vida existir. É nesse contexto que Winnicott pensa a saúde como maturidade. Pensar a saúde como maturidade aponta para um horizonte de conquista de uma vida feliz. Tal horizonte só é possível, se buscarmos um viver criativo. Somente é feliz aquele que está sendo criativo em sua vida pessoal e na convivência com outras pessoas.

Por mais entediante ou sufocante que possa parecer uma rotina é possível propor dinâmicas criativas que alimentem a imaginação. Tais dinâmicas podem ser alcançadas por meio da valorização de experiências culturais enquanto experiência de criar. Essas experiências podem ser no campo da produção ou da apreciação de obras de arte, que Winnicott tanto valorizou em sua vida. Ele conviveu com muitas pessoas do mundo das artes, tocava piano e cantava. Todavia, é preciso considerar que ele, diferenciava a criação artística do viver criativo. A criação artística exige do indivíduo um certo talento capaz de produzir uma obra de arte. O viver criativo é um modo de existir que diz respeito a tudo aquilo que fazemos para fortalecer o sentimento de que estamos vivos e de que somos nós mesmos.

Winnicott morreu em 25 de janeiro de 1971. Seu pensamento, construído sob a base de seu modo peculiar de compreender o humano a partir de seu desamparo primordial, continua atual para o nosso tempo. Não temos como dar continuidade ao projeto moderno de liberdade e autonomia desconsiderando que somos seres de relação. A marca da vida humana é o desamparo que exige a presença do outro. Winnicott nos ensina que não se pode viver em sociedade sem uma relação de trocas. O egoísmo e a rapidez é uma ameaça à vida humana. Serenidade e doação pode ser a resposta à destruição que nos ameaça.

Em tempos de crise, marcados pela ausência de projetos para o futuro, Winnicott pode ser uma referência de leitura para guardar uma esperança pela vida. Para ele, a vida sempre vale a pena ser vivida. Para que a vida seja digna de ser vivida, é preciso imprimir nossa singularidade nela. No entanto, a singularidade precisa romper com o dogma de uma vida absolutamente livre e autônoma e buscar viver dinamicamente de forma acolhedora. Valorizar o singular ou um estilo próprio de ser no mundo é apreciar o espontâneo e o criativo sem desconsiderar a presença intrigante, inexorável e enigmática do outro. Foi a vida pulsante das relações humanas, capaz de criar um ambiente acolhedor e respeitoso ou hostil e descuidado, que mobilizou Winnicott a construir seu pensamento. Para o bem ou para o mal, o mundo humano é sempre compartilhado.

Referências

WINNICOTT C. (org.), 1994 [1989]. *Explorações Psicanalíticas,* D.W. Winnicott. Porto Alegre, Artes Médicas Sul.

« Introdução », in C. Winnicott, *Privação e Delinquência,* São Paulo, Martins Fontes, 1999 [1984].

WINNICOTT D.W., 2000 [1958]. *Da pediatria à psicanálise,* Rio de Janeiro, Imago.

1982 [1964]. *A criança e seu mundo,* 6ª ed, Rio de Janeiro, Zahar Editores.

2005 [1965]. *A família e o desenvolvimento individual,* São Paulo, Martins Fontes.

1988 [1965] *O ambiente e os processos de maturação : estudos sobre a teoria do desenvolvimento emocional,* 2ª ed., Porto Alegre, Artes Médicas.

1975 [1971]. *O brincar e a realidade,* Rio de Janeiro, Imago.

1984 [1971] *Consultas terapêuticas em psiquiatria infantil,* Rio de Janeiro, Imago.

1979 [1977]. *The Piggle : o relato do tratamento psicanalítico de uma menina,* Rio de Janeiro, Imago.

1987 [1984] *Privação e delinquência*, São Paulo, Martins Fontes.

1993 [1986]. *Tudo começa em casa*, São Paulo, Martins Fontes.

1991 [1986] *Holding e interpretação*, São Paulo, Martins Fontes.

1988 [1987]. *Os bebês e suas mães*, São Paulo, Martins Fontes.

1990 [1987] *O gesto espontâneo*, São Paulo, Martins Fontes.

1990 [1988]. *Natureza humana*, Rio de Janeiro, Imago.

Septième Partie

Toucher / Tocar

ANDERSON Rafaela (1976-)

Bernard ANDRIEU
Université René Descartes – Sorbonne Paris Cité

Cette actrice française débute sa carrière dans le « X » en 1994, à l'âge de 18 ans, alors qu'elle est encore vierge. Après avoir tourné plusieurs films sous divers pseupseudonymes (*Raffaela*, *Raphaëla*, *Raphaëlla*, *Raffaela Rizzi*), elle met un terme à sa carrière dans le cinéma pornographique en 1998. Elle tient l'un des rôles principaux du film de Virginie Despentes et Coralie Trinh Thi, *Baise-moi*, avec Karen Lancaume, sorti en 2000. Elle décrit dans son livre *Hard,* l'envers du décor de la performance pornographique avec la mise en condition du corps, les conséquences physiques et les séquelles psychiques de la domination masculine, avec entre autres les haut-le-cœur et les étouffements des fellations embouchées et le relâchement d'un anus sodomisé.

La sodomie, préparée par des lavements, approfondit l'orifice le rendant souple et plus invasif, comme le prouve les difficultés de la double pénétration vaginale, le fist vaginal, des gang-gang et la double pénétration anale : « *Prenez une fille sans expérience, ne parlant pas la langue, loin de chez elle, dormant à l'hôtel ou sur le tournage : faites lui faire une double pénétration, un fist vaginal, agrémenté d'un fist anal, parfois les deux en même temps, une main dans le cul, parfois deux. Tu récoltes une fille en larmes, qui pisse le sang à cause des lésions et qui généralement se chie dessus parce que personne ne lui explique qu'il faut faire un lavement* »[1]. C'est moins l'esclavagisme sexuel des filles de l'Est qu'elle dénonce, que la frayeur ressentie devant la situation inédite, sans repère ni habitude : « *Là, j'ai droit à une double pénétration ? J'ai jamais fait ça de ma vie ? J'ai peur, très peur ? J'essaie de ne pas le montrer. Je suis partagée entre mon désir de lui donner ce qu'il veut et une grande faiblesse : je vois plein d'étoiles. Je sais que je ne vais pas tenir le coup. Ça n'a pas loupé, je suis tombée dans les pommes. Personne ne le remarque* »[2].

[1] Anderson R., 2001. *Hard*, Paris, Grasset, p. 106. Disponible en Poche.
[2] *Op. cit.*, p. 51-52.

ANTELME Robert L. (1917-1990)

Bernard ANDRIEU
Université René Descartes – Sorbonne Paris Cité

Dans *La Douleur*, Marguerite Duras décrit le combat du retour à la vie de Robert L., pour fatiguer la mort d'emporter le corps vivant revenu des camps : « *Comment savoir ce que ce ventre contenait encore d'inconnu, de douleur ?* »[1]. Ne parvenant pas tant à s'habituer à l'image de son corps (certains sortent de sa chambre en l'apercevant) pas plus qu'à ce qu'il produit après la faim dans ce qui ressort, l'épouvante est dissimulée aux autres. L'amour corporel consiste à cacher « *à ses propres yeux ce qui sort de lui de même que nous lui cachons ses propres jambes, ses pieds, son corps, l'incroyable* »[2]. Quand Robert L. Antelme écrira et publiera son ouvrage sur les camps, Duras commente que c'est un livre « *sur ce qu'il croit avoir vécu en Allemagne : l'Espèce humaine* »[3].

Pourtant, son récit en sortant de Dachau « alors pas reconnaissable », selon ceux qui sont venus le chercher pour le ramener à Paris, « *Robert L. n'a accusé personne, aucune race, aucun peuple, il a accusé l'homme. Au sortir de l'horreur, mourant, délirant, Robert L. avait encore cette faculté de n'accuser personne* »[4]. En 1947, Robert Antelme donne sa propre version : « *Il y a deux ans, durant les premiers jours qui ont suivi notre retour, nous avons été, tous je pense, en proie à un véritable délire. Nous voulions parler, être entendus enfin. On nous dit que notre apparence physique est assez éloquente à elle seule. Mais (...) nous ramenions avec nous notre mémoire, notre expérience toute vivante et nous éprouvions un désir frénétique de la dire telle qu'elle. Et dès les premiers jours cependant, il nous paraissait impossible de combler la distance que nous découvrions entre le langage dont nous disposions et cette expérience que, pour la plupart, nous étions encore en train de poursuivre dans notre corps* »[5].

---

[1] Duras M., 1985. *La douleur*, Paris, Gallimard, coll. « Folio », p. 70.
[2] *Op. cit.*
[3] *Op. cit.*, p. 77.
[4] *Op. cit.*, p. 63.
[5] Surya M., 1977. *Robert Antelme. Textes inédits sur "l'Espèce humaine"*, Evanston, IL : Northwestern University Press, p. 9.

ARCAN Nelly (1973-2009)

Bernard ANDRIEU
Université René Descartes – Sorbonne Paris Cité

Nelly Arcan, née Isabelle Fortier, est une écrivaine québécoise. Son œuvre aborde des thèmes comme l'influence de l'image chez la femme, la marchandisation du corps et le suicide narcissique. Dans *Putain*, elle décrit ce client type « *qui entre, paye, se déshabille, sucer, sucer encore, se faire sucer, les contact réduits au minimum, c'est moi qui le veux.. Et puis baiser, moi sur le dessus et ensuite en dessous et enfin en petit chien, voilà ce que je préfère car il n'y a que les sexes qui se touchent, je pouvais grimacer comme je l'entendais, pleurer un peu aussi, et même jouir sans que cela se sache* »[1]

Dans son second opus, Nelly Arcan raconte comment être tenue « *au bord de la blessure* » renforce cette soumission à l'autorité : « *Quand tu me baisais au début, tes yeux se clouaient dans les miens et tu me serrais la gorge avec une main où passait ta force de chef en face d'une décision à prendre ; tu savais le geste de faire mal sans grand mal* »[2]. Dans son dernier récit, *Burqa de chair*, elle décrit la honte qu'elle a éprouvé de son corps après l'humiliation subie en direct, en 2007, à la télévision canadienne lorsqu'un animateur insiste sur son décolleté plutôt que sur son écriture, alors même qu'elle dénonce la survalorisation de l'image de la femme dévorée de l'intérieur par la consommation : « *C'était son corps qui explosait la robe, et non la robe qui lui décolletait le corps* »[3].

Cet amour des traces vient peu à peu suplanter l'amour physique qui pénètre le corps par les seuls orifices, en faisant de la peau la surface sensible de l'histoire d'amour : « *le geste de cracher n'est pas si différent de celui de marquer l'autre de ses dents ou de lâcher son sperme sur n'importe quelle partie de son corps. (...) j'ai vu dans tes crachats de l'amour et que, pour toi, aimer voulait dire aimer sur l'autre ses propres traces* »[4].

L'engourdissement des coups la fait sortir de son corps en se désensibilisant au fur et à mesure dans une sorte d'oubli sensoriel : « *Parfois, tu me frappais en dosant tes élans et souvent, le plaisir me tirait hors du corps... Le plaisir d'être frappée avait peu à voir avec les sensations au fond, c'était au contraire un plaisir d'engourdissement, d'absence de contact, c'était un paravent qui me protégeais de ta force* »[5].

---

[1] Arcan N., 2001. *Putain*, Paris, Le Seuil, p. 27.
[2] *Op. cit.*, p. 29.
[3] Arcan N., 2004. *Burqa de chair*, Paris, Le Seuil, p. 99.
[4] Arcan N., 2001. *Op. cit.*, p. 30.
[5] *Op. cit.*, p. 176.

BOYESEN Gerda (1922-2005)

Bernard ANDRIEU
Université René Descartes – Sorbonne Paris Cité

Ola Raknes[1], David Boadella, Paul Ritter, Lillemore Johnsen et Gerda Boyesen sont les fondateurs de la *Norwegian Body Psychotherapy Training School.* Née en 1922 à Bergen, cette dernière entame à 25 ans des études de Psychologie à l'Université d'Olslo. Elle y découvre la végéto-thérapie à travers le livre d'Harold Schelderup : *Biodynamic Psychotherapy, Vegetotherapy, Deep-Draining* et *Biodynamic Massage.* Ola Raknes la forme aux théories de Reich venu se réfugier en 1934 en Norvège. Le massage biodynamique utilise les mains pour rééquilibrer les réseaux sympathiques et parasympathiques afin de retrouver l'autonomie du système nerveux.

Les réflexes de sursaut de son corps lors des premiers massages lui font ressentir des sensations très intenses en revivant le sentiment de terreur que Gerda éprouvait lorsqu'elle avalait la nourriture dans son enfance. Dès lors, elle estime « *qu'il soit possible d'influencer par le massage l'inconscient et les émotions refoulées. Le corps opérerait son processus de répression du haut vers le bas, de la surface vers les profondeurs, vers le pelvis dans les jambes... Le corps encapsule les émotions en rendant les muscles tellement rigides que la contraction subsiste de manière chronique* »[2] du fait de la non élasticité des tissus musculaires. La guérison de la névrose trouverait dans l'expansion de l'énergie dans l'organisme, un moyen d'inverser « *le refoulement, la contraction, également au niveau psychologique* »[3].

Ce mécanisme de digestion de la névrose et des conflits émotionnels peut être mis en œuvre dans le corps en retrouvant « *l'équilibre normal entre fléchisseurs et extenseurs et l'harmonie réelle entre la réponse musculaire et le rythme respiratoire* »[4]. Le massage agit sur ces changements subtils par une pression fluidique exercée dans les membranes. Une description systématique des symptômes repose sur le blocage et la libération de l'énergie : « *En premier lieu, nous rencontrons l'encapsulation, les défenses*

---

[1] Raknes O., « Orgonomic Work in Scandinavia », *Orgone Energu Bulletin,* Vol. III(1), January 1951, p. 42-52 (Read at the Second International Orgonomic Convention on August 22, 1950).
[2] Boyesen G., 1985. *Entre Psyché et Soma. Introduction à la psychothérapie biophysique,* Paris, Payot, p. 27.
[3] *Op.cit.*, p. 34.
[4] *Op.cit.*, p. 43-44.

physiologiques, la cuirasse musculaire, la cuirasse tissulaire, l'énergie est statique. Lorsque les défenses s'effondrent, la dynamique énergétique fait alors son apparition... L'énergie passe au-delà de l'encapsulation et pulse vers la surface jusqu'à ce qu'elle soit bloquée à nouveau par la cuirasse tissulaire. La force dynamique de l'énergie s'accumule, attire davantage de fluide et cela engendre les difformités qui se solidifient par la graisse et les infiltrations dans les tissus conjonctifs (œdèmes, cellulite) »[5].

Sans la perméabilité des membranes qui permet à la bioénergie de circuler dans le corps, la « *psychanalyse manuelle du corps* »[6] se distingue de la méthode d'Alexander Lowen, que nous avons exposé dans le premier chapitre, en allant plus loin que les simples tremblements bioénergétiques ou les fines vibrations dans tout le système musculaire[7]. Selon la théorie de Gerda Boyesen, le processus péristaltique des intestins (c'est-à-dire les gargouillements du ventre) joue grand rôle crucial dans le processus de nettoiement, mais sont aussi une réponse à la pression de l'organisme associée au stress émotionnel. Ce « *psycho-péristaltisme* », comme l'appelle Gerda, purifie littéralement le corps des effets résiduels restants d'un événement émotionnel. Mais le cycle ne peut se terminer de lui-même que dans des conditions de paix et de sécurité, quand l'organisme cesse d'être en état d'alerte. Lorsqu'une personne vit dans une atmosphère de stress et de conflit et ne peut jamais se sentir profondément en sécurité, le psycho-péristaltisme est inhibé et les muscles intestinaux perdent leur capacité de déclencher une « armure viscérale ».

Cette fonction d'autorégulation perdue, les effets du stress demeurent. La circulation des fluides du corps est insuffisante et, par voie de conséquence, les tissus ne sont pas correctement nettoyés. La bioénergie ne peut pas circuler librement afin de vitaliser chaque cellule et le fonctionnement cellulaire est diminué. C'est l'« armure tissulaire ». Du niveau et du lieu du toucher dépend le déclenchement du processus biodynamique. Du point de vue corporel, il s'agit surtout de gérer la coordination entre fluides et muscles avec un modèle énergétique de l'émotion. Du point de vue de la végéto-thérapie, l'accent est mis sur le soutien des mécanismes d'autorégulation psychophysiologique d'un organisme.

---

[5] Boyesen G., 1985. *Op.cit.*, p. 65.
[6] *Op. cit.*, p. 75.
[7] *Op. cit.*, p. 140.

BRANDT Thure (1819-1895)

Bernard ANDRIEU
Université René Descartes – Sorbonne Paris Cité

Thure Brandt tente de faire la synthèse[1] entre le reboutement et la future ostéopathie en utilisant, au cours de l'été 1847, une technique pour réduire un prolapsus rectal. Une fois placé le malade dans une position demi-couchée, sa main droite pousse profondément l'hypogastre gauche vers le fond du bassin, tout en bas, puis tire en dedans et en haut en exécutant une vibration douce simultanée. Cette mise au point des mouvements thérapeutiques congestionnant et hémostatiques définit le massage comme une manipulation thérapeutique[2], rétablissant en les modifiant correctement le jeu des fonctions, l'intégrité des actes physiologiques, la forme et la composition des tissus.

Henry Stapfer (1847-1912), chef de clinique obstétricale et gynécologique de la faculté de Médecine de Paris, introduit en France, en octobre 1892, dans *Les Annales de gynécologie,* les travaux de Thure Brandt. Il est soutenu par Adolphe Pinard (1844-1934), professeur de clinique obstétricale à Lariboisière puis à Baudelocque, qui a publié en 1878 un *Traité du palper abdominal du point de vue obstétrical et de la version par manœuvres externes*. La méthode Stapfer-Brandt vise ainsi toutes « *les éclopées du bas-ventre* » sans être invalidante et tranchante comme d'autres techniques. Just Lucas-Championnière (1843-1913) soutient, en 1886, une mobilisation précoce des fractures en contrant les effets de l'immobilisation qui retarde la formation du cal et provoque ankylose, et accidents compressifs et circulatoires. Le massage[3] apparaît comme le moyen rétablir la circulation, mais surtout comme un mode de traitement des fractures.

---

[1] Brandt T., 1864. *Des affections et des prolapsus utérins*, Stockholm ; 1868. *Nouvelle méthode gymnastique et magnétique pour le traitement des maladies des organes du bassin et principalement des affections utérines*, Stockholm et Paris, éd. Cherbuliez.

[2] Quantité de publications, analysées par Christian Trédaniel, soulignent l'importance, depuis 1863, de la réception critique du massage manipulation : Estradère J., 1863. *Du massage, son historique, ses manipulations, ses effets physiologiques et thérapeutiques*, Paris ; Laisné N., 1868. *Du massage, des frictions et manipulations appliqués à la guérison de quelques maladies*, Paris ; Phelippeaux (de Saint-Savinien), 1870. *Étude pratique sur la friction et le massage*, Paris ; Norström G., 1884. *Traité théorique et pratique du massage*, Paris ; Petit L., 1885. *Le massage par le médecin*, Paris.

[3] Lucas-Championnière J., 1895. *Le traitement des fractures par le massage et la mobilisation*, Paris, Eueff ; 1910. *Précis du traitement des fractures par le massage et la mobilisation*, Paris, Steinheil.

BROWN Isaac Baker (1812-1873)

Bernard ANDRIEU
Université René Descartes – Sorbonne Paris Cité

L'obstétricien chirurgien accoucheur anglais commence à opérer au St Mary Hospital de Londres en 1854, et réussit pour la première fois à enlever les ovaires à une patiente – qui était sa propre sœur, devenant ainsi une célébrité du monde médical. La même année sort son livre *On Surgical-Diseases of Women*. En 1865, il est nommé Président de la *Medical Society of London* et membre de plusieurs sociétés savantes nationales et internationales. Au sommet de sa carrière, il publie l'ouvrage *On the Curability of certain Forms of Insanity, Epilepsy, Catalepsy and Hysteria in Females* (1865) où il recommande la clitoridectomie comme intervention chirurgicale afin de soigner les maladies mentionnées dans son essai. Isaac Baker Brown décrit plusieurs cas qu'il aurait opérés.

Parmi eux, cette jeune fille de 21 ans qui souffrait à la fois du dos et d'hémorragie depuis des mois en allant à la selle. Les médecins qui la soignaient avaient diagnostiqué une malformation de la matrice et firent appel au Dr Isaac Baker Brown. Ce dernier constata que ses organes génitaux internes étaient en bon état, mais qu'elle présentait des lésions au niveau externe. Il lui extirpa le clitoris et, selon ses dires, la jeune fille n'eut plus jamais de douleurs dans le dos. Dans un cas d'épilepsie, le chirurgien diagnostiqua que la patiente présentait des signes de masturbation sur la partie externe des organes génitaux et avait un polype sur le col de l'utérus. Convaincu que l'origine de toutes maladies nerveuses prenait sa source dans la masturbation, il lui enleva le clitoris. Afin d'enrayer cette pratique « honteuse », il enlevait aux fillettes et aux femmes le clitoris, et dans certains cas, les petites lèvres

Références

BAKER BROWN I., 1854. *On Surgical-Diseases of Women*, London, John W. Davies.

1865. *On the Curability of certain Forms of Insanity, Epilepsy, Catalepsy and Hysteria in Females*, London, Robert Hardwicke.

DOLTO Boris J. (1899-1981)

Bernard ANDRIEU
Université René Descartes – Sorbonne Paris Cité

Boris J. Dolto souligne combien le rôle du tact dans le langage du corps dépend de la main du masseur ; l'habileté de cette dernière repose sur des techniques bio-mécaniques tenant compte du vécu anatomo-physiologiste : « *La chair du patient et les mains ne font plus qu'un tissu* »[1]. En voulant faire coïncider l'image de l'apparence extérieure du corps et l'organisation de l'image corporelle de soi, la kinésithérapie pourrait définir une cybernétique corporelle où le vivant et le vécu seraient à réconcilier. Le tonus, la posture et la motricité, étroitement liés à l'activité contractile, exigeraient un massage qui touche tant la structure que la fonction. Il conviendrait de palper en profondeur pour passer d'un toucher périphérique à un toucher plus intense.

Les massages kinésithérapiques, effectués sur prescription médicale, s'intègrent dans une logique médicale et purement symptomatique de la rééducation d'une partie du corps plus ou moins affectée ; à base d'effleurages, de pétrissages, de pression glissées, de percussions, ils sont effectués très rapidement en complément des techniques de musculation. Ces manœuvres ont une visée purement physique de relâchement des tensions musculaires locales et de restauration des tissus. Ils ne sont pas conçus avec la notion de globalité du corps.

[1] Dolto B.J., 1976. *Le corps entre les mains*, Paris, Hermann, p. 34.

DICKE Elisabeth (1884-1972)

Bernard ANDRIEU
Université René Descartes – Sorbonne Paris Cité

Elisabeth Dicke essaye, en 1929, de trouver un soulagement : suite à des problèmes d'irrigations de la jambe droite, et peu avant l'amputation avec également de fortes douleurs dans le dos, le sacrum et de la hanche droite, elle trouve une façon de caresser les tissus ; en tirant du bout du doigts au niveau du sacrum et dans la région du grand trochanter sur le tenseur du *fascia lata*, elle ressentit un bien être. Elle établit la technique de massage du tissu conjonctif[1]. Wolfgang Kohlkraich (1888-1980) poursuivra cette technique dans les années 1950 en établissant, dans une perspective de gymnastique d'auto-médication hygiénique une carte de géographie des traits à effectuer.

À l'âge de 18 ans, en 1926, le Dr Milton Trager (1908-1997)[2] découvre par pur hasard les premiers principes de son approche alors qu'il donne un massage à son entraîneur de boxe complètement éreinté. Étonné de l'effet produit sur l'instructeur, Trager se met ensuite à expérimenter sa manière de toucher sur les personnes éprouvant douleurs et tensions musculaires. Il a consacré plus de cinquante années à élaborer son approche. Le *Trager®* est une approche psychocorporelle qui vise à libérer le corps et le mental par le toucher et l'éducation au mouvement. Une séance de *Trager* comporte donc deux aspects : le travail réalisé sur table et l'apprentissage de mouvements simples, appelés les *mentastiques*, que le praticien enseigne au patient afin qu'il puisse reproduire, quand bon lui semble, la sensation de bien-être ressentie durant la séance. Au cours d'un séjour en Californie, il rencontre Betty Fuller qui reconnaît immédiatement les bienfaits de sa démarche et le persuade de fonder l'Institut Trager. Établi en Californie en 1979, l'Institut Trager est l'organisme qui établit et contrôle le programme de formation en *Trager* à l'échelle internationale.

C'est Eunice D. Ingham (1889-1974), une physiothérapeute américaine, assistante du Dr Fitzgerald, qui mit au point au début des années 30, à partir des découvertes du médecin, la réflexologie telle qu'on la connaît

---

[1] Dicke E., Schlak H., Wolf A., 1978. *A Manual of Reflexive Therapy of the Connective Tissue*, New York, Ed.Sydney S/ Simon.

[2] Trager M., 1994. *À mon corps je dis oui,* Gap, éd. du Souffle d'or, coll. « Chrysalide », 172 p.

aujourd'hui. Elle est l'auteure du premier traité de réflexologie moderne[3] qui propose une cartographie des mains et des pieds comme parfait reflet du corps, proposant ainsi, avant que le concept ait même été élaboré, une représentation holographique du corps humain. Elle a donné des séminaires partout en Amérique du Nord et fondé la première école de réflexologie, le *National Institute of Reflexology*, dorénavant dirigé par Nancy et Dwight Byers (neveu d'Eunice Ingham). Ceux-ci transmettent l'enseignement reçu dans plusieurs pays du monde, sous la bannière de l'*International Institute of Reflexology.*

James H. Cyriax (1904-1985), fils d'Edgar Ferdinand Cyriax, fut le premier en 1929 à entreprendre de manière systématique et approfondie l'étude des affections des tissus mous de l'appareil locomoteur. Il invente un massage orthopédique. Débutant comme chirurgien orthopédique au St. Thomas'Hospital de Londres, il eut rapidement l'impression qu'un très grand nombre de lésions de l'appareil locomoteur ne recevait pas de diagnostic définitif, traînait et ne recevait pas un traitement adéquat. Il se mit à s'intéresser à ces affections « embarrassantes » et finalement, il fit de cette étude l'œuvre de sa vie .Il crée en 1940 le *deep transverse friction*[4].

À l'âge de 18 ans, en 1926, le Dr Milton Trager[5] découvre par pur hasard les premiers principes de son approche alors qu'il donne un massage à son entraîneur de boxe complètement éreinté. Étonné de l'effet produit sur l'instructeur, Trager se met ensuite à expérimenter sa manière de toucher sur les personnes éprouvant douleurs et tensions musculaires. Il a consacré plus de cinquante années à élaborer son approche. Le *Trager®* est une approche psychocorporelle qui vise à libérer le corps et le mental par le toucher et l'éducation au mouvement. Une séance de *Trager* comporte donc deux aspects : le travail réalisé sur table et l'apprentissage de mouvements simples, appelés les *mentastiques*, que le praticien enseigne au patient afin qu'il puisse reproduire, quand bon lui semble, la sensation de bien-être ressentie durant la séance. Au cours d'un séjour en Californie, il rencontre Betty Fuller qui reconnaît immédiatement les bienfaits de sa démarche et le persuade de fonder l'Institut Trager. Établi en Californie en 1979, l'Institut Trager est l'organisme qui établit et contrôle le programme de formation en *Trager* à l'échelle internationale.

---

[3] Ingham E.D., 1984. *Original Works of Eunice D. Ingham : Stories the Feet Can Tell Thru Reflexology/Stories the Feet Have Told Thru Reflexology*, Ingham Pub

[4] Cyriax J.H., 1975. *Manipulation*, Heinemann Med. 1993, *Cyriax's Illustrated Manual of Orthopedic Medicine*, Oxford, Butterworth-Heinemann

[5] Trager M., 1994. *Op. cit.*

DURIÈS Vanessa (1972-1993)

Bernard ANDRIEU
Université René Descartes – Sorbonne Paris Cité

L'inconscience est un moyen de supporter les épreuves corporelles en pensant à autre chose, à une autre personne en l'occurrence, dès lors que l'amour n'est plus investi dans le corps sexuel. Vanessa Duriès le décrit très bien dans son second et dernier texte : « *« Aucune imagination » se répétait-elle. Elle avait été travaillée au fouet, baisée par devant et par derrière, cravachée, menottée, assise sur des pals qui lui distendaient monstrueusement l'anus-prélude à un fist-fucking anal auquel se risquèrent deux femmes puis un homme à la pogne de boucher qui la fit hurler en enfonçant son poignet en elle, et passa cinq bonnes minutes à pétrir entre ses doigts des matières visqueuses – qu'il lui fit sucer et avaler quand il retira enfin sa main de son cul... elle ne sentit ni les coups, ni les verges qui la forçaient, ni les déjections qui prétendaient la transformer en cuvette des chiottes, comme on dit élégamment dans ces cercles. Elle n'était plus de ce monde* »[1]. Deux ans auront suffi pour, si on compare avec le premier texte sur *Le Lien*, transformer l'abandon corporel et l'hyperesthésie consciente en une inconscience anesthésiante : « *Il peut tout obtenir de moi, me forcer, concrétiser tout ce qu'il désire ou n'ose même pas avouer : je suis guidée par la confiance que je lui porte. Confiance aveugle où je deviens moi-même aveugle lorsqu'un bandeau ou un masque de cuir recouvre mes yeux* »[2].

La peur tient à l'imagination suscitée par la situation en submergeant la personne dans un défaut de repères, comme lorsque l'on fait croire à Vanessa, en brandissant devant elle un fer rougi dans les braises pour la marquer : « *Je n'étais pas préparée à cette épreuve... je tremblais de tous mes membres en suppliant Pierre du regard, mais en étant trop orgueilleuse pour extérioriser ma peur. Peur de la mutilation, de la douleur, de savoir mon corps marqué à vie, peur de crier, peur de déplaire, peur de décevoir, peur de ma propre peur que je désavouais... je ne pus retenir un cri de terreur lorsque je crus sentir la brûlure sur ma chair sensibilisée... J'étais bel et bien marquée, mais seulement à l'encre noire* »[3]. Les limites de la représentation de soi et de l'image de son corps sont atteintes au cœur même de l'expérience imaginée.

---

[1] Duriès V., 2003. *Le lien*, Paris, J'ai lu, p. 54.
[2] Duriès V., 1993. *L'étudiante, récit inachevé* [et] *Le lien*, Paris, éd. Blanche, p. 12.
[3] *Op. cit.*, p. 65.

Après les coups et autres séances, le retour à la vie normale laisse, par la répétition, le goût de l'usure : « *Neuf fois sur dix, les séances l'amenaient au bord de la rupture, les jambes en coton, avec la sensation de ne plus pouvoir faire un pas – sans compter la douleur, les brûlures du fouet ou de la cravache, les élancements de son ventre ou de son anus ravagés. Le pire, c'étaient les seins, à cause des pinces* »[4].

Mais dans la pratique physique, le plaisir psychique est mis à l'épreuve : ici des pinces sur les lèvres du sexe et du clitoris, qui peuvent être balancées par le sujet lui-même. La prise de « *contrôle de mon cerveau* » par la douleur « *commandait à mon corps de jouir de cette souffrance fulgurante magnifiée par mon obéissance servile* »[5]. Car « *l'entraînement à la douleur n'est après tout qu'un entraînement sportif comme un autre : on parvient aisément à reculer les limites et à endurer à chaque expérience un peu plus longtemps la sensation de la souffrance à laquelle on finit par s'habituer* »[6].

La mésestime de soi est ce moment inédit où l'expérience vécue est imposée par le/la maître/maîtresse qui connaîtrait l'intérêt de celle-ci pour notre corps malgré sa position toute extérieure d'autorité : « *Lorsque Maître Didier installa l'une après l'autre les pinces dont le poids étirait douloureusement ma peau, je crus ne pouvoir les supporter* »[7].

La fierté, « *cette farouche volonté de ne jamais décevoir* [le/la maître/maîtresse] *Pierre m'a permis d'assumer bien des sévices* »[8], peut aussi être un jeu mis en place par le corps

L'humiliation est produite par le retournement d'un orifice sur un autre, comme l'anus senti par la bouche transgressant le sens naturel de la nourriture au déchet : « *Le doigt se retira aussi brutalement qu'il était entré et vint se promener sur mes lèvres, qui furent écartées et ouvertes pour que ma bouche fût imprégnée du goût âcre de ma cavité. Je ne pus réprimer une nausée de dégoût, principalement causée par l'humiliation que je ressentais* »[9].

La transpiration est un signe de la décorporation qui est imposée à l'*habitus* en forçant le corps à livrer sur sa peau la différence entre ce qui est supportable et ce qui devient insupportable. Vanessa Duriès, dans son récit des coups de cravache de Maître Didier, précise : « *Je transpirais*

---

[4] Duriès V., 2003. *Op. cit.*, p. 49.
[5] Duriès V., 1993. *Op. cit.*, p. 35.
[6] *Op. cit.*, p. 56.
[7] *Op. cit.*, p. 75.
[8] *Op. cit.*
[9] *Op. cit.*, p. 27.

abondamment, mon corps se tendant en une supplication muette, mais évidemment éloquente. Comme je le savais maintenant, la douleur qui me tenaillait se mua lentement en plaisir, et je me dis que je jouissais... »[10]. Cette mutation interne de la douleur en plaisir est un vécu intime inédit dont la transpiration est l'exhalaison. Le plaisir se manifeste dans l'écoulement même de la peau.

[10] Duriès V., 1993. *Op. cit.*, p. 75.

ÉTHAIRE Étienne (1973-)

Isabelle JOLY
Finances Publiques, Bruxelles

Étienne Éthaire (2003 ; 2004) est un écrivain belge qui se met dans la peau des femmes au travers de ses romans. Dans *La langoureuse*, il fait l'expérience en première personne d'être une femme et se demande « l'effet que cela fait », pour paraphraser le philosophe Nagel (1983). Cette héroïne, confrontée à ses doubles, se pose la question des limites corporelles, celle du corps et de sa représentation, celle du corps de l'enfant et celui de la mère de celui-ci. Dans *Alissia Lone*, l'auteur raconte le viol d'une femme vue par elle-même. Tout se passe à l'intérieur du corps qu'elle choisit de dresser pour résister à cet acte violent et au souvenir de celui-ci. Le corps est internalisé.

En effet, Éthaire décrit le corps de ses personnages de l'intérieur, en plaçant son propre corps d'écrivain d'un point de vue féminin. Il est question du corps et de son image, mais aussi du désir féminin. Dans *La langoureuse*, la narratrice décrit son rapport à son propre corps : « *Tous voulaient mon corps. Pourquoi le leur aurai-je refusé ? Il y avait tant de désir derrière leurs insistances, et sous ma peau tant d'indifférence* »[1]. La langoureuse est également confrontée à la représentation de son corps, de son reflet dans le miroir : « *Je devais tuer mon double. Alors, j'ai frappé le reflet. Et le miroir s'est effondré en miettes, les bris de glace tombant un à un dans l'évier* »[2]. Le rapport au corps est complexe, la narratrice tâchant de rompre le lien entre son corps et son propre reflet.

Cet ouvrage aborde aussi la question de l'inceste entre une mère et sa fille, décrit crument : « *Ma mère et moi osions toutes les audaces, disais-je. Sa langue s'introduisait partout. Sur chaque parcelle de peau, j'avais l'impression de posséder un orifice. Je voulais être mangée. En tout cas, j'étais un sexe, rien qu'un sexe, toute entière vouée à des aspirations buccales* »[3]. Comment la narratrice vit-elle cette relation ? Elle semble se poser la question de « l'anormalité » de l'acte : « *Esther s'adonnait à ses attirances saphiques, et le fait que j'étais sa fille ne changeait rien à l'affaire. L'inverse n'était pas vrai. J'avais conscience d'aimer ma génitrice* »[4]. La narratrice se trouve confrontée de nouveau avec son reflet au

[1] Éthaire E., 2003. *La langoureuse,* Liège, Le Somnambule équivoque, p. 10.
[2] *Ibid.*, p. 66.
[3] *Ibid.*, p. 78.
[4] *Ibid.*, p. 85-86.

travers le corps de sa propre mère qu'elle aime et qui, dans le même temps, se pose la question de la possibilité d'aimer physiquement la chair dont elle est issue. Il faudrait contraindre le corps à refuser tant de désir.

Dans *Alissia Lone*, Éthaire raconte l'histoire d'une star de l'audimat qui se fait agresser et violer par une bande de jeunes qui ne la reconnaît pas. Ici, le viol est abordé sous l'angle de la survie : « *Je suis Alissia Lone, emmurée, comme frappée d'obscurité. Violence s'est abattue, les fouets d'hommes non désirés, imbus de pouvoir jusqu'à haïr les étoiles. Entrailles écartelées, je leur cède mon corps, seule la survie compte, ils ont des crans d'arrêt : sous ma jupe retroussée, vont et viennent des lames froides, allers et retours métalliques* »[5]. Ce texte rappelle les dires de l'écrivaine française Virginie Despentes (2006) lorsqu'elle écrit : « *La prostitution a été une étape cruciale, dans mon cas, de reconstruction après le viol. Une entreprise de dédommagement, billet après billet, de ce qui m'avait été pris par brutalité. Ce que je pouvais vendre, à chaque client, je l'avais donc gardé intact* »[6]. Chez elle, le vécu de la femme violée et celle de la prostituée sont intimement liés. Ce qui compte avant tout, c'est de sauvegarder sa liberté, son indépendance.

Le personnage d'Alissia Lone, chez Éthaire, résiste à cette expérience non pas en se prostituant, mais en restant libre, et c'est en cela, selon nous, que l'auteur rejoint Virginie Despentes. Un an après le viol, Alyssia Lone décrit sa vie : « *Je suis Alissia Lone, ex star de l'audimat. Au lieu de toucher dix mille euros de salaire net, je vis à la bohème. Ne pas perdre sa vie à travailler, c'est le premier des luxes. Un bon débarras, la dépendance aux fiches de paye. Une sensation de pureté. Je suis Alyssia Lone, la maman de Gilles et de Lucas. Je vis du plaisir de les voir grandir* »[7]. L'héroïne a gardé secrète l'expérience du viol et a dépassé celle-ci au travers sa liberté de vivre. Celle-ci n'est possible qu'en dressant le corps, en le contraignant à supporter la douleur intérieurement, du viol d'abord, et le souvenir de cette douleur du viol ensuite.

Nous avons repris ici l'idée fondamentale de Foucault du dressage des corps en montrant combien les pratiques corporelles actuelles, exprimées dans l'art belge contemporain allait dans ce sens d'un dressage des corps, non plus par de le biais de l'institution, mais par le corps individuel qui se dresse lui-même par l'autocontrainte dans l'objectif de tester ses limites corporelles. Pour appuyer notre argumentation, nous avons cité à titre d'exemples les œuvres de Jan Fabre, Caroline Lamarche et Étienne Éthaire.

---

[5] Éthaire E., 2004. *Alissia Lone,* Liège, Le Somnambule équivoque, p. 11.
[6] Despentes V., 2006. *King Kong Théorie,* Paris, Grasset, p. 72.
[7] Éthaire E., 2004. *Op. cit.*, p. 88.

La finalité de l'autodressage peut être artistique (chez Jan Fabre), érotique (chez Caroline Lamarche) ou encore libertaire (chez Étienne Éthaire). Le corps sous contraintes devient dès lors une pratique d'épanouissement et de jouissance, et non plus un système dont le but est de produire des « corps dociles ». À l'inverse, l'autodressage rend possible la liberté corporelle et génère des « corps indociles ». En effet, l'autocontrainte témoigne de la liberté humaine et de son insoumission aux institutions génératrices de « corps dociles ». Les corps autodressés n'obéissent à personne d'autre qu'à eux-mêmes. Ils sont les deux faces d'un être double, à la fois maître et esclave de son propre corps.

Bibliographie

DESPENTES V., 2006. *King Kong Théorie,* Paris, Grasset.

ÉTHAIRE E., 2003. *La langoureuse,* Liège, Le Somnambule équivoque.

2004. *Alissia Lone,* Liège, Le Somnambule équivoque.

LAMARCHE Caroline (1955-)

Bernard ANDRIEU
Université René Descartes – Sorbonne Paris Cité

Le vécu d'une intromission gonflable dans son corps, comme le raconte Caroline Lamarche dans son livre *La Nuit l'après-midi*, produit une perte de repères qui la précipite dans la peur d'une délimitation inconnue de son corps interne : « *A l'entrée du vagin, un objet inerte cette fois, et silencieux, qu'il pousse sans ménagement, qui me dilate, se gonfle en moi, souple et pourtant rigide, loin, toujours plus loin, je vais éclater, je redresse le buste affolée, mais l'homme continue, comme un forcené il me perfore sans répit, mon ventre est une cloche contre laquelle sonne un battant monstrueux, mon vagin, je le sens maintenant contre la paroi abdominale, comme si cette chose, ce dirigeable, allait me crever la peau à la hauteur du nombril, je ne croyais pas que c'était possible, d'aller si loin, si haut, dans une direction inconnue, l'objet progresse avec l'acharnement d'une arme autonome, je crie maintenant, sans pudeur, je crie que j'ai peur, j'ai peur, j'ai peur, mon ventre est en feu, mes muqueuses se consument.. alors, en un réflexe de survie brutal, à la mesure de la douleur, de l'épuisement, mes muscles se rebellent, mes genoux se relèvent, mon dos se cambre, je glisse comme une aiguille, l'objet coule de moi, glisse contre ma cuisse, agité de spasmes inutiles* »[1]. La profondeur interne du corps est un vécu intime inédit qui reconfigure l'espace propre à partir de formes jusque-là inédites.

[1] Lamarche C., 1998. *La nuit l'après-midi*, Paris, éd. de Minuit, p. 48.

L. Marie (1969-)

Bernard ANDRIEU
Université René Descartes – Sorbonne Paris Cité

Avec *Confessée*, publié initialement chez Climats, « *récit autobiographique frontal et urgent de la nécessité de vivre, s'adjoint, quinze ans plus tard, Quelques lettres au milieu d'elle, abécédaire inédit. Marie L. nous emmène en voyage, appareillant en des territoires cruels et intimes* ». Pour vivre cette absolue dépersonnalisation, il faut, précise t-elle, « *tendre vers l'objet* »[1] plus que la réification qui serait encore un mode de réalisation de soi dans l'aliénation. Sous les coups, « *J'étais sa chose, punie d'être encore quelqu'un, de ne pas être assez « rien »* »[2]. Face au spectacle de son amie Anna, fisté par les poings, Marie L. se fait vomir elle-même, dégoûtée d'elle-même : « *Je les hais. Je dégueule. Je pleure. Je grogne et je redégueule, et mon estomac se rétracte, et je me suis encore poussé quelques gouttes entre les jambes. J'ai trop poussé, mais je crois qu'il n'y a plus rien qu'il n'y a plus rien à l'intérieur. C'est vide, concave* »[3].

Le dégoût de soi, jusque dans le désir d'autodestruction, trouve dans la soumission, même absurde, le moyen de se transcender, de sortir d'un corps insupportable, comme le précise Marie L. : « *Je jouissais de ce spectacle pathétique et tragique, vénérant ma propre image désarticulée et tragique, vénérant ma propre image désarticulée, pitoyable, mon corps offert reflétant l'absurdité de ma vie. Ce corps que je déteste. Je me déteste, je m'exècre, mais j'ai tant besoin, par ces outils que sont mes partenaires, par cette souffrance que je leur arrache, de me transcender, moi l'haïssable* »[4]. Elle développe depuis la disparition d'E. ce qu'elle appelle dans son entretien avec Alexandre Gamberra, le « *masochisme d'abstinence* » : « *La notion d'abstinence fait appel à l'expression physique étouffée. Le masochisme reste là, il coule dans mes veines, assombrit l'air que je respire, dans mes chairs, dans mon âme, mon cœur, et mon esprit. Il est moi en moi. Mais je ne l'exprime plus physiquement dans des échappées mortifères comme je l'ai longtemps fait. Cette sensation d'être suspendue au-dessus du vide. Le masochisme revêt tout son sens dans cette idée de suspension* »[5].

---

[1] L. M., 1996. *Confessée*, Paris, Climats, p. 8. Rééd. 2000, Paris, La Musardine.
[2] *Op. cit.*, p. 16.
[3] L. M., 2001. *Noli me tangere*, Paris, La Musardine, p. 23.
[4] L. M., 1996. *Op. cit.*, p. 9.
[5] Gamberra A., « Marie L. is back : le chant mystique d'une "masochiste abstinente" », 5/2/2010, [en ligne] sur : http://tempsreel.nouvelobs.com/rue89/.

Marie L., dans *Bloody Marie*, se photographie avec le Polaroïd prêté par Pierre Bourgeade en se montrant l'aiguille pénétrant ses seins et sa bouche, le cutter tranchant sa langue, cousant par le fil les lèvres de son sexe, écoulant le sang. L'image photographique n'est plus ici dans la représentation esthétique de soi ou la recherche d'un plaisir d'exhiber sa souffrance pour la comprendre : « *Il s'agit de chair, de sang, de souillure, de transe et non du désir d'ajouter une image, si modeste soit-elle, ou si surprenante, à l'histoire de la photographie* »[6]. L'auto-incarnation de sa chair dans l'image, dans un livre dédié « *à Pierre pour m'avoir remise sur le chemin des mots* », montre la blessure sanguinolente pour saisir cet écoulement de soi. Seul texte de Marie L. qui précède les images, les circonstances de l'expérience sans autre limite, sont en-dehors de toutes sensations : « *Quand on ne peut plus dormir ; Quand on ne peut plus écrire ; Quand on ne peut plus rire ; Quand on ne peut plus pleurer ; Quand on ne peut plus bouger ; Quand on ne peut plus hurler ;Quand on ne peut plus entendre ; Quand on ne plus s'entendre ; Quand on ne peut plus vivre. Les images...* ».

Références

L. M., 1996. *Confessée*, Paris, Climats. Rééd. 2000, Paris, La Musardine.

1998. *Petite mort, journal*, Paris, éd. Blanche.

2000. *No love*, Polaroïds et poèmes, Paris, Les Libraires entre les lignes.

2001. *Bloody Marie,* Paris, éd. Alixe.

2001. *Noli me tangere*, Paris, La Musardine.

2010. *Red Sofia Song,* Paris, éd. Cartouche.

L. M. et BOURGEADE P., 2000. *L'autre face, portraits de la face cachée de Paris* [photographies et Polaroïds], Paris, éd. Arléa.

[6] L. M., 2001. *Noli me tangere*, Paris, La Musardine.

PALMER Daniel David (1845-1913)

Bernard ANDRIEU
Université René Descartes – Sorbonne Paris Cité

À l'âge de 20 ans, la guerre de Sécession terminée, D.D. Palmer quitte Toronto pour faire fortune aux États-Unis en tant qu'arboriculteur et apiculteur. Après la mort de sa femme, en 1884, il s'installe comme magnétiseur à Davenport où il s'intéresse également à la naturopathie et à l'homéopathie. C'est au hasard d'une consultation avec le domestique noir Harvey Lillard qu'il découvre la *chiropraxie*, le 18 septembre 1895. Cette méthode pour remettre les vertèbres en place, lie magnétisme, l'énergie et les fluides au service d'une conception holiste de l'état de santé.

D.D. Palmer raconte son premier ajustement : « *un portier dans le bloc de Ryan, là où j'ai eu mon bureau, avait été si sourd pendant 17 années qu'il ne pouvait pas entendre la raquette d'un chariot sur la rue ou le coutil d'une montre. J'ai (...) appris qu'il exerçait dans un espace étroit, dans une position si penchée qu'il a senti quelque chose se bloquer dans le dos* [avant de perdre l'ouïe]. *Un examen a montré une vertèbre étirée par rapport à sa position normale. Je pensais que si elle était remplacée, l'audition de l'homme devait être reconstituée. (...) Je l'ai étiré en employant la colonne vertébrale comme levier et bientôt l'homme pouvait entendre comme avant* ». L'ajustement aurait porté sur la 4e vertèbre thoracique et a abouti à la restauration de ce sens perdu il y a des années.

Partant du raisonnement lui ayant servi à élaborer ce traitement, Palmer appliqua alors une semblable ligne de pensée à d'autres individus présentant une variété de problèmes, utilisant chaque fois l'apophyse épineuse d'une vertèbre comme d'un court bras de levier afin de produire l'"ajustement. Il avait compris que la subluxation, les rétrécissements et les compressions empêchaient la circulation de l'énergie innée.

Par la suite, il a continué à développer la chiropraxie, et en 1897, il a fondé l'École de traitement Palmer, à présent connue comme l'Université Palmer de chiropraxie, à Davenport, dans l'Iowa. D.D. Palmer la définit ainsi en 1910 : « *La chiropraxie est la science de la cause des maladies et l'art d'ajuster à la main toute subluxation des 300 articulations du squelette humain – plus spécialement les articulation de la colonne vertébrale – à l'effet de libérer les nerfs coincés* ». C'est une science et un art fondés sur les rapports du système nerveux avec la colonne vertébrale et sur le rôle joué par le système nerveux dans le rétablissement et le maintien de la santé.

La chiropractie repose sur deux concepts fondamentaux : 1. L'existence et la recherche de subluxations vertébrales, 2. La correction de ces lésions selon une technique manuelle spécifique et appropriée. Sans Joseph Lanse (1909-1985)[1], cette science n'aurait pu se développer et être reconnue, depuis sa création, en 1906, par J.F. Alan Howard du *National School of Chiropratic*, devenu en 1929 le *National College of Chiropractic.* Un chiropraticien, Nephi Cottam, était connu pour pratiquer, dès 1920, des ajustements sur le crâne. Il avait en fait créé sa propre méthode et l'on retrouva des traces écrites de son travail en 1929, car il présenta sa méthode au cours de la convention annuelle des chiropraticiens de l'Utah.

Le Dr James Mennell (1880-1957)[2], lui, est un spécialiste médical dans l'utilisation de la manipulation. Il estime qu'il n'y a aucune magie au sujet de manipulation commune. Quand le traitement des symptômes se produit, il doit être conforme aux lois de l'anatomie, la physiologie, la pathologie et la psychologie. Il offre une technique de manipulation pour la correction des perturbations se produisant dans chaque joint capable de soutenir le schéma corporel. Pour la subluxation du joint du sacroiliac, par exemple, il énonce d'un point de vue clinique qu'il est bien connu que, quand un diagnostic lié à la jonction du sacroiliac est fait, si les symptômes sont soulagés en tournant l'ilium sur le sacrum, le bruit audible qui a lieu est d'une nature entièrement différente de celui de la rupture souvent liée à la manipulation de n'importe quel autre joint.

---

[1] Auteur en 1947 de *Chiropractic, principles and technic*, Chicago, NCC.

[2] Mennell J.M., 1949. *The Science and Art of Joint Manipulation*, Vol. 1 : The Extremities, New York, Blakiston Company ; Vol. 2 : The Spinal Column, New York, Blakiston Company, 1952.

REICH Wilhelm (1897-1979)

Bernard ANDRIEU
Université René Descartes – Sorbonne Paris Cité

En 1934, Wilhelm Reich éprouve le besoin de compléter son ouvrage de 1933 sur *L'analyse du caractère*, par une conférence sur contact psychique et courant végétatif[1]. Le manque de contact, phénomène névrotique, provient de l'interdiction du monde extérieur de nous laisser réaliser les tendances libidinales. L'équilibre, que la société occidentale attend, est un équilibre statique entre les forces pulsionnelles et les pulsions inhibitrices. La dissociation et l'opposition produisent une paralysie et une rigidité que le sentiment de solitude intérieure, sinon de mort, exprime. Face à une situation conflictuelle, l'insensibilité et la perte de l'aptitude au contact est un mode de défense pour ne pas avoir à soutenir socialement le conflit entre répression et expression de l'énergie sexuelle : « *le manque de contact est occasionné par le blocage de la motilité de l'orgone du corps (anorgonie)* »[2]. Expression d'une concentration d'opposition et de dissociation, le manque de contact est le reflet de l'angoisse de l'orgasme, faute d'un vécu sensoriel du flux orgastique dans le corps. *Le contact orgastique* occasionne une peur du contact génital en désaffectivant l'excitation : la thérapie consisterait à analyser rigoureusement les attitudes et les sensations pendant la masturbation et l'acte sexuel, pour réinvestir le corps vécu et éliminer la cuirasse caractérielle. En mettant en évidence « *que la convulsion orgastique gouverne le règne animal à la racine même de l'existence bioénergétique* »[3], Reich fait de la fonction de l'orgasme le mode de réalisation de la vie orgonométrique contre laquelle la névrose et la phobie dressent la cuirasse caractérielle.

Les contacts de remplacement, par opposition aux contacts végétatifs immédiats, qui pourraient apporter une satisfaction de l'énergie sexuelle, sont des solutions artificielles : l'attitude sadique de la femme compulsive, la tendresse exagérée entre époux, l'agressivité névrotique ou le comportement masochiste, produisent une « *double vie que les gens sont obligés de vivre* »[4] : la vie culturelle est riche en substitutions et compensations, mais représente en réalité un compromis entre la volonté de vivre et la peur de

---

[1] Reich W., « Contact psychique et courant végétatif », *L'Analyse caractérielle*, Paris, Payot, 1971 (3e ed.) [1948], chap. XIII, p. 245-299.
[2] *Op. cit.*, note de 1945, p. 269.
[3] Reich W., 1974 [1951]. *La superposition cosmique*, Paris, Payot, p. 27.
[4] Reich W., 1971 [1948]. *Op. cit.*, p. 277.

vivre. Devant une telle économie sexuelle personnelle et sociale si troublée, W. Reich idéalise la société primitive qui abolirait le moralisme sexuel : relisant la description par Malinowski des Trobriandais, il y voit une « *appréciation positive de la vie sexuelle génitale parce qu'ils ont pleinement conscience du caractère morbide et taré des perversions* »[5]. Passer d'une attitude anti-sexuelle à une attitude pro-sexuelle relève bien de normes naturelles de l'économie sexuelle et peut seul guérir le névrosé et le pervers en lui faisant abandonner sa lubricité, son agressivité sexuelle et son insatiabilité.

W. Reich situe la mutilation des organes génitaux à l'âge de la puberté, au moment où l'attitude pro-sexuelle doit céder le pas à une attitude anti-sexuelle. La fonction sexuelle-économique de la répression de la génitalité juvénile cherche à imposer une continence moins par une pression morale qu'en raison des intérêts économiques du matriarcat. L'interdit de se toucher et de se procurer une énergie orgiastique se traduit par des sévices infligés : « *L'excision du clitoris chez la fille vise à la réduction brutale de son excitabilité génitale... Les sévices infligés aux jeunes ne sont pas du tout des punitions anticipées d'activités génitales futures, ne sont pas des "actes de vengeance" perpétrés par des adultes, mais des mesures rationnellement fondées du groupe prédominant... Le patriarcat part en guerre contre la sexualité infantile, détruisant d'emblée la structure sexuelle et provoquant l'impuissance orgastique en imposant une cuirasse rigide ; agissant ainsi, il suscite sans le vouloir tout un cortège de névroses, perversions et crimes sexuels* »[6]. La morale sexuelle, par le complexe de castration, organise le manque de contact en détournant la recherche orgiastique et en mutilant le corps.

---

[5] Reich W. 1972 [1932]. *L'irruption de la morale sexuelle. Étude des origines du caractère compulsif de la morale sexuelle*, Paris, Payot, p. 63.
[6] *Op. cit.*, p. 103.

ROLF Ilda (1896-1979)

Bernard ANDRIEU
Université René Descartes – Sorbonne Paris Cité

Ida Rolf, biochimiste formée en sciences et médecine, part en Europe dans les années 30, à la recherche d'un traitement adéquate pour elle-même et sa famille. Elle y explore l'ostéopathie, la chiropraxie, le yoga, les techniques d'Alexander et les travaux de Korzybski sur les états de conscience. À partir des années 40, dans son appartement de Manhattan, elle développe sa propre technique d'intégration structurale. Elle estime qu'il n'y a pas de psychologie, mais uniquement de la physiologie. La technique du *Rolfing*[1] est basée sur l'architecture et la mécanique du corps : la verticalité de la pesanteur doit l'aider à utiliser son propre poids dans son mouvement même. Les manipulations le réorganisent systématiquement en massant les contractures et en retonifiant des parties hypotoniques. Basée notamment sur la théorie et la pratique du yoga et de l'ostéopathie, cette approche stipule, comme l'ostéopathie, que « *la structure gouverne la fonction* », c'est-à-dire que la santé des diverses fonctions corporelles dépend pour une bonne part de la santé de la structure musculosquelettique.

Le monisme est compris par Ida Rolf comme le moyen de combattre la distorsion des structures en rétablissant la continuité entre les blocs[2], métaphore utilisée pour décrire les différentes unités mises en œuvre dans les stations verticale et horizontale. La fonction est le mouvement[3], car la personnalité physique trouve son reflet dans la personnalité psychologique. Le mouvement est le moyen de changer en agissant par la première sur la seconde. L'équilibre ou le déséquilibre physique trouve dans l'énergie du muscle le moyen de restaurer une position dynamique.

[1] Rolf I.P., 1977. *Rolfing : The Integration of Human Structure*, New York, Harper & Row Pub.
[2] *Op. cit.*, p. 33.
[3] *Op. cit.*, p. 153.

STILL Andrew Taylor (1828-1917)

Bernard ANDRIEU
Université René Descartes – Sorbonne Paris Cité

À l'inverse de la tradition artisanale du reboutement, la naissance de l'ostéopathie, le 22 juin 1874 grâce à Andrew Taylor Still[1], vise à conserver à la machine humaine un agencement harmonieux en gardant ouvertes toutes les communications avec le cerveau et en libérant tous les blocages dans la circulation du sang en provenance du cœur. La palpation distingue ainsi les lésions en flexion de celles en extension.

Cette science thérapeutique manuelle, fondée sur la connaissance approfondie de l'anatomie et de la physiologie du corps humain, permet de lui rendre sa souplesse et sa mobilité articulaire et tissulaire afin de restaurer l'état de santé. Elle sollicite les systèmes d'autorégulation afin de rétablir un fonctionnement harmonieux de l'ensemble. L'ostéopathe se propose donc de rééquilibrer le squelette, les muscles et les ligaments, afin que les liquides circulent correctement. Il attachera une importance toute particulière à la colonne vertébrale, pilier de la charpente, qui contient le système nerveux autonome.

Stress, traumatisme, excès ou carences entraînent des phénomènes de tensions dans les tissus du corps qui ne permettent plus un fonctionnement normal de l'organisme. Par des palpations attentives, le praticien recherche ces « lésions ostéopathiques » avant de rétablir le mouvement là où il est perturbé. Elle est parfois définie tel un art, une science, autant qu'une technique pour diagnostiquer et traiter, par les mains, les dysfonctionnements du corps humain. La particularité de l'ostéopathie, reconnue comme une médecine à part entière outre-Atlantique, est de ne pas s'attacher aux symptômes, mais à ce qu'ils génèrent, et d'être basée entièrement sur le principe d'autoguérison. Elle ne se sert d'aucun apport médicamenteux. Ses trois principes fondamentaux sont :

- *unité* de fonction du corps humain. L'être humain est un tout, il forme une unité complète biologique, émotionnelle et spirituelle. Toute perturbation se produisant dans une région déterminée pourra se manifester dans n'importe quelle autre région du corps ;
- *autodéfense*, *autorégulation* et *auto guérison*. Le corps possède en lui les moyens de surmonter la maladie, par ses propres modèles de défense et ses propres systèmes d'alarme ;

[1] Taylor Still A., 2003 [1899]. *Philosophie de l'ostéopathie*, Vannes, éd. Sully.

- *interdépendance, structure* et *fonction*. La fonction dépend de la structure : toute perturbation d'une articulation par exemple se répercutera sur son fonctionnement (limitation du mouvement, douleurs...).

L'ostéopathie consiste donc à comprendre les rapports étroits existant entre la notion de santé et d'équilibre fonctionnel de l'ensemble des structures du corps. Pour cela, cet art visera, *via* un diagnostic précis et des techniques manuelles adaptées, à traiter les problèmes fonctionnels, à rétablir et préserver l'état de santé ainsi qu'à prévenir l'apparition de la maladie. Elle ne propose pas de guérir les pathologies dégénératives, génétiques, infectieuses ou néoplasiques. En revanche, elle peut avoir une action sur les conséquences de ces pathologies (en particulier la douleur) et aider l'organisme à combattre plus facilement la maladie. Dès lors, l'ostéopathie ne sera plus une thérapie étiopathique, mais une thérapie palliative complémentaire.

À la différence du massage chirurgical qui en reste à une friction, l'ajustement chiropraxique utilise l'apophyse épineuse des vertèbres, puis du crâne, pour corriger le symptôme et restaurer le schéma corporel postural naturel.

Huitième Partie

Voir / Ver

ALMODÓVAR CABALLERO Pedro (1949-)

Paula NUNES CHAVES
Université Fédérale du Rio Grande de Norte

Pedro Almodóvar Caballero é um diretor, roteirista e produtor Espanhol nascido em 25 de setembro de 1949 em Calzada de Calatrava, La Mancha. Almodóvar teve uma infância conturbada e estudou em colégios religiosos, fato que marcou sua trajetória e que é indiretamente narrado na película *Má Educação* (2003) que mostra características disciplinadoras de uma escola religiosa e toca na questão do abuso sexual praticado por um padre para com um dos alunos.

Ele mudou-se para Madrid aos 16 anos com o sonho de ser cineasta em plena ditadura. No final dos anos setenta com o enfraquecimento da mesma e a abertura de outras rotas e cenários políticos o cineasta se tornou um dos grandes nomes da *Movida Madrilenha*, movimento cultural que surge em Madrid voltado para o mundo *underground*, fazendo emergir também um cinema do submundo e do marginal. É nesse cenário que Almodóvar começa a filmar suas películas e a criar seus personagens desordeiros das normativas sociais e sexuais.

Almodóvar nunca estudou cinema pois não tinha dinheiro para pagar as escolas e cursos, trabalhou em uma companhia telefônica e guardou o dinheiro que ganhava para conseguir comprar uma câmera, com a qual filmou seus primeiros curtas entre 1972 e 1978. Lançou seu primeiro longa-metragem no ano de 1980 chamado *Pepi, Luci, Bom y Otras Chicas del Montón* (1980). Foi o primeiro cineasta espanhol a ser indicado ao Oscar, ganhando a estatueta de melhor filme estrangeiro por *Tudo sobre minha mãe* (1999) e consagrando-se no cenário internacional. Além dessa película, outras obras são emblemáticas e largamente conhecidas, a saber: *A pele que habito* (2011), *Volver* (2006), *Má Educação* (2003), *Fale com ela* (2002), *Carne Trêmula* (1997), *Mulheres à beira de um ataque de nervos* (1988), *A lei do desejo* (1987), *Maus hábitos* (1983), dentre outros.

Em sua vasta filmografia existe um personagem principal que dá nome a um de seus filmes, à sua produtora e que perpassa todas as suas narrativas, trata-se do desejo. Suas histórias e seus personagens são transversalizados por desejos diversos, não-comedidos, viscerais, proibidos e marginais. Almodóvar coloca em tela corpos de homossexuais, travestis, drogados, deficientes, enfim, toda uma gama de sujeitos que vivem na fronteira da degradação e do estigma social, criando e consagrando um estilo único e inconfundível de fazer cinema.

Sua filmografia aborda de forma emblemática as questões concernentes ao corpo, gênero e sexualidade, nos provocando a pensar, principalmente por seus personagens dúbios, instáveis, migrantes e metamorfoseados. Com seus personagens perturbadores, cambiantes e ambíguos em sua sexualidade, afetos e desejos, Almodóvar tenciona diversas possibilidades de ser, desejar e existir no mundo a partir da experiência do corpo, rompendo interdições deterministas e nos afetando com seus corpos abjetos, ditos *queer*, estranhos, desconcertantes, esquisitos por recusarem valores de uma ordem sexual heteronormativa hegemônica. Os corpos *queer* presentes em sua filmografia fazem ruir as normalizações identitárias fixas e determinações convencionadas cultural e socialmente de como se deve ser e de como se deve viver a sexualidade ao mostrar a capacidade de tornar-se, de criar e de recriar o corpo na sua relação com o mundo.

O cineasta parece querer atestar que o corpo é sexuado e que essa dimensão perpassa toda a vida e as subjetividades dos sujeitos. Alguns de seus personagens emblemáticos são uma espécie de celebração do trânsito no tocante ao gênero, afetos, desejos, sexualidades e ao próprio corpo como forma de existir no mundo. Personagens como Agrado e Lola de *Tudo sobre minha mãe*, Zahara e Ignácio de *Má Educação*, Tina Quinteiro de *A lei do desejo* nos dão a visibilidade de experiências corpóreas que se travestem, constroem e reconstroem seus modos de ser e estar no mundo. Os personagens nos levam a pensar os limites entre o transitório e o permanente, no quiasma e na ambivalência, bem como refletir sobre o poder de criação do corpo que sempre pode inaugurar outras maneiras de existir, tendo em vista a indeterminação e o inacabamento de nossa experiência corporal e sexual. Nessa inexatidão corporal, Almodóvar filma os corpos assim como são, rompe com qualquer forma regrada, domesticada ou clássica de representação, seus corpos são representados sob todas as suas formas verdadeiras, ele introduz uma tradição e uma liberdade corporal no cinema, permitindo ampliar as compreensões sobre as possibilidades existenciais do corpo, da sexualidade e do desejo. O mundo almodovariano nos convida a visitar as margens, fronteiras e bordas, um universo vibrante de cores onde tudo pode ser e deixar de sê-lo, porque nada é fixo, tudo está em vias de tornar-se.

O cinema de Almodóvar nos coloca em contato com corpos e sexualidades *queer*, bem como com o corpo estesiológico, do êxtase, das sensações e experiências vividas, capaz de afetar e ser afetado, obra de arte cujos contornos não são fixos ou definidos, com toda a gama de proibições e permissões nele imbricados. Com seus sujeitos de corpos expressivos, estesiológicos, transexualizados, travestidos, de sexualidade e desejos não-normatizados e fugidios da lógica binária (Hetero-Homo), embaralha as fronteiras tradicionalmente opostas e fixas do gênero, da sexualidade e das identidades e se torna uma referência indispensável para as reflexões sobre tais questões que perpassam a existência humana.

AMARAL Tarsila do (1886-1973)

Analwik Tatielle PEREIRA DE LIMA SOLCI
Institut Fédéral d'Éducation du Rio Grande do Norte

Tarsila do Amaral foi uma artista inovadora e uma grande personalidade do século XX. As expressões de seus desenhos, de suas pinturas, não se apartam de suas experiências, de sua formação, de sua própria existência, de seu tempo, caracterizado pela industrialização dos anos 1920 ; pelas inquietações sociais da década de 1930 ; pela 2ª Guerra Mundial, por bienais, jatos e era de pesquisas espaciais, e através do qual ela atravessa, contemplativa, curiosa, e nele se refugia, projetando-o em seus trabalhos, pintando-o, vivendo-o, transformando-o através de suas obras num tempo e num mundo de toda a gente.

Tarsila do Amaral nasceu em primeiro de setembro, em Capivari, interior de São Paulo, Brasil. Filha de Lydia Dias do Amaral e José Estanislau do Amaral Filho, um grande fazendeiro de café, passa a primeira infância com os sete irmãos na Fazenda São Bernardo e na Fazenda Santa Teresa do Alto, em Monte Serrat, próximo a Capivari. Cresce por entre bosques de árvores frutíferas e de madeiras de lei, largas alamedas entre imensos bambuzais, muitos jardins, rochas, cactos, árvores, os pés na terra vermelha, pedras, por meio de uma relação prenhe com uma natureza que não está diante de seus olhos de menina, mas faz parte dela, e em que não é possível separar uma da outra. As amas-secas, geralmente filhas de ex-escravos, também tiveram uma forte influência na criação e especialmente na arte da pintora, com suas histórias de terríveis monstros que comiam criancinhas, que ficaram guardadas em seu subconsciente e mais tarde apareceria em forma de bichos e seres imaginários, os volumes irreais arredondados, em suas telas mais significativas dos anos 1920.

Da mesma forma que as paisagens da fazenda, Tarsila foi marcada pela forte presença da França em sua infância, país a cujos costumes ela foi apresentada desde muito pequena, seja através da mãe, do pai, de Mademoiselle Marie, a professora que a ensinava as lições de francês, dos objetos no interior da fazenda, da comida, do tecido que a vestia, tudo respirava a França, que viveu embrionária na sua imaginação infantil, para desabrochar em realidade deslumbrante posteriormente, nos muitos anos que Tarsila viveu em Paris (Amaral, 2003 ; Amaral, 2004).

Tarsila aprendeu a ler, escrever, bordar e falar francês; falava sem sotaque também o inglês, o italiano, o catalão e um pouco de alemão. Tocava piano e adorava música clássica. De 1898 a 1902 estudou em colégio de freiras, no bairro de Santana e por algum tempo, como interna, no Colégio Sion, ambos na capital paulista. Em 1902, viaja à Europa com os pais e permanece interna no Colégio Sacre Coeur, em Barcelona, com sua irmã Cecília, completando lá seus estudos. Apenas três meses após sua chegada, obteve já o primeiro lugar num concurso de ortografia, e nesse colégio pintou seu primeiro quadro, aos dezesseis anos : um *Sagrado Coração de Jesus*, que, apesar de ser uma cópia, impressionou as freiras, suas professoras.

Em 1904 regressa ao Brasil e casa-se pela primeira vez, aos 19 anos, com o primo de sua mãe, André Teixeira Pinto. Tiveram uma filha, Dulce, mas Tarsila tinha uma vida infeliz e em 1913 se separa e muda-se do interior de São Paulo para a capital. A partir daí dedica-se sobremaneira ao aprimoramento de sua técnica na pintura. Em 1916 começa a trabalhar no ateliê de Wiliam Zadig, escultor sueco radicado em São Paulo. Em seguida, estuda modelagem, a partir de cópias, com Mantovani. Em 1917, Tarsila inicia-se em estudos de desenho e pintura com Pedro Alexandrino. Nesse mesmo ano, constrói o próprio ateliê, um dos primeiros ateliês de artista em São Paulo. Em 1919 estuda pintura com o artista alemão George Fischer. À partir dessas interferências, nos anos de 1920-1921, embarca para a Europa com sua filha, que permanece em colégio interno em Londres. Fixa-se em Paris, frequentando a Académie Julian e o ateliê de Émile Renard.

Os anos de 1920 vão marcar definitivamente sua carreira como artista e sua produção. Nos idos de 1922, suas pinturas se alternam gradativamente. Passa de um materialismo de grandes pinceladas a um impressionismo incipiente, porém suave, visível em *Retrato de mulher*, com que é admitida no *Salon Officiel des Artistes Français*, tela que, por essa razão, ela denominou de Passaporte, pelo sentido simbólico de sua entrada no meio artístico.

Enquanto isso, em fevereiro de 1922, no Brasil, a Semana de Arte Moderna eclodia, marcando profundamente o pensamento antropofágico da cultura e da arte brasileira, com sua intenção nitidamente antiacadêmica e a introdução do país nas questões do século, porém Tarsila só retorna ao Brasil em junho de 1922, e, em São Paulo entra em contato, por meio da pintora Anita Malfatti, com intelectuais e artistas que haviam participado desse movimento. Forma o Grupo dos Cinco, com : Anita Malfatti, Oswald de Andrade, Menoti del Picchia e Mário de Andrade. Ela mesma dizia : « *Parecíamos uns loucos em disparada por toda a parte, no Cadillac de Oswald, numa alegria delirante à conquista do mundo para renová-lo* ». Nesse período aproxima-se de Oswald de Andrade e inicia romance com o escritor, poeta e ensaísta.

Em dezembro de 1922, após estreitar sua relação com o movimento modernista, voltou a Paris, onde estudou com artistas cubistas, conheceu Pablo Picasso e aproximou-se de Fernand Léger, de quem conservou a técnica lisa de pintura. Oswald se reúne a ela em Paris. Em fins de março do ano de 1923, começa a trabalhar no ateliê de André Lhote, onde permanece por três meses. Tarsila e Oswald conhecem o poeta franco-suíço

Blaise Cendrars, que os apresenta a seu círculo de amigos, entre os quais Fernand Léger, Albert Gleizes, Constantin Brancusi, Jean Cocteau, Éric Satie e Maximilien Gauthier. Em junho, Tarsila começa a estudar com Gleizes e, a partir do início de outubro, faz estágio de algumas semanas no ateliê de Léger. 1923 se configura como um tempo de encantamento por algumas vertentes modernistas, e Tarsila se aventura em alguns ensaios de pintura, de estilos diversos, como em : *Retrato de Oswald de Andrade*, *Caipirinha* e *Autorretrato (Manteau rouge).* Também é desse ano, uma série de estudos e composições cubistas, bem como *A Negra*, obra seminal da arte moderna brasileira.

A mobilidade que marca a infância de Tarsila, marca também sua trajetória como artista, originando traços, formas e cores que estão intrinsecamente ligados às suas experiências vividas : as duas primeiras viagens à Europa ; a volta à São Paulo em junho de 1922 ; a atração pelos assuntos brasileiros, sua ligação com a arte de vanguarda e a alta sociedade paulistana; o casamento com Oswald de Andrade ; a viagem ao Rio de Janeiro e às cidades históricas de Minas Gerais com um grupo de intelectuais, que resultou em uma centena de desenhos, estudos e esboços que marcaram definitivamente sua carreira artística, em uma produção que viria a ser conhecida como « Pau-Brasil » (Desse olhar, derivam as pinturas *Carnaval em Madureira*, *Morro da Favela* e *E.F.C.B.*, *São Paulo (Gazo)* e *São Paulo, A Cuca, A Feira* (a primeira de 1924 e a segunda de 1925), *Vendedor de frutas*, *Romance, Paisagem com touro I*, *O Mamoeiro*, *Pescador, Religião Brasileira I*, *Manacá, entre outras*) ; primitivismo, Antropofagia (Iniciada com a tela Abaporu (1928), símbolo do movimento antropofágico de absorção, assimilação e reproposição da cultura europeia, transformada com temas e cores locais, e derivada a partir de visões de seu inconsciente, com forte tendência surrealista, assim como as pinturas: *A Lua, Distância, O Lago, O Sapo, O Sono, O Touro e Urutu, Sol poente, Floresta* e *Antropofagia*); os projetos de exposição em Paris (Primeira exposição internacional individual, em junho de 1926) ; a separação de Oswald de Andrade, a militância política de Tarsila e sua ligação com movimentos de esquerda nos anos 1930 junto à seu novo companheiro, o médico psiquiatra e intelectual de esquerda, Osório César ; a prisão ; sua cultura ; sua curiosidade intelectual ; seu humanismo ; todas essas experiências misturadas a um dos momentos mais decisivos da arte moderna no Brasil atravessam a arte de Tarsila, que entrelaça cosmopolitismo e localismo, vanguarda e tradição, na busca por novas formas de expressão (Amaral, 2003 ; Catálogo Raisonné Tarsila do Amaral, 2008).

Em 1930, termina o tempo do luxo, das festas e das viagens fáceis dos anos loucos da década de 1920. Vendo-se em dificuldades financeiras, devido à perda de todos os bens e dinheiro da família, ocasionada pela quebra da Bolsa de Nova York e pela queda dos preços do café, recorre ao amigo Julio Prestes, que a indica como conservadora da Pinacoteca do

Estado de São Paulo. Entretanto, em outubro do mesmo ano, cai o governo de Prestes e Tarsila perde o emprego na Pinacoteca. A única tela que pinta nesse ano é *Composição (Figura só)*, que se distingue pela desolação da paisagem, próxima da pintura metafísica. Nesse ano, presencia o casamento de sua filha Dulce. Em 1931, vende alguns quadros de sua coleção para levantar recursos para uma viagem à União Soviética com Osório César e, em parada em Paris, Tarsila sensibilizou-se com os problemas da classe operária. Sem dinheiro e sem apartamento fixo, chegou a trabalhar como operária de construção, pintora de paredes e portas na capital francesa. Vem dessas experiências a inspiração para seus dois grandes quadros sociais, que datam de 1933 : *Operários* e *Segunda Classe*. Neste mesmo ano, conhece o jovem escritor Luís Martins, com quem passa a viver.

Dos anos1930 até meados de 1940, suas telas focalizam sobretudo temas populares, embora aceite encomendas de retratos de personagens do século XIX. Até o fim de 1940, realiza cerca de dez pinturas, de temas variados, como retratos de Luís Martins, *Paisagem rural com duas figuras, Altar (Reza) e A Baratinha*. A influência de Portinari é visível nas pinturas *Trabalhadores e Maternidade I*. Em 1937, consegue recuperar a Fazenda Santa Teresa do Alto, hipotecada durante a crise de 1929. Em 1939, radica-se em São Paulo, com Luís Martins. Ao longo dos anos 1940, retoma o gigantismo onírico – embora com fatura gestual e colorido suave – em raras telas, como *Lenhador em repouso, Terra, Primavera (Duas figuras) e Praia.*

No período que vai de 1940 a 1950, Tarsila realiza algumas ilustrações de livros e participa, com suas obras, de exposições coletivas de artes plásticas no Brasil e no exterior. Em 1949, Beatriz, neta da artista, morre aos 15 anos, de maneira trágica. Tarsila pinta *O Anjo*, que seria utilizado em seguida como referência para a escultura que faz para o túmulo da neta. Durante os anos de 1950, realiza pouco mais de 30 telas, na maioria paisagens rurais ou de pequenos vilarejos em estilo pau-brasil diluído. Pinta ainda vasos de flores e retratos por encomenda. Em 1951, foi considerada a pintora mais representativa da primeira fase do Modernismo no Brasil e recebeu o Prêmio de Pintura Nacional na I Bienal de São Paulo, com a pintura *E.F.C.B.*. Nesse ano, separa-se de Luís Martins.

Nos idos de 1950, até meados da década de 1960, Tarsila continua a ilustrar livros a convite de amigos e a participar de exposições e bienais, muitas delas comemorativas da Semana de Arte Moderna de 1922. Em 1953, o Museu de Arte Moderna de São Paulo, publica o livro Tarsila, da coleção A.B.C. – Artistas brasileiros contemporâneos, com ensaio crítico de Sérgio Milliet. Em 1954, realiza o painel *Procissão*, sobre o cortejo do Santíssimo em São Paulo, no Século XVIII, para a exposição de história do Brasil no Pavilhão de História do Parque do Ibirapuera, por ocasião das comemorações do IV Centenário da Cidade. Em 1956, a Editora Martins encomenda-lhe o painel *Batizado de Macunaíma*. Em 1961, a Fazenda Santa Teresa do Alto é vendida, e Tarsila instala-se definitivamente em São Paulo.

Em 1963 é homenageada com sala especial na VII Bienal de São Paulo e em 1964, a XXXII Bienal de Veneza apresenta uma sala especial com suas obras. Em 1966, passa por outra experiência com a morte, falece sua única filha, Dulce. Vivendo sozinha, superando a morte de sua filha e também a outra separação, foi submetida a uma cirurgia de coluna, a partir da qual ficou paraplégica por um erro médico. Nesse momento de sua vida, aproximou-se do espiritismo, tornou-se amiga de Chico Xavier e passou a vender seus quadros e doar o dinheiro que recebia. Diagnosticada com depressão, faleceu em São Paulo, em janeiro de 1973 e foi enterrada com um vestido branco, que ela mesma escolheu.

Entrelaçada ao seu tempo e como um canibal, Tarsila do Amaral ousou em sua devoração do outro externo e do mundo à sua volta e, como uma exímia antropófaga soube explorar a força criativa dos temas nacionais inspirando-se livremente em tendências estéticas européias, tais como Cubismo, Primitivismo, Pós-Cubismo e Surrealismo, absorvendo-as, digerindo-as e metabolizando-as antropofagicamente. Partindo da livre devoração dos impulsos estrangeiros, Tarsila encontrou em sua investigação da brasilidade um gesto diferente e original, novos traços, esboços e cores para pintar o Brasil e sua gente, mesclando, em suas criações, o progresso do seu país e a dimensão inconsciente de sua memória afetiva e suas recordações infantis (Amaral, 2003 ; Schollhammer, 2011).

Suas obras abordam de forma emblemática questões concernentes ao corpo, à arte moderna, à estesia proporcionada pelo uso dos traços e das cores vibrantes, ditas caipiras, pela planificação espacial e estilização geométrica das figuras humanas, dos animais e da vegetação tropical, pelo volume irreal dos corpos e das formas, em que anuncia uma monumentalidade e uma forte sensualidade nos esboços de caules, flores e formas humanas, especialmente em sua fase pau-brasil e antropofágica. Com suas produções, Tarsila indica-nos sua relação prenhe com a natureza, pois as memórias, paisagens, desejos, verbos, gestos, silêncios, toda essa arqueologia do corpo é transportada para a tela, revelando experiências de ser e de ver que ultrapassam as dicotomias clássicas e que expressam a estesia como comunicação sensível do corpo, por meio de uma racionalidade em que expressão e expresso não são inseparáveis, próprios da pintura moderna em que nada é fixo, tudo está em vias de se formar. As viagens, as experiências da infância, as imagens subconscientes, como uma forma de imersão num mundo que só é possível pela relação com o outro, própria do movimento antropofágico, revelam uma significação que não se aparta do corpo e da existência, mas emerge na experiência do corpo, como inerência, quiasma, entrelaçamento e nó de sentidos, de Tarsila consigo mesmo, de Tarsila com o outro, de Tarsila com o mundo de toda a gente.

Referências Bibliográficas

AMARAL A.A., 2003. *Tarsila : sua obra e seu tempo*, São Paulo, Ed. 34 ; Edusp.

AMARAL T. Do, 2004. *Tarsila por Tarsila*, São Paulo, Celebris.

BARROS R.T. de (curadoria), 2011. *Tarsila e o Brasil dos Modernistas*. Apres. José Eduardo de Lima Pereira e Base 7 Projetos Culturais. Textos : R.T. de Barros. Belo Horizonte : Base 7 Projetos Culturais e Casa Fiat de Cultura.

CATÁLOGO, 2008. *Raisonné Tarsila do Amaral*, São Paulo, Base7 Projetos Culturais : Pinacoteca do Estado de São Paulo, 3 vol. + CD-Rom.

SHOLLHAMMER K.E., « A Imagem Canibalizada : A Antropofagia na Pintura de Tarsila do Amaral », in J.C. de Castro Rocha, J. Ruffinelli, *Antropofagia Hoje ? Oswald de Andrade em cena*, São Paulo, É Realizações, 2011.

www.tarsiladoamaral.com.br, Acesso em 28 e 29 de janeiro de 2017.

CHAPLIN Charles Spencer (1889-1977)

Maria Lucia SEBASTIÃO
Université Fédérale du Rio Grande de Norte

Nasceu no dia 16 de abril de 1889 às 20 horas, em um subúrbio de Londres, passando boa parte de sua infância em um orfanato. Desde os cinco anos, ele e seu meio-irmão Sidney faziam apresentações pelas ruas. Chaplin deixou a escola aos 10 anos e foi trabalhar como mímico. Em 1910 ele viajou para os Estados Unidos com o grupo de mímica chamado Comediantes Silenciosos de Fred Karno, o qual foi ator, diretor e produtor.

Charles Chaplin[1] inspirou a vida de muitas pessoas com suas comédias e personagens criativo atingindo fama mundial através do cinema mudo. Sua mãe, Lili Harley foi atriz de comédia e seu pai artista do music-hall, mas ele abandonou a família quando Charles ainda era pequeno. Com o passar do tempo um grande problema de laringite acabou com a carreira da sua mãe Lili Harley e assim obrigando Chaplin a debutar artisticamente com apenas cinco anos de idade. Nesse contexto de vida e obra ele viveu os primeiros anos de sua vida em orfanatos, e foi neles onde Chaplin encontrou todos os elementos que utilizaria mais tarde nos roteiros dos filmes que dirigiu e interpretou.

Essa primeira etapa da sua vida não tinha o humor nem a ironia com a qual o cineasta sensibilizou e sensibiliza o público do mundo inteiro. Felizmente, Chaplin acabou construindo a sua vida com a única coisa positiva que poderia ter herdado da sua família: a paixão pelo teatro. Chaplin assinou seu primeiro contrato estável como ator e interpretando um mensageiro em uma versão de Sherlock Holmes. Com esse trabalho sua situação financeira melhorou. Nesse mesmo ano conseguiu um emprego no Circo Casey, onde pôde desenvolver as suas habilidades cômicas, foi daí que surgiu todo seu lado comediante.

O adolescente Chaplin conseguiu um lugar na companhia do acrobata Fred Karno, apresentado por seu irmão Sidney Karno, que fazia sucesso com espetáculos de mímica, chegou a ter cinco companhias, apresentando-se em todas simultaneamente. Chaplin rapidamente superou o artista Harry Weldon, com quem dividia o número e, em 1909 teve a sua primeira temporada em Paris, surgindo um grande Gênio.

[1] https://pt.wikipedia.org/wiki/Charlie_Chaplin.

De fato, desde o período de criação até a sua estreia cada um dos filmes de Charles Chaplin viu-se cercado de uma série de dificuldades, polêmicas acordos e desacordos que ultrapassam o terreno do puramente eventual e assumindo um caráter histórico.

Divertidos, delicados, às vezes melodramáticos, mas sempre criativos os filmes de Chaplin, não só formam um dos trajetos mais sólidos e lúcidos da história da sétima arte, como ultrapassam esse âmbito para formar parte do patrimônio cultural da humanidade. Pioneiro do cinema, desde suas primeiras incursões na tela, Chaplin utilizou *Carlito* para refletir com humor e cumplicidade os fatos sociais de sua época. E « *sua época* » abrange várias décadas e uma infinidade de curtas, meias e longas-metragens que sempre valerá a pena reviver com humor.

Chaplin criou o personagem *Carlito* da seguinte maneira, ele teria que se vestir de maneira engraçada, então ele usava uma calça folgada e um sapato enorme, além disso, ele também usava uma bengala e um chapéu coco, Chaplin queria que tudo estivesse em desacordo, a calça folgada, o paletó apertado, o chapéu e o sapato enorme, e para aumentar a sua idade e parecer mais velho ele colocou um bigode que daria alguns anos. Assim, nasceu o famoso *Carlito* e que perpetua até hoje.

Chaplin ao se tornar um cineasta e querer produzir seus próprios filmes ao longo da sua carreira filmou mais ou menos 35 longas-metragens em apenas um ano, começando assim a ganhar muito dinheiro e formar a sua própria equipe bastante competente e consolidando uma técnica e um estilo próprio.

Nesse sentido, Chaplin nunca explicou detalhadamente seus métodos de filmagem, alegando que seria o mesmo que um mágico revelar seus truques. Na verdade, ele foi um diretor extremamente exigente, mostrando a seus atores exatamente como eles deveriam atuar e filmando dezenas de tomadas até conseguir a cena que ele queria.

Em 1972, Chaplin ganhou o Oscar de Melhor Trilha Sonora pelo filme *Luzes da Ribalta*, de 1952, que também foi um grande sucesso. O filme foi co-estrelado por Claire Bloom e também conta com a participação de Buster Keaton, sendo esta a única vez em que os dois grandes comediantes apareceram juntos.

Chaplin também foi indicado ao Oscar de Melhor Roteiro Original e Melhor Atorem *O Grande Ditador* em 1940, e novamente por Melhor Roteiro Original em*Monsieur Verdoux* em 1948. Sua saúde começou a declinar lentamente no final da década de 1960, após a conclusão do filme *A Countess from Hong Kong*, e mais rapidamente após receber seu Oscar Honorário em 1972. Por volta de 1977, ele já tinha dificuldade para falar, e começou a usar cadeira de rodas, Chaplin morreu dormindo aos 88 anos de idade em conseqüência de um derrame cerebral, no Dia de Natal de 1977 em Corsier-sur-Vevey, Vaud, Suíça, e foi enterrado no cemitério comunal.

No dia 1 de março de 1978, seu corpo foi roubado da sepultura por um pequeno grupo de mecânicos suíços, na tentativa de extorquir dinheiro de sua família. O plano falhou, os ladrões foram capturados e condenados, o corpo foi recuperado onze semanas depois, perto do Lago Léman, e novamente enterrado em Corsier-sur-Vevey, mas desta vez a família mandou fazer um tampão de concreto de 6 pés (1,80 metro) de espessura protegendo o caixão do cineasta, para evitar novos problemas. No mesmo cemitério, há uma estátua de Chaplin em sua homenagem. Em 1991, Oona O'Neill, sua quarta e última esposa, faleceu e foi sepultada ao lado do cineasta.

Nesse cenário, a obra de Charles Chaplin me cativa por permitir refletir sobre o corpo de várias maneiras, e uma dessas maneiras é pensar no corpo visto por um olhar filosófico, poético, artístico e também sensível, portanto, é nesse olhar filosófico que mergulho na questão do corpo e da expressividade na obra do cineasta Charles Chaplin.

Analisar no exercício do olhar cenários completamente expressivos de um corpo é entender que o corpo exprime a existência corporal através do movimento expressivo e que na operação expressiva o corpo toma movimentos significativos e revela no movimento dimensões existenciais do sujeito, por exemplo, seu estilo de vida, sua postura seu modo de ser corpo, e com isso a relação corpo e mundo está sendo formada, penso que essa relação é complexa e difícil, mas que exige de nós um entendimento, uma busca infinita.

DEMENŸ Émile Georges (1850-1917)

Bernard ANDRIEU
Université René Descartes – Sorbonne Paris Cité

En 1891, E.G. Demenÿ publie le *Manuel d'exercices gymnastiques et de Jeux scolaires*. La gymnastique sera moins acrobatique, ne sera pas « athlétique », et des jeux de plein air viendront assurer l'essentiel de la réforme. Dix ans plus tard, le gymnaste rédige *Les bases scientifiques de l'éducation physique* et nous donne l'explication de ce choix : « *Ceux qui produisent le plus de travail ne sont pas toujours ceux qui possèdent les plus gros muscles ; il ne faut pas confondre la force musculaire avec la résistance à la fatigue, liée, comme nous l'avons vu, aux phénomènes intimes de nutrition* ». Violoniste de talent, c'est un homme chétif qui s'est doté d'une légère couche de muscle au gymnase de Triat, mais reste plus attiré par le mouvement que par la morphologie. Son idéal sera surtout la danseuse Isadora Duncan (1878-1927).

Demenÿ est le défenseur du mouvement complet, continu et arrondi face au mouvement linéaire et brisé jusqu'alors utilisé, que ce soit dans les exercices préliminaires de nature militaire ou ceux de la gymnastique au sol. À côté de la danse de théâtre aux mouvements arrondis, surtout depuis la naissance du ballet romantique, la gymnastique est faite de gestes saccadés plus proches de la pantomime. Or, en étudiant le mouvement des ailes des insectes et des oiseaux par la chronophotographie, l'inventeur découvre que ce mouvement n'est pas linéaire et brisé, mais hélicoïdal.

KAHLO Frida (1907-1954)

Loreta MELO BEZERRA CAVALCANTI
Institut Fédéral du Rio Grande de Norte

A biografia da artista mexicana Frida Kahlo nos remete a um corpo de intensas expressões artísticas pautadas por experiências de dor e sofrimento. Frida transformou sua própria vida na mais bela obra de arte que poderia criar e improvisava « *sua própria liberdade para transcender com dignidade uma vida cheia de dor* » (Franco, 2005).

> « *Frida Kahlo, em suas próprias palavras essa "quase assassinada pela vida", forjou na própria carne dilacerada seu estilo de ser, sua transcendência, e talvez seja um dos modelos exemplares de que o desamparo pode, mesmo como fonte permanente de angústia, ganhar uma feição criativa. Impossível não reconhecer em sua obra a legitimação de sua dor de existir reinventada pictoricamente e confirmada, traduzida em ato, através de seu discurso, em seu diário e em suas cartas apaixonadas. A arte é uma expressão total e libertadora, e o grande campo de experimentação é o próprio corpo. Frida Kahlo manifestou a contradição da vida numa obra transcendente e numa existência tortuosa. Expressou, em corpo e obra, o luminoso e o escuro, a incógnita do ser em plenitude vital e em sofrimento, em beleza, sabedoria e dor* »[1].

De acordo com Merleau-Ponty (1960/2004), a vida não explica a obra, mas se comunica com ela. O que somos, não deixaremos de ser e no que nos transformamos não se desvincula do que somos, há na vida e nas nossas relações com o mundo um misto de liberdade e de projeto inicial, compreender os rumos que essa liberdade toma passa pela compreensão desse projeto, no entanto, este não é determinante nem imutável. « *Há sempre vínculos, mesmo e sobretudo, quando recusamos aceita-los* »[2]. Frida foi uma artista que não negou seus vínculos, que reforçou a incapacidade de abandonar sua vida em suas obras. Ao contrário, a artista superlativou sua existência em seus desenhos e pinturas.

---

[1] Longo A. *et al.*, « O horror, o belo e o feminino em Frida Kahlo », *Psicanálise & Barroco em revista*, Vol. 4, n° 2, 2006, p. 78.

[2] Merleau-Ponty M., 1960/2004. *O olho e o espírito*, São Paulo, Cosac & Naify, p. 138.

Suas obras são intensas tal qual seu engajamento com a experiência. Pintou o que a rodeava e a si mesma, fazia brotar em seus quadros as sensações mais viscerais e hiperbolizadas de alguém que rasgou as profundezas do seu ser buscando estampá-las nas telas.

Seus quadros aludem a algo que Merleau-Ponty chama de universo onírico das essências carnais, lotadas de semelhanças eficazes e de significações gritantes e mudas, em que essência e existência, imaginário e real, visível e invisível, se confundem na pintura enquanto nossas categorias de apreciação. Frida pinta a si própria, seus desejos mais íntimos e os contrastes da sua vida. Na arte, o pintor se oferece o corpo para representar o mundo, um corpo que é uma tessitura formada por visão e movimento. « *O mundo visível e de meus projetos motores são partes totais do mesmo Ser* »[3] Ou seja, há um imbricamento entre o que se vê e o ser, o corpo é ao mesmo tempo vidente e visível, e encontra-se preso ao tecido do mundo. O artista se obriga a emprestar sua expressão, sua forma de ver o mundo, o pintor oferece seu corpo ao mundo para transformar o mundo em pintura. Ele assume o mundo sensível (Merleau-Ponty, 1960/2004).

Frida não teve a formação artística como pintora, mas Diego, importante muralista mexicano da primeira metade do século XIXe seu companheiro de vida, reconheceu nas suas telas uma expressão original que o cativou. Sobre esse reconhecimento pelo outro acerca do impacto de uma obra, Merleau-Ponty nos revela : « *É nos outros que a expressão adquire relevo e se torna verdadeiramente significação* »[4]. O pintor impregna sua obra com o seu sentir, mas depois de acabada ela serve ao espectador.

> « *Frida encontrou uma forma de pintar a dor, de passar a dor através da pintura, de ver, de permitir que nós víssemos a dor, e ao fazer isso refletiu a dor do mundo, daqueles que não conseguem por a dor para fora, eu acho que esse é um aspecto muito importante da vida e da obra dela. Todos aqueles marginais, os mudos do mundo, deste mundo falso em que vivemos, no qual só vemos gente bonita indo a estreia de filmes e recebendo prêmios. Existe uma mulher tão ferida por dentro, tão enferma, que não tem outra beleza para olhar a não ser a beleza interior. Se ela é capaz de encontrar essa beleza e coloca-la para fora, esta é a viagem, a viagem artística e psicológica de Frida Kahlo através da dor* » (Franco, 2005).

A pintura de Frida exala as nuances mais histéricas do seu mundo vivido, do engajamento na expressão da sua arte. Tudo o que grita na sua existência parece gritar nos seus quadros e no seu posicionamento diante do mundo. Frida não diferencia quando sofre de quando sente dor, essas experiências são absolutas em sua arte, menos para ilustrar seus dramas do que para fazer reverberar sua paixão pela vida e seu entrelaçamento carnal com o mundo.

---

[3] Merleau-Ponty M., 1960/2004. *Op. cit.*, p. 16.

[4] *Op. cit.*, p. 82.

A constituição artística de Frida em suas obras, operacionaliza o vínculo entre carne e ideia, discutido por Merleau-Ponty (1964/2009) na obra póstuma « *O Visível e o Invisível* », reafirmando-a enquanto experiência de um corpo estesiológico.

Em Frida, as experiências da dor e do sofrimento expressam sentidos que se reverberam na produção de suas obras, revelando a o entrelaçamento das experiências, ou seja, o ser que é encarnado no mundo. A obra traduz uma inteligibilidade só possível através da experiência estesiológica, da expressão da vida da pintora que se deu no momento da pintura, mas que é eternizada e retomada a cada olhar para a obra.

Referências bibliográficas

FRANCO D., 2005. *A Vida e Obra de Frida Kahlo*, Documentário, PBS.

KETTENMANN A., 2014. *Kahlo*, Germany, Taschen.

LONGO A. de C., COELHO E.R, PAULA S.A. de, « O horror, o belo e o feminino em Frida Kahlo », *Psicanálise & Barroco em revista*, Vol. 4, n° 2, 2006, p. 59-81.

MERLEAU-PONTY M., 1960/2004. *O olho e o espírito*, São Paulo, Cosac & Naify.
1964/2009. *O visível e o invisível*, São Paulo, Editora Perspectiva.

KUBRICK Stanley (1928-1999)

Francisco DAS CHAGAS VIANA JÚNIOR
Département d'Éducation de la ville de Fortaleza, (Brésil)

O desejo por um corpo agridoce

Na aurora do homem, um símio se aproxima de um amontoado de ossos. Enquanto ele ali vasculha a procura de ervas daninhas para comer, o macaco para e observa um dos ossos. Como do nada, toma-o na mão e começa a bater vagarosamente no amontoado até que, com cada vez mais força, nota que tem um instrumento e uma força necessários não só para esfarelar os restos de ossos ali postos, mas também para acertar animais que logo servirão de alimentos. Algo que é denotado na montagem da cena quando, após golpes com o osso, são mostradas imagens de quadrúpedes que caem mortos.

Desse modo, tem-se, ao som da sinfonia *Assim Falou Zaratrusta*, de Richard Strauss, uma das cenas chaves do filme *2001 – Uma Odisseia no Espaço*, do cineasta norte-americano Stanley Kubrick. Nascido em 26 de julho de 1928, em Nova Iorque, Kubrick descobriu cedo o mundo das imagens, quando, ainda na adolescência, foi contratado como fotojornalista pela revista *Look*. Já nessa época, é possível notar o seu domínio da composição fotográfica, um rigor que marcaria também as suas imagens para o cinema.

Logo depois, Kubrick arriscaria as suas primeiras incursões cinematográficas na realização de curtas (*O Padre Voador*, *Os Marinheiros* e *O Dia da Luta*) e do longa-metragem *Medo e Desejo*, filme que conta as desventuras de quatro soldados atrás das linhas inimigas de uma guerra não especificada e que o cineasta renegou como uma obra menor até a sua morte. A partir daí, o diretor iniciaria uma carreira artística que tem como o seu mote principal uma reflexão sobre como é precária a condição humana de sempre se manter entre conflitos e oposições aparentemente irreconciliáveis: entre o bem e o mal, entre o amor e o ódio, entre a vida e a morte, entre o criar e o destruir. Dentro desse contexto de oposições, o corpo não poderia sair incólume, pois desde já ele é um território disputado pelo prisma do desejo, seja ele um desejo de morte, de possessão (carnal ou espiritual), seja ele um desejo de vida, de criação.

Essa característica já pode ser notada em suas obras posteriores *A Morte Passou por Perto* e *O Grande Golpe*. No primeiro, uma dançarina se vê dividida entre o amor de um boxeador e a posse doentia que o seu patrão e amante sente por ela. Nesse caso, o corpo da dançarina é um objeto desejado/desejante não só por esses dois homens, mas também pelo próprio espectador, quando, numa cena, Kubrick sublinha a posição voyeurística do observador ao reenquadrar, num espelho, as imagens de uma janela que dá para o quarto da dançarina desejada pelo seu vizinho, o boxeador. Já o segundo filme conta a história de um grupo de ladrões que planeja meticulosamente um assalto a um Jóquei Clube. O medo do fracasso e o sobressalto da traição parecem a todo momento rondar (e desejar) os participantes do roubo que expressam isso na tensão retesada de suas posturas, na boca seca e nos arregalados pelo acosso da polícia ou no rosto de estupefação diante do acaso que não respeita nenhum planejamento.

Infelizmente, *O Grande Golpe* não foi um grande sucesso comercial, mas chamou a atenção de Hollywood para aquele jovem cineasta e acabou o levando para o seu próximo filme *Glória Feita de Sangue*. Nessa película, os corpos e seus personagens são feitos peças de um jogo de poder entre as ordens desumanas de um general e as defesas humanistas de um coronel (Kirk Douglas) que tenta fazer com que os seus subordinados escapem do fuzilamento, durante a Primeira Guerra Mundial. Interessante notar como na cena do julgamento a posição dos atores no cenário, os enquadramentos e a superfície quadriculada da sala onde se passa a ação dá ao espectador a sensação de que ele está vendo, na realidade, uma partida de xadrez, em que os personagens são meramente peças dentro daquele jogo viciado (aliás, aqui cabe um adendo para dizer que o xadrez era um dos passatempos favoritos de Kubrick).

Ao continuar com a parceria feita no filme anterior, Kubrick se envolve em mais projeto com Kirk Douglas, agora, o épico histórico *Spartacus* que narra a história de um escravo que comandou uma revolta de cativos contra o Império Romano. Nessa obra, observa-se os corpos dos escravos e escravas serem objetos de um desejo de domínio e rebaixamentos dos seus senhores que buscam neles o prazer pelo sangue das lutas ou pelo sexo. Mas esse mesmo corpo dominado e rebaixado também pode ser símbolo de força e resistência contra a opressão, quando se observa o torso atlético de Spartacus, comandando, de cima de um cavalo, o seu exército rebelde. Tal dinâmica de desejo de submissão também se vê repetida, de certo modo, no próximo filme de Kubrick, *Lolita*, baseado no romance de Vladimir Nabokov. Nele, vê-se um professor universitário de meia-idade, Humbert, completamente submisso aos caprichos da ninfeta Dolores (Lolita). A cena dos créditos iniciais do filme é bem representativa desse desejo, quando se vê apenas o reluzente branco do pé de Lolita ser segurado pela mão de Humbert que, « *aos seus pés* » apenas lhe pinta as unhas.

Logo depois, Kubrick investe contra a corrida armamentista da Guerra Fria no seu *Dr Fantástico*. Nesse filme, o cineasta conta a história de um coronel da Força Aérea norte-americana que enlouquece e inicia um ataque preventivo contra a Rússia, podendo, assim, iniciar a hecatombe nuclear. O ator Peter Selers e a sua corporeidade camaleônica servem de guia dentro dessa narrativa, em que ele interpreta três personagens : o presidente estadunidense, de gestos contidos e racionais em meio à loucura instalada, o capitão inglês que tenta polidamente dissuadir o coronel sobre os seus planos de ataque e o próprio Dr. Fantástico, um cientista da ex-Alemanha nazista que não esconde, nos seus espasmos corporais, a sua filiação ao fascismo.

Nos outros filmes de sua carreira que se seguiram, observa-se o corpo sendo alvo de um desejo de transformação. Em *2001 – Uma Odisseia no Espaço*, os corpos dos macacos ancestrais se veem modificados pelo contato com o estranho monólito negro que os fazem evoluir para uma raça humana capaz de sair das cavernas e conquistar o espaço e seus confins. Em *Laranja Mecânica*, o corpo do delinquente Alex é desejado para se tornar um ser sem qualquer livre arbítrio, em que os seus desejos de violência são refreados não por um compromisso civilizatório, mas por uma aversão puramente orgânica. Em *Barry Lyndon*, o corpo do alpinista social que dá título ao filme tem sua postura transformada pelo desejo de ascender socialmente nem que para isso tenha que passar por cima de tudo e de todos, tendo, por fim, a mutilação o atingido na sua integridade. Em *O Iluminado*, o corpo de Jack Torrance é assediado por forças malignas que querem transformá-lo no assassino de sua própria família dentro de um hotel isolado nas montanhas. Em *Nascido para Matar*, os corpos de jovens recrutas são desejados por um Estado bélico que os quer transformar em máquinas de matar para atuar na Guerra do Vietnã.

Para o seu último filme, Kubrick escolheu abordar mais diretamente uma das dimensões mais caras ao corpo: o sexo. Dimensão sempre presente de maneira transversal em suas obras, a sexualidade é o tema principal de *De Olhos Bem Fechados*, o canto do cisne do cineasta, onde ele conta história de um médico que, depois de uma discussão em que sua mulher admitiu ter tido fortes desejos sexuais por um outro homem, experiencia uma série de aventuras que podem o levar por caminhos tortuosos. Uma grande parte dessas aventuras pode ser enquadrada num rosário de perversões sexuais que vão desde a pedofilia, passando pela necrofilia até o sexo grupal. Assim, nesse filme, o desejo sexual é a fonte primeira para descobrir os corpos e suas potências numa tentativa de se afirmar que a sexualidade humana não pode caber apenas no coito burguês e no seu enquadre heteronormativo.

Morto uma semana depois de ter finalizado esse seu último filme, em 7 de março de 1999, Kubrick deixou uma obra diminuta em tamanho, mas enorme em significância cinematográfica. Com ela, o cineasta sempre buscou entender esse ser tão doce e amargo (agridoce) que é o homem e os seus conflitos que o cindem entre a cultura e a barbárie, entre a guerra e a paz, entre a repressão e liberdade. Tal qual aquele macaco ancestral que, logo depois de ter obtido a inteligência para obter o alimento, utilizou o mesmo saber (e o mesmo instrumento, o osso) para tirar a vida do corpo de um semelhante seu, na disputa por um poço de água.

Bibliographia

1953 *Fear and Desire*
1953 *Les marins* (Documentary short)
1955 *Le baiser du tueur*
1956 *L'ultime razzia*
1957 *Les sentiers de la gloire*
1960 *Spartacus*
1962 *Lolita*
1964 *Docteur Folamour*, ou : *Comment j'ai appris à ne plus m'en faire et à aimer la bombe*
1968 *2001, L'Odyssée de l'espace*
1971 *Orange mécanique*
1975 *Barry Lyndon*
1980 *Shinning*
1987 *Full Metal Jacket*
1999 *Eyes Wide Shut*

MAREY Étienne-Jules (1830-1904)

Nadège MARIOTTI
Université Paris 3 – Sorbonne Nouvelle

Docteur en médecine en 1859, Étienne-Jules Marey (5 mars 1830 Beaune – 15 mai 1904 Paris), s'oriente rapidement vers la physiologie et étudie plus particulièrement le fonctionnement du cœur, des vaisseaux et la circulation sanguine. Intimement convaincu qu'il est possible de pratiquer un examen clinique rigoureux sans vivisection, comme c'est pourtant le cas dans les pratiques de l'époque, il met au point et perfectionne divers appareils qui enregistrent graphiquement des mouvements intracorporels : sphygmographe, cardiographe, pneumographe, myographe….

Grâce à ces travaux innovants en « méthode graphique », il est nommé en 1869 professeur au Collège de France à la chaire d'Histoire naturelle des corps organisés. Il y poursuit ses recherches dans le domaine épidémiologique. Il sera l'un des premiers à proposer des solutions hygiénistes à la transmission d'épidémies telles que le choléra.

Attentif aux travaux de ses collègues et aux nouveautés de son époque, il est particulièrement intéressé par ceux du britannique Eadweard Muybridge dont la série de photographies intitulées *Les allures du cheval* est publiée le 14 décembre 1878[1]. À partir de 1882, Marey perfectionne alors divers outils permettant en premier lieu de capter les mouvements du cœur (le fusil photographique et le chronophotographe). Ce dernier, adapté sur pellicule celluloïd, pose les prémices du cinéma scientifique.

La décomposition du mouvement ainsi obtenue concerne ensuite aussi bien l'homme que l'animal dans diverses actions. Ses ouvrages en témoignent : *La machine animale* (1872), *La méthode graphique dans les sciences expérimentales* (1878), *Étude de la locomotion animale par la chronophotographie* (1887), *Le vol des oiseaux* (1890) et *Le mouvement* (1894). Les dernières années de sa vie sont marquées par des études sur le mouvement de l'air en photographie instantanée (technique des souffleries aérodynamiques).

Fasciné par le mouvement, Étienne-Jules Marey est avant tout un scientifique passionné d'expérimentations. Certaines d'entre elles étaient destinées à servir d'autres chercheurs.

---

[1] *La Nature*, n° 289, p. 23.

En février 1895, dans *Le Monde Moderne,* Charles Frémont, qui a pu visiter *le laboratoire de physiologie du parc aux Princes,* présente le geste du marteleur d'un point de vue esthétique et scientifique : « *M. le docteur Marey, membre de l'Institut, l'inventeur et le vulgarisateur de la chromophotographie*[2]*, (...) a mis à notre disposition tous ses instruments et appareils de recherche* [nous permettant de photographier] *toutes les poses successives d'un frappeur qui martèle directement et à la volée sur du fer chaud et sur un outil. (...) L'artiste peut donc faire à son gré le choix du mouvement qui lui convient le mieux. Le but de ces photographies est artistique. (...) En effet, en photographiant sur plaque fixe les poses successives donnant un cycle complet d'un coup de marteau, et en négligeant, cette fois, l'attitude de l'ouvrier, nous avons pu obtenir les positions successives du marteau et des mains de l'ouvrier* »[3].

Frémont conclut que le travail du frappeur est trois fois plus intense que celui d'un ouvrier et nécessite « *un repos avant chaque reprise du travail* » (temps de chauffe d'une pièce à forger).

Bibliographie

DIDI-HUBERMAN G., MANNONI L., 2004. *Mouvements de l'air, Étienne-Jules Marey, Photographe des fluides,* Paris, Gallimard, coll. « Arts et artistes ».

FRÉMONT C., « Les mouvements de l'ouvrier dans le travail professionnel », *Le Monde Moderne*, février 1895, p. 192-193.

« Le marteau, le choc, le marteau-pneumatique », dans *64e mémoire,* Paris, Études Expérimentales de Technologie industrielle, 1923.

MANNONI L., 1999. *Étienne-Jules Marey, la mémoire de l'œil,* Paris, Milan/ Cinémathèque française/Mazzotta.

MAREY E.-J., 1873. *La machine animale,* Paris, EPS.

1885. *La méthode graphique dans les sciences expérimentales,* Paris, Masson.

1894. Rééd. 1994. *Le mouvement,* Nîmes, J. Chambon, coll. « Rayon photo ».

[2] Sans doute faut-il ici entendre « chronophotographie » au lieu et place de « chromophotographie », procédé de photographie directe en couleurs.

[3] Frémont C., « Les mouvements de l'ouvrier dans le travail professionnel », *Le Monde Moderne*, février 1895, p. 192.

ROUQUIER Georges (1909-1989)

Nadège MARIOTTI
Université Paris 3 – Sorbonne Nouvelle

Georges Rouquier (23 juin 1909 Lunel-Viel – 19 décembre 1989 Paris), typographe-linotypiste dans une imprimerie parisienne en 1925, fréquente avec fascination les salles de cinéma et les ciné-clubs. Il y rencontre, entre autres, Eugène Deslaw, réalisateur de *La marche des machines* (1928), pour qui il tourne quelques plans tout en conservant un emploi de nuit à l'imprimerie.

En 1929, au cours d'un séjour à Lunel, il réalise *Vendanges* (déclaré perdu). Muni de sa caméra 7 *Debrie* et de quelques morceaux de pellicule 35 mm, il filme ce qu'il connaît le mieux. Bien qu'il soit peu satisfait de ce travail, « *Tout le programme de Rouquier est déjà là : savoir de quoi l'on parle, et le donner à voir, aussi simplement, aussi efficacement que possible, et aussi, bien sûr, fidèlement. Lorsque Rouquier plante sa caméra devant un artisan, un paysan, un ouvrier, son projet est, à l'aide de la machine à imprimer des images, d'enregistrer l'ensemble des gestes et des pratiques du métier : c'est à partir de ces gestes, de ces pratiques, que se construit le discours, et qu'apparaît le personnage et son histoire propre. Pour Rouquier, montrer le geste, c'est montrer l'homme* »[1].

L'arrivée du cinéma parlant et le coût plus important qu'il engendre le freinent dans ses désirs de réalisation jusqu'en 1941, date à laquelle il rencontre le producteur Étienne Lallier. « *Comme j'avais peur d'être pris par le STO (Service du travail Obligatoire en Allemagne), je me suis jeté à l'eau, je me suis lancé dans le cinéma, en 1943* »[2], précise-t-il.

Durant la période de l'Occupation, il réalise cinq films : *Le Tonnelier* (court-métrage 1943, Grand Prix du Congrès du film documentaire) ; *Le Charron* (court-métrage 1943) ; *L'Économie des métaux ; La Part de l'enfant* (courts-métrages 1943, commandes de l'État français) et *Farrebique* (long-métrage 1946, Grand Prix International de la critique Cannes 1946, Grand Prix du Cinéma Français 1946, Médaille d'Or Venise 1948, Grand Épi d'Or Rome 1953). Ce dernier est une chronique du travail agricole dans le Rouergue.

---

[1] Pilard P., « Georges Rouquier », dans P. Haudiquet, *Georges Rouquier,* Paris, Images en Bibliothèque, 1989, p. 3.

[2] Toubiana S., Bergala A., « Une curieuse solitude », *Cahiers de Cinéma,* n° 358, avril 1984, p. 9.

De nombreuses polémiques cinématographiques entourent ces films dans les pays anglo-saxons : sont-ils empreints de valeurs vichystes ? John H. Weiss, suite à diverses interviews de Georges Rouquier menées en 1978, nuance largement ces propos (Peccatte, 2011). « *In an attempt to understand what the wartime films of Georges Rouquier reflect, I submit that his individual biography and artistic conceptions come first, the shared economic and social conditions of the Occupation second, the common historical experience of the population long before the arrival of the Germans third, and the influence of official propaganda from Petain's headquarters a distant fourth* »[3] (Weiss, 1981).

Le succès de *Farrebique* inspire à Rouquier une suite, *Biquefarre,* qui ne voit le jour qu'en 1983, faute de producteurs convaincus. Dans l'intervalle, le réalisateur tourne 13 courts-métrages et 3 longs-métrages. Polyvalent il est, pour ces films comme pour d'autres, tour à tour scénariste, dialoguiste, assistant réalisateur, interprète, auteur de commentaire, directeur de photographie, monteur, producteur, adaptateur ou encore superviseur de réalisation.

Fasciné par la réalité, il mêle avec succès fiction et documentaire et réalise ainsi quelques films de commande, dont trois liés à la sécurité au travail (*Un Jour comme les autres* (1952), *Une Belle Peur* (1958), *Le Bouclier* (1960).

Alors que l'ordonnance du 6 janvier 1959 développe l'audio-visuel dans le domaine éducatif, Georges Rouquier, aux côtés de Nestor Almendros, Jean Douchet ou encore d'Éric Rohmer, tourne pour la Radio-Télévision scolaire (RTS). De 1964 à 1969, il réalise ainsi 14 films pédagogiques, dont neuf en 1964 et dix en *Initiation aux sciences physiques*, classe de 3e. *Les charbons* (diffusé à la RTS le vendredi 22 avril 1966 de 10h05 à 10h25) et *L'ouvrier* (diffusé à la RTS le 16 mars 1965 de 14h05 à 14h30) sont remarquables sur le plan pédagogique pour les gestes professionnels et la vie quotidienne qu'ils affichent. En 1969, Georges Rouquier, avec *Nanouk de Robert Flaherty I et II,* rend hommage à l'un de ses mentors. Il y montre comment, en tournant en décor naturel et sans comédien, le réalisateur américain fonde les prémices du « cinéma vérité » (Canopé Média-Scérén).

---

[3] Traduction française : « *Dans une tentative de comprendre ce que les films de guerre de Georges Rouquier reflètent, je suggère que sa biographie individuelle et des conceptions artistiques passent en premier, les conditions économiques et sociales partagées durant l'Occupation en second, l'expérience historique commune de la population longtemps avant l'arrivée du tiers d'Allemands en troisième et l'influence de la propagande officielle du siège social de Pétain en éloigné quatrième* ».

Bibliographie

AUZEL D., 2002. *Georges Rouquier : De Farrebique à Biquefarre,* Paris, Cahiers du Cinéma, coll. « Petite Bibliothèque des Cahiers du Cinéma ».

CANOPÉ MÉDIA-SCÉREN, *Catalogue des collections audiovisuelles du réseau Canopé,* [en ligne], consulté le 29.07.2015 sur : http://www.cndp.fr/media-sceren/catalogue-de-films

PECCATTE P. 13 juin 2011. *Déjà vu, Carnet de recherche visuel. Les premiers films de Georges Rouquier – faits, fictions, dissimulations.* Culture visuelle [en ligne], consulté le 28.07.2015 sur : http://culturevisuelle.org/dejavu/705.

PILARD P., « Georges Rouquier », dans P. Haudiquet, *Georges Rouquier,* Paris, Images en Bibliothèque, 1989, p. 3.

ROUQUIER-SIGNORINI M. (s.d.). *C'est un document rare que vous allez voir...* Fonds Pierre Zucca, réf. ZUCCA98-B10, Cinémathèque française.

TOUBIANA S., BERGALA A., « Une curieuse solitude », *Cahiers de Cinéma,* n° 358, avril 1984, p. 8-9.

WEISS J.H., « An Innocent Eye ? The Career and Documentary Vision of Georges Rouquier up to 1945 », *Cinema Journal,* Vol. 20, Issue 2, Spring 1981, p. 38-62.

SAURA Carlos (1932-)

Raphael RAMOS
Université Fédérale du Rio Grande de Norte

Em meio a um período conturbado, de uma década marcada por acontecimentos de ódio, guerra e revolta, numa pequena cidade espanhola chamada Huasca, nascia na década de 1930 aquele que seria um dos mais renomados diretores da arte cinematográfica espanhola, o célebre Carlos Saura.

Entre histórias de amores, de preconceitos, de crimes, dentre outros temas, a obra cinematográfica de Carlos Saura abarcou diversos momentos de sua vida : as relações com familiares e amigos, a dança e os períodos de Guerra e de revolta, os quais marcaram de maneira estrondosa a existência do diretor de cinema. Assim, Saura se pôs a filmar inspirado em tudo aquilo que o rodeava, lançando o seu olhar atento e criativo ao seu cotidiano.

Com seus filmes, ele recebeu diversos prêmios importantes da cinematografia, dentre os quais estão o do Festival de Cannes, Globo de Ouro, e um Oscar, conquistado com a película *Tango*, na categoria de melhor filme estrangeiro. Em seu universo de sua criação, encontram-se mais de trinta filmes, com os maios variados temas. Entretanto, os que o conferiram maior reconhecimento, sobretudo pela sua originalidade, foram os que traziam em seu escopo a dança, cujos filmes nos dão um norte significativo e uma base para que possamos ampliar as reflexões inerentes ao corpo e a cultura de movimento.

Ao assistirmos a dança na obra de Saura, percebemos que as imagens fílmicas se « *embriagam* » de mistério para dar ao invisível um lugar ao nosso campo visual. Disso, desperta uma visibilidade que não é destinada a se igualar ou a ser uma cópia conforme das coisas que vemos no mundo, mas de nos fazer ver os próprios enigmas presentes no corpo que se movimenta. Tais filmes comungam o nosso entrelaçamento sensível com o mundo, e oferece aos nossos olhos uma visão para além das coisas já vistas, de tal modo que o enlace da luz e da sombra desperta também o dançar do visível com o invisível, do refletido com o irrefletido, fazendo com que reconheçamos que, no instante em que buscamos fixá-las com o nosso olhar, elas o desequilibram, tiram-no de sua zona de conforto e, assim, também nos fazemos dança.

O corpo dança, e ao dançar entrega ao nosso olhar uma intenção de significar para além de uma visão reducionista do viver comum. Ao filmar os corpos dançantes, Saura transfigura não só as linearidades de suas formas, como os misturam ao espaço, ao tempo, a todos os elementos fílmicos que passam a se encontrar imersos nesses corpos, sem que, por vezes, possamos encontrar algum ponto de indiscernibilidade entre eles.

Em Saura, não é apenas o corpo de seus personagens que estão a dançar, mas todos os elementos que se integram a imagem, e nela se entregam. A dança, os personagens não assumem um ponto de vista específico. Ao contrário, a dança anunciada em suas obras fílmicas evidencia a cultura, a história expressa no próprio corpo, numa narrativa que é contada pelo germe do próprio gesto, pelos desdobramentos variados do movimento dos personagens no espaço, no tempo.

Ao assistirmos a um desses filmes, portanto, vemos que o desenrolar das cenas nos oportunizam uma comunicação sensível do ritmo cinematográfico das imagens com o de nossa percepção. Assim sendo, Carlos Saura inclina-se a expressar em suas obras a cultura de movimento a um só tempo, de maneira que um olhar prosaico, impassível nada veria, pois no entrecruzar dos olhos com as imagens, tal olhar desaparece para fazer florescer o nascimento de um novo sentido, de um novo olhar.

Filmographia

1956 *El pequeño río Manzanares* (court-métrage)
1957 *Après-midi de dimanche* (*La Tarde del domingo*) (moyen-métrage)
1958 *Cuenca* (moyen-métrage)
1962 *Les Voyous* (*Los Golfos*)
1964 *La Charge des brigands* ou *Les Bandits* (*Llanto por un bandito*)
1966 *La Caza*
1967 *Peppermint frappé*
1968 *Stress es tres, tres*
1969 *La Madriguera*
1970 *Le Jardin des délices* (*El jardín de las delicias*)
1972 *Anna et les Loups*(*Ana y los lobos*)
1974 *La Cousine Angélique* (*La prima Angélica*)
1976 *Cría cuervos*
1977 *Elisa, mon amour* (*Elisa, vida mía*)
1978 *Les Yeux bandés* (*Los ojos vendados*)
1979 *Maman a cent ans* (*Mamá cumple cien años*)
1980 *Vivre vite !* (*Deprisa, deprisa*)
1981 *Noces de sang* (*Bodas de sangre*)
1982 *Doux moments du passé* (*Dulces horas*)

1982 *Antonieta*
1983 *Carmen*
1984 *Los Zancos*
1986 *L'Amour sorcier* (*El amor brujo*)
1988 *El Dorado*
1989 *La Nuit obscure* (*La noche oscura*)
1990 *¡Ay, Carmela!*
1992 *El Sur*
1992 *Marathon*
1992 *Sevillanas*
1993 *Les Voyous* (*¡Dispara!*)
1995 *Flamenco*
1996 *Taxi de noche*
1997 *Pajarico*
1998 *Tango*
1999 *Goya à Bordeaux* (*Goya en Burdeos*)
2001 *Buñuel et la Table du Roi Salomon* (*Buñuel y la mesa del rey Salomón*)
2002 *Salomé*
2004 *Le Septième Jour* (*El séptimo día*)
2005 *Iberia*
2007 *Fados*
2008 *Sinfonía de Aragón* (court-métrage)
2010 *Don Giovanni, naissance d'un opéra* (*Io, Don Giovanni*)
2010 *Flamenco*
2015 *Argentina* (*Zonda, folclore argentino*)
2016 *La Jota*
2016 *33 dias*

POSTFACE

LE SAVOIR ÉMERSANT DU CORPS DES SOMATICIENS

Bernard Andrieu

1. LE CONTEXTE

Dans le *Dictionnaire du corps en SHS* que nous avons dirigé et publié en 2006 aux éditions CNRS, s'est posée la question de la définition du corps. Devions-nous le déterminer définitivement, en fixer son essence, alors même que la 1ère édition réunissait plus de 420 articles qui ne parvenaient pas à en épuiser la richesse culturelle et l'intensité des pratiques ! La réduction à 200 articles en 2008, malgré le renouvellement de plus 80 articles, n'a pas suffi. *Corps du monde. Un atlas des cultures corporelles,* que nous avons dirigé avec Gilles Boëtsch aux édition Armand Colin en 2013, réunissait sur 5 continents et 8 thèmes plus de 40 textes qui venaient entériner la disparition d'une essence universelle du corps vivant et humain : moins au nom d'un multiculturalisme qui relativiserait toute production du corps. En 2017, la 3e édition a dû se renouveler à 30 % pour tenir compte des nouveaux objets de la recherche sur les corps.

L'ouvrage encyclopédique[1], qui commence par ce premier volume dans le cadre du partenariat entre UFRNorte à Natal et L'Université Paris Descartes et notre collaboration fondatrice avec notre collègue le Pr. Petrucia da Nóbrega, présente les pionniers et pionnières du corps. À travers les conceptions et les inventions des techniques, styles de vie et modèles du corps, *Les somaticiens* rassemble ceux et celles qui ont changé l'identité du sujet contemporain dans tous les domaines de l'action humaine, de la santé, de la technique, des modes de vie et des cultures corporelles. Nos pratiques et nos techniques corporelles quotidiennes ont été inventées par des personnes célèbres telles Le Préfet Poubelle, l'Aire de Broca,... mais aussi d'autres moins connus, comme pour la pilule, le soutien-gorge ou l'eugénisme..

Dans *Mythologies*, Roland Barthes écrivait que le corps était signifiant à travers les gestes, les marques, les postures et les images : croisières, catch, actrice photographiée au studio Harcourt, belle tête de l'abbé Pierre, visage de Garbo, bouche molle des pépées dans la Série noire, sang du bifteck,

---

[1] http://somaticiens.com/.

cerveau d'Einstein... Mais le corps n'est pas seulement au XXIe siècle un signe, un signifiant ; il est devenu, depuis 1970 avec les mouvements des acteurs et actrices corporels (féministes, sportifs, terroristes, homosexuels, ouvriers, étudiants, pacifistes, pop music...), le sens des sens, le signifié de l'identité personnelle et la matière de transformation de soi.

L'action de ce qui a pu s'appeler « crises corporelles » d'une auto-fondation du sujet, hors du contrôle reproductif des femmes, est entretenue auprès des identités émergentes par les femmes battues, les séropositifs, les piercés, les *Queer*, par les gays & lesbiennes, l'homoparentalité, les androgynes inter-sex, les mères-porteuses, les prisonniers... : le combat pour la reconnaissance des droits engage les acteurs corporels dans un domaine de subjectivation à la frontière de ce que serait le vivable.

Les Somaticiens, à l'inverse des dictionnaires biographiques des médecins, des danseurs, des sportifs.. est une encyclopédie interdisciplinaire qui touche le grand public dans toutes les générations et toutes les communautés par l'impact sur les techniques du corps et les représentations. Les connaissances sur ceux et celles qui ont fondé cette libération des représentations habituelles du corps, sont dispersées dans différents ouvrages de spécialistes sans être portés au regard du grand public sauf à l'occasion d'un anniversaire comme celui du MLF, de l'avortement ou de la découverte du virus du SIDA.

Il manquait une encyclopédie de référence ; nous l'avons commencée en ligne, puis, avec cette série en volumes thématiques qui présente en même temps Yves Klein, Pasteur comme Broca et Simone de Beauvoir autour des conceptions et des inventions qui ont modifié nos modes de vies, nos cultes du corps et nos techniques corporelles : le frigidaire, la contraception, le Sida, l'écologie, le racisme, la libération sexuelle, autant de mouvements corporels, de revendications, d'invention et de libération qui ont été incarnés par des hommes et des femmes :

- *Les praticiennes) et Thérapeutes du corps* (Feldenkrais, Moreno, Pilates,...) sont ceux et celles qui on inventées les médecines du bien-être en développant une nouvelle conscience corporelle fondée sur des pratiques adaptées à l'âge et au niveau de chacun ;
- *Les combattants(es)* pour la libération des corps (Beauvoir, Wittig, Sullerot, Foucault...) ont investi la prostitution, le féminisme, les prisons, les malades... comme autant de mode de vie ;
- *Les inventeurs et créateurs du corps* (Jaccuzi, Yves Klein, Yves Saint-Laurent...) sont des artistes qui ont renouvelé les modes d'utilisation du corps et les normes esthétiques ;

- *Les scientifiques, techniciens et découvreurs* du corps (Pasteur, Broca, La Bonnardière...) sont ceux et celles qui, par leur découvertes fondamentales, auront renouvelés la description du corps humain, la compréhension des grands mécanismes biologiques comme le vaccin, le sang, le chromosme, l'IRM.

- *Les philosophes, psychologiques, sociologues anthropologues...* qui ont inventé les concepts de Moi-peau, d'enveloppe personnelle, de schéma corporel, d'image du corps, de stade du miroir, d'*habitus*, Techniques du corps, écologie...

2. ÊTRE UN SOMATICIEN

Être un somaticien, c'est agir *dans* et *par* son corps pour élaborer et incarner des normes nouvelles d'existence et de pensée. Engagé dans son corps à inventer un nouveau corps, le/la somaticien(ne) se légitime à travers une autofondation du sujet corporel, comme se dire lesbienne (Chetcuti, 2013), mais aussi à travers des réseaux communautaires. Les militant(e)s radicalisent cette posture théorique de l'hybridation en voulant incarner le cyborg, le *Queer* ou le *Gender*. Ils/elles définissent leur propre éthique à travers la mise en esthétique de leur existence.

Les somaticiens sont ces experts en acte qui engagent leur corps et témoignent par corps de la singularité de leur culture et du sens de leur choix. Avec son corps expert, le somaticien vient revendiquer des droits par l'occupation physique des espaces dans la tradition de la manifestation, mais cette fois en performant sa propre nudité comme les *Femen* (2015). Occuper le sol, comme *Occupy Wall Street* (Osborn (eds.), 2015), planter ses tentes avec les zadistes jusqu'au sacrifice de Rémi Fraisse, tué contre le barrage de Sivens (Berlan, 2015), ou investir des piquets de grève pour défendre des emplois, la dimension physique et spatiale du corps devient une force politique par la pesanteur et l'immobilisation du corps vivant.

Mais ce gouvernement des corps (Fassin, Memmi, 2004) représentent-il les experts du corps aujourd'hui ? Les *Femen* manifestent seins nus devant la statue de Jeanne d'Arc et le discours de Marine Le Pen. Vincent Lambert ne parvient pas à mourir comme il le voulait en raison d'un conflit au sein de sa famille dont une partie diffuse des images de son coma sans son consentement et convoque devant l'hôpital des associations intégristes du droit à la vie. Chacun peut s'auto-dépister du VIH et aller consulter pour confirmer le diagnostic là où d'autres nous condamnaient au « sidatorium » ! La manif pour tous contre le mariage gay et la GPA (Gestation Pour Autrui) fait face aux familles homoparentales et à la reconnaissance par le droit européen des enfants conçus à l'étranger. Les populations déplacées par la radioactivité de Fukushima viennent nous interroger sur la lutte contre l'enfouissement à Bure. Des alternatives existent que nous devrions mettre en avant quant aux choix de notre corps : les femmes qui refusent l'excision traditionnelle et dont la médecine peut réparer , les personnes tetraplégiques qui sont implantées dans leur crane pour communiquer avec des interfaces avec des ordinateurs et des machines. Les communautés autogestionnaires du nouveau marché écologique qui organisent des réseaux coopératifs de l'habitat partagé.

Car mon corps témoigne désormais en direct de mon parcours et de mes choix existentiels que les livres de morale et les lois de nos pays voudraient contrarier (Ogien, 2014) en me faisant obéir aux valeurs et aux lois. Car faire de la politique avec son corps, « *une vie politique* » (Defert, 2014), a remplacé désormais la politique par représentation par le corps politique de nos partis. Avec le retournement des études sur l'histoire du corps (Courtine J.-J., Corbin A., Vigarello G., (dir.), 2006. *Vers la dimension performative l'attention a été portée sur le barbelé* (Razac, 2000), le camp, la tranchée, le drone (Chamayou, 2013), la grève de la faim (Siméant, 2009), la sexualité des handicapé(e)s (Nuss, 2012) ou encore la condition de caissière de supermarché.

En « racontant la vie » (Le Seuil), la collection lancée par Pierre Rosanvallon, ou « Dans la peau » chez Armand Colin, renouvelle les archives du corps voulues par Jacques Léonard et Michel Foucault, Arlette Farge, et poursuivies par Philippe Artières, Frédéric Gros, Jean-François Bert, Paul B. Preciado ou Sam Bourcier notamment. Partir de l'invivable (Andrieu, 2016), trouver le sens dans la vie subalterne (Le Blanc, 2015) ou dans le combat contre l'invisibilisation sociale par l'engagement corporel (Beauchez, 2014). « *Mon corps m'appartient* » déclare Amina Sboui (2014).

Les somaticiens ne sont plus seulement des scientifiques et universitaires, mais aussi, et peut-être d'abord, des personnes en situation de vivre leur corps, des hommes et des femmes qui décident ou subissent la crise économique, des migrants qui précipitent leur corps sur nos barbelés et nos frontières identitaires, des femmes agissant pour revendiquer leur liberté… Prendre parti en l'incarnant par le témoignage à vif de son corps, produit un savoir corporel, ce que nous appelons un « corps de savoir ». Car mon corps témoigne en direct de mon parcours et de mes choix existentiels là où les livres de morale et les lois de nos pays voudraient le contrarier en le faisant obéir aux valeurs et aux lois. Résister en corps est une manière de « *documenter l'expérience indissociablement sociale et intime des imputations infamantes où se concentrent les effets d'étiquetages dégradants. Racisme, discriminations sexuelles, constructions performatives de l'"anormalité", mépris de caste ou de classe : autant de disqualifications qui prennent bien souvent le corps, sa constitution, ses apparences et ses usages pour objets* »[2].

---

[2] http://resistcorps2015.sciencesconf.org/.

2.1. Avance épistémique et pragmatique des Somaticiens

Le corps devient ainsi le laboratoire dans lequel l'art, la science et les pratiques puisent : un puits sans fond. Car mon corps peut devenir aussi mon propre terrain. Pour Rachele Borghi, il « *est un laboratoire d'expérimentation. Dans le Post-porn, le corps joue un rôle central et devient un espace privilégié d'expérimentation... L'effet déstabilisant des performances Post-porn est directement lié à l'usage d'un corps non normatif. Ce corps est considéré comme une surface expérimentale, un laboratoire, un espace de dé-génitalisation, c'est-à-dire de dislocation du sexe, grâce aux godemichés et aux prothèses* »[3]. Soit en expurgeant le corps physiquement par les techniques de boxe (Beauchez, 2015), de *bodybuilding* (Perrera, 2017) et de lutte (Chevé (éds.), 2014), de branlage obsessionnel, d'autoblessure masochiste (Brossard, 2014), de vomissement anorexique (Darmon), d'étouffement respiratoire en l'apnée (Shirrer, 2015), de douleur due à la torture[4], de scarification adolescente (Rioult, 2013), de transe rituelle de Pollock, de fatigue et de traces du corps à l'ouvrage[5]... Soit en trompant le corps vivant par une posture du corps vécu comme le travestissement, le transsexualisme, le *Transgender*, la chirurgie esthétique, l'addiction, les tatouages[6]... Soit en s'immergeant dans son corps en s'abandonnant aux éléments, aux milieux, aux produits ingérés, à la porosité sonore[7], à l'incontinence, à l'écoulement[8], à la coulure, aux corps abîmés[9], à l'expérience handie (Dufour, 2013) et au foot-fauteuil[10].

Le corps, comme le genre, le *Care*, le *Queer*, est un objet qui engage le chercheur(euse), mais aussi le/la lecteur(trice) dans une réflexivité immédiatement autobiographique : chacun(e) se reconnaît dans l'objet d'étude car une communauté ontologique vient troubler la neutralité méthodologique qui serait la preuve d'une objectivité scientifique. Le corps lui-même est devenu un objet pour la recherche en SHS à travers l'agentivité corporelle des pratiques et des récits des acteurs et des actrices militants (Andrieu, 2011), malades, prisonniers, violés, avortés, sportifs, dopés, drogués, déportés, féministes, ouvriers (Andrieu B., Chevé D., Boëtsch G.,

---

3 Borghi R., « Post-Porn », *Revue Descartes*, vol. 79, n° 3, 2013, p. 32.

4 Perret C., 2013. *L'enseignement de la torture*, Paris, Le Seuil, p. 45.

5 Pillon T., 2012. *Le corps à l'ouvrage*, Paris, Stock, p. 104

6 Rolle V., 2013. *L'art de tatouer*, Paris, éd. de la MSH.

7 Migone C., 2012. *Sonic Somatic. Performances of the Unsound Body*, Berlin éd. Errant Bodies Press, p. 89.

8 Lahuerta C., 2011, *Humeurs, L'écoulement en art comme herméneutique critique du corps défaillant*, Paris, L'Harmattan, 287 p.

9 Andrieu B., « Vétérans amputés. Se déshandicaper par la capabilité sportive », dans D. Butnaru, D. Le Breton (éds.), *Corps abîmés*, Québec, PU Laval, 2013, p. 141-152.

10 Dufour P., 2013. *L'expérience handie*, Grenoble, PUG, p. 65 ; Richard R., 2017. *Le foot-fauteuil*, Paris, L'Harmattan.

2011) avant que des sociologues, anthropologues, philosophes et psychologues ne parviennent à constituer des histoires et des épistémologies du corps.

Cette avance epistémique et pragmatique des somaticiens tient à la mise en performativité dans l'œuvre (Pavlenski, 2016) et les actes de nouvelles manières de penser et d'agir avec le corps humain. De l'intérieur de la situation vécue, l'expertise somaticienne fait émerger comme il/elle a été excisé(e), contaminé(e), radioactivé(e), chômé(e), exploité(e), violé(e)... mais aussi dopé(e), prothésé(e), sportif(ve), greffé(e) ou malades chroniques.... Par un effet de réel, selon Roland Barthes, le récit de son corps donne, pour être crédible, les détails intimes de pratiques jusque-là invisibilisées par le corps social ou invisibles pour les sujets eux-mêmes. Moins vulnérables par leur visibilisation politique (Le Blanc, 2009), les corps militants apportent des sources inédites et des expertises sociales innovantes comme dans la lutte des putes (Shaffauser, 2014).

Par son agentivité corporelle, le sujet ne défend plus seulement ses propres droits en les faisant reconnaître par son combat. Il fait advenir une nouvelle manière d'agir avec son corps (Fox, 2015) et de le penser comme une source soma-esthétique (Shusterman, 2016) et esthésiologique (Nóbrega, 2016). Les sensations vécues du tatouage sont une manifestation politique (Yuen Thomson B., 2015). Le corps des femmes, depuis le féminisme des années 70, participe de la lutte pour l'autonomie (Outshoorn, 2015) non seulement interne (contraception, avortement, procréation), mais aussi sociale (égalité des droits, parité, et reconnaissance). En passant de son corps vivant au corps social, l'agence corporelle fonde sa pratique somaticienne sur la modélisation de son expérience pour en délivrer les leçons de son corps transmissibles aux autres personnes.

2.2. Savoir expert des corps en 1er personne

Ce savoir expert des corps en 1er personne constitue aujourd'hui une manne épistémologique pour qui voudrait s'intéresser non plus aux discours et représentations du corps en 3e personne, mais à la modélisation par les agents eux-mêmes des conditions de leur existence et de leur inventivité des nouvelles normes. Par l'immersivité du corps dans un milieu ou un élément, la pratique somaticienne plonge le corps vivant dans des dispositifs et des expériences qui viennent renouveler les normes d'action et d'esthétisation de soi. Ainsi, *Porno-Terrorismo* avec Diana J. Torres (2011) ou Rachele Borghi (2013), ne se contente pas de reproduire les stéréotypes hétéro ou homosexuel du film pornographique, mais créée une expérience de transformation de soi par l'utilisation agenrée de son corps. Le *Post-porn* démontre qu'une autre érotisation du texte et du sexe est possible pour autant que l'on reconstruit son corps vécu à travers les possibilités de son corps vivant, comme le *squirting* ou le *fist* (Vidal, 2015) pour renouveler l'orgasme (Andrieu, 2013).

Cette interface entre *Queer theory*, marxisme post-totalitaire et féminisme (Lewis, 2015) définit des communautés alternatives (Perrier, 2015) qui pratiquent le corps autant pour soi que pour une vie collective plus partagée. L'hybridation technologique par la bionisation des corps, le travestissement ou la chirurgie de soi, est un acte de résistance[11] par l'esthétique pour mieux ressentir son identité et revendiquer une nouvelle appartenance politique[12]. La tentation n'est pas seulement ici de « *Disparaître de soi* » (Le Breton, 2015), mais de faire émerger les autres en soi par une construction solidaire de manifestation et d'action.

3. LA DISCIPLINE-FRONTIÈRE DES SOMATICIENS

Dans la formation des *somaticiens,* leur champ ou discipline d'origine ne leur suffit pas pour étudier et développer les apports que leur pratique, leur expérience et leurs conceptions produisent, relevant souvent d'une autre discipline ou appartenant à un champ différent. Car les frontières d'une science déjà établie définissent une bordure interne qui ne parvient pas à contenir la nouveauté des somaticiens en raison des limites de ses concepts et de la cristallisation de ses paradigmes. La discipline-frontière accomplit ainsi une séparation avec la science traditionnelle tant au plan épistémologique (par une modélisation spécifique des concepts) qu'au plan scientifique (par la singularité du nouvel objet étudié).

Ainsi, un exemple de discipline-frontière : en 1964, le Dr. George Goodheart, chiropraticien et acupuncteur américain, perfectionne la kinésiologie appliquée à partir de modalités médicales professionnelles qui reposaient sur l'ostéopathie et la médecine chinoise traditionnelle. Il a pu mettre en évidence et déceler, sur la base de légers tests musculaires, les anomalies et les blocages de la circulation d'énergie vitale, (le ch'i, au travers du corps humain. Cette énergie, il la puise dans l'air (l'oxygène), les aliments, l'eau, la terre, le soleil, les planètes qui composent notre système solaire, etc..). Cette énergie, l'homme en produit également, ne serait-ce que par le mouvement. Georges Goodheart et ses collègues découvrirent que les stress pouvaient être de trois natures : structurel, biochimique ou psychique.

---

[11] Sboui A., 2014. *Mon corps m'appartient,* Paris, Plon, p. 41.

[12] Iasci C., 2014. *Le corps qui reste. Travestir, résister, danser !*, Paris, L'Harmattan, coll. « Ouverture philosophique », p. 25.

- *Un stress structurel* correspond à un problème mécanique... (une blessure du muscle, un blocage vertébral, etc...), alors qu'un *stress biochimique* nous indiquera un problème en rapport avec la nutrition ou l'usage de médicaments). Enfin, le *stress psychique* nous indiquera un blocage en rapport avec l'émotionnel ou le mental, c'est-à-dire une émotion ou un schéma de pensées (une attitude) le provoquant chez le sujet. Un *testing* musculaire est utilisé pour évaluer le niveau subconscient de tension.

Quelques années plus tard, le Dr. John Thie, chiropraticien et disciple de Goodheart, simplifie et popularise une partie de ses découvertes. Il perfectionne cette notion et produit un système connu aujourd'hui sous le nom de *Touch for Health*, littéralement *Toucher pour soigner*[13]. Il s'agit d'une technique thérapeutique holistique remarquable et d'une grande fiabilité servant à restaurer les propres facultés de guérison du corps. Ses efforts auront servi à rendre accessible à tous, professionnels et non-inités, les techniques d'équilibrage de l'énergie kinésiologique. Plus tard encore, Gordon Stokes et Daniel Whiteside utilisèrent les techniques du *Accurate Muscle Testing* (Test musculaire de précision) et de la *Specialized Kinesiology* (Kinésiologie spécialisée) créés par le Dr. John Thie, afin de débloquer tout trauma émotionnel passé (emmagasiné dans le corps) et conditionnant nos perceptions présentes. Ils ont ainsi inventé le *One Brain System* (Notion du Trois en Un).

Néanmoins, la discipline-frontière du somaticien n'est pas analysée par nous comme le résultat d'une intersection entre sciences, mais comme le résultat de mouvements des modèles entre des sciences d'origine différentes, comme ici la biochimie et le psychisme définissant une discipline frontière *Touch for Health* :

(S1) Science 1 (S2) Science 2
Discipline frontière (S3)

4. LE MOUVEMENT DES SAVOIRS

Plusieurs modes d'échanges chez les somaticiens pourront être ainsi analysés entre le savoir d'origine (S1), le savoir scientifique produit (S2) et le savoir innovant (S3) de la discipline frontière :

- *Le savoir migré* (S2 dans S1) est l'importation. Le savoir migrant (S1 dans S2) est l'exportation. Préciser ce qui provient de S1 facilite la définition de ce qui est exportable par la culture d'origine, de ce qui sera exporté par le migrant lui-même, qui peut être sollicité par : la situation d'apprentissage,

[13] Thie J., 1974. *Touch for Health,* De Vouss & Co.

l'implication relationnelle, la production d'une action culturelle à associer apportant ainsi sa part de savoir en S1. Ainsi, sous l'influence de l'école suédoise de gymnastique créée par Per Henrik Ling (1776-1839), le massage va changer de sens, devenant une technique dynamique. Le pédagogue suédois commence à étudier le massage et à utiliser ces techniques pour son propre rhumatisme. Il voyage en Chine pour apprendre la complexité des techniques de massages et à son retour invente la sienne qui synthétise gymnastique et massage : en faisant disparaître les tensions musculaires, il convient, dans un ordre progressif, de raffermir le corps en allant de l'effleurage, au pétrissage, à la friction, aux percussions jusqu'à la vibration. Sa méthode est désormais connue sous le nom *Ling System* ou le *Swedish Movement Treatment* et est inclus dans le cycle d'études du nouvel établissement, le *Royal Gymnastic Central Institute* de Stockholm en 1813. Laisser une place à l'exportation et le savoir chinois suppose que le savoir migré/migrant (S2 dans S1 ou S1 dans S2) puisse être source de conflit et exige une nouvelle synthèse réalisée par le *Swedish Movement Treatment*. Celle-ci sera différente, mais encore imprégnée, surtout dans la génération des pionniers ;

- *Le savoir intégriste* (S1 sur S2 ou S2 sur S1) définit, à l'inverse du savoir migré, une domination paradigmatique d'un savoir sur un autre en raison de ses possibilités intégratives plus grandes. Constitués en paradigmes cristallisés, S1 et S2 assurent leur domination dans la certitude de posséder en leur sein les éléments fondamentaux pour réaliser à eux seuls la discipline-frontière. Le refus de toute exportation ou importation au nom d'une hégémonie épistémologique est le signe d'un intégrisme disciplinaire qui contiendrait l'exhaustivité de tous les savoirs. Ce refus peut se traduire par des attitudes sectaires qui confondent pratique somatique et pratique sectaire. Ainsi, le *Rebirth,* inventé par Léonard Orr (1938-2003), devient une voie thérapeutique en inscrivant le champ psychothérapeutique dans les dimensions corporelles, émotives et spirituelles de l'être. La méthode est approfondie dès 1975 en France, par la psychologue Dominique Levadoux-Feuillette[14] qui y intègre des notions et des concepts de psychanalyse et de *Gestalt.* Dans la première version de son ouvrage, en 1979, la psychothérapeute rapporte comment la communauté du *rebirthing* s'est constituée à Esalen autour de la perception intuitive de l'être par Léonard Orr : la libération du souffle donnerait « *l'expérience du présent total et la confiance dans l'élan vital* »[15].

[14] Levadoux-Feuillette D., 1997. *Renaître. Vers une psychanalyse du souffle, Histoire du rebirthing et description de la pratique personnelle de l'auteur. La palingénèse et la psychanalyse du souffle*, Paris, Dervy.
[15] Levadoux D., 1979. *Re-naître : une autre manière de vivre*, Paris, Stock, p. 84.

Techniquement, la pratique du *rebirth* consiste à respirer consciemment pendant environ une heure sans la moindre pause entre les inspirations et les expirations. Cette respiration « circulaire » rétablit le contact avec des expériences ou des aspects de nous conservés dans la mémoire du corps lorsqu'on cesse de respirer quelques instants. Cette technique d'asphyxie n'est d'ailleurs pas sans danger, mais ouvrirait à l'inconscient corporel ; la respiration conscientisée permettant à ces mémoires de remonter à la surface. On pourrait alors s'en libérer s'il s'agit de tensions ou de traumatismes, ou leur permettre de s'épanouir s'il s'agit d'énergies créatrices. Le *rebirth* couvre désormais les domaines de la thérapie et du développement personnel.

Par la kinésiologie, il reposerait sur une théorie de la mémoire cellulaire, non démontrable objectivement, que certaines sectes utilisent, comme celle de Myriam Brousse[16]. Créé en 1987 dans le Morbihan, le centre, sur un arrière-fond d'anges gardiens et de « *dimension cosmique du Christ* » !, propose des stages (très onéreux) de kinésiologie, « *travail d'accompagnement des êtres* », « *décodage de thème astral* », « *psycho-généalogie* ». Le tout est de retrouver sa « *mémoire cellulaire* », pour libérer les blocages accumulés depuis le moment de sa conception : les « *archétypes parentaux* » ;

- *Le savoir intégrant* de la discipline-frontière (S3), à l'inverse du savoir intégriste, produit un nouveau savoir, celui apporté par le/la somaticienne dont le rapport au corps est créateur de concepts inédits, à la fois synthétiques et singuliers. Il n'est ni assimilation de S1 dans S2 ou réciproquement, ni réduction de l'un dans l'autre. Il produit une nouvelle synthèse pour développer un nouveau savoir qui représente, pour la nouvelle génération, un autre rapport au monde. Ainsi, James H. Cyriax (1904-1985), fils d'Edgar Ferdinand Cyriax, est le premier, en 1929, à entreprendre de manière systématique et approfondie l'étude des affections des tissus mous de l'appareil locomoteur. Il invente un massage orthopédique. Débutant comme chirurgien orthopédique au St. Thomas'Hospital de Londres, il a rapidement l'impression qu'un très grand nombre de lésions de l'appareil locomoteur ne reçoit pas de diagnostic définitif, traîne et ne bénéficie pas d'un traitement adéquat. Il s'intéresse de plus près à ces affections « embarrassantes » pour faire de cette étude l'œuvre de sa vie en créant, en 1940, le *Deep transverse friction*[17].

[16] Brousse M., 2009. *Votre corps* a une *mémoire*, Paris, Marabout.

[17] Cyriax J.-H., 1975. *Manipulation*, Londres, Heinemann Med ; 1993. *Cyriax's Illustrated Manual of Orthopedic Medicine*, Londres, Butterworth-Heinemann.

Toute la difficulté pour S1 et S2 est de comprendre ce S3 dans toute sa légitimité linguistique, sémantique et scientifique dans le nouveau champ. Autant le savoir intégrant abandonne des aspects de S1 et S2, autant il démontre l'aptitude à produire à partir de S1 pour développer des créations originales en S3.

Ainsi, l'élaboration d'une discipline frontière trouve son utilité épistémologique si les déplacements sont mesurés, non seulement conceptuellement, mais peuvent être posés en terme de mouvements d'un savoir à un autre, ou mouvements à l'intérieur d'un même savoir. La prise de conscience, et surtout l'appropriation de ces mobilités, favorise le développement des savoirs somaticiens.

Le somaticien mobile et mobilisateur va modéliser l'objet en le définissant de manière nouvelle par l'émergence de propriétés inconnues et par la mise en relation de ces propriétés afin de recomposer les concepts. La modélisation est le moyen de constituer la discipline-frontière, de s'y maintenir si le somaticien ne la transforme pas lui-même en nouvelle discipline. Ainsi, le professeur Alfonso Caycedo[18], né en 1932 à Bogota (Colombie), neuropsychiatre à Barcelone, a mis au point *la Sophrologie* à partir de 1960 et la définit comme l'étude de la conscience, de ses modifications et des moyens physiques, chimiques ou psychologiques susceptibles de la modifier. Il s'intéresse à certaines techniques anciennes et modernes, occidentales et orientales, susceptibles de modifier l'état de conscience, et à différentes méthodes de relaxation. La sophrologie met en évidence deux composantes : la décontraction musculaire et la détente de l'esprit. Quelle que soit la technique, les différentes méthodes de relaxation induisent trois grands types de variables de modifications de l'état de conscience : le fonctionnement cérébral et la neurophysiologie, le fonctionnement somatique et métabolique, et enfin le vécu subjectif et la psychologie.

5. LA MODÉLISATION MOBILE

L'étude de la discipline-frontière nous place ainsi au cœur de la modélisation du somaticien avant qu'il ne parvienne à la certitude paradigmatique d'une science. Cette modélisation est mobile à trois niveaux :

- au niveau *épistémologique*, la didactique disciplinaire n'est pas définitive car la régulation des contenus renouvelle le rapport entre les concepts et recompose les savoirs ;

[18] Jezic H., « Histoire de la sophrologie », *La sophrologie, le corps et l'âme*, Paris, Buchet-Chastel, 1982, p. 23-32.

- au niveau *conceptuel*, la construction de nouveaux concepts implique leur adaptation et leur différenciation par rapport à la description de la nouvelle réalité ;

- au niveau *ontologique*, la réalité est mouvante si bien que la modélisation doit se modifier sans cesse.

Ainsi, les trois niveaux de la modélisation mobile sont mis en œuvre par William C. Schutz (1925-2002), docteur en Psychologie sociale de l'UCLA. Il crée *FIRO (Fundamental Interpersonal Relations Orientations)*, une théorie mouvante sur une ontologie des besoins de l'individu dans ses rapports aux autres. Il fonda ensuite *The Human Element*[19], une méthode qui prône la qualité de la relation humaine par l'authenticité, la confiance et qui développe l'ouverture aux autres.

Dans son ouvrage de 1967, *Joy. Expanding Human Awareness,* W.C. Schutz démontre comment, en raison d'une pauvre condition physique, nombre de traumatismes et de problèmes émotionnels cristallisent le vivant, « *nos corps sont inhibés à développer de la joie* »[20] : la joie repose (ici, la physiologie et la psychologie sont reliées) sur des muscles toniques, un sang vigoureux, une respiration profonde et pleine, une bonne digestion, un appareil sexuel fonctionnel et un bon système nerveux ; mais le plein développement personnel repose sur l'effort de contact et d'inclusion afin d'éviter la solitude, sur le contrôle de soi et le développement de l'affection.

Défendant la psychosomatique selon laquelle les états émotionnels affectent le corps, le psychologue trouve dans les travaux d'Ida Rolf et Alexander Lowen la thèse de l'intégration de la posture corporelle afin d'éviter d'avoir « *les bras et/ou les jambes fermés ; ce qui s'accompagne fréquemment d'une tension de la tête et du cou (...) cette posture est souvent une manifestation d'une résistance inconsciente (...) c'est souvent très difficile de communiquer avec une personne dans cette posture* »[21].

Pour changer de posture et ouvrir la personne, il conviendrait de rétablir la connexion entre le physique et l'émotion en apprenant à « *entrer en contact avec une autre personne* », à avoir de « *la joie au contact tactile* »[22]. Sous l'influence des quatre stades de Joyce et John Weir et de leur *Percept Orientation*, de l'intégration personnelle du psychologue Robert Tannebaum (1916-2003) qui, de 1950 à 1970 a développé à l'UCLA avec le *Western Training Lab* et *the NTL Institute of Applied Behavioral Science* l'étude des groupes tel que *Sensitivity Training* et *T-Groups*, et de la poésie corporelle d'Hannah Wiener (1928-1997).

---

[19] Schutz W.C., 1994. *The Human Element : Productivity, Self-Esteem and the Bottom Line*, New York, Jossey-Bass ed.

[20] Schutz W.C., 1967. *Joy. Expanding Human Awareness*, N.Y., Grove Press Inc, p. 16.

[21] *Op. cit.*, p. 36.

[22] *Op. cit.*, p. 123, [on line] sur : http://www.theperceptinstitute.com/perceptpeople.htm.

Ainsi, la mise en œuvre de trois sortes de mobilité peut construire une discipline-frontière :

Mobilité épistémologique :	- Plasticité didactique - Régulation de contenus - Mouvements des savoirs
Mobilité conceptuelle :	- Adaptation - Différenciation - Néologisme
Mobilité ontologique :	- Nouvelle réalité - Mouvance de l'objet - Dynamique des corps

Schéma 1 : Les trois sortes de mobilité

6. DÉFINITIONS DES MODÈLES ET DES MOUVEMENTS

L'étude du mouvement des modèles décrit le passage d'un type de modèle à un autre comme celui des modèles scientifiques, aux modèles intermédiaires (pragmatiques convergents) ou aux modèles d'action (opératoires).

6.1. Les modèles scientifiques

Les modèles scientifiques sont élaborés et vérifiés par la méthode expérimentale ; la vérification d'hypothèse sur le réel produit des expériences et des expérimentations ; leurs résultats dégagent ou non des lois qui les universalisent. Chaque modèle scientifique définit un domaine de validité limitée à son champ disciplinaire rendant ainsi incommensurable (cf. Kuhn) et intraduisible (cf. Quine). Cet enfermement du modèle sur lui-même peut expliquer, d'un point de vue internaliste, sa transformation en paradigme clos et systématique : la communauté scientifique s'y reporte comme la référence définitionnelle de toute nouvelle approche de la réalité.

Le paradigme ne peut ainsi être exportable sans détourner la signification originale du modèle ; ainsi, l'application n'est pas un mouvement externe qui tient compte du mouvement lui-même, mais qui, au contraire, croit en l'identité homologique d'une vérité expérimentale avec une vérification à réaliser. Faute d'une réflexion méthodologique sur les effets contenus par cette décontextualisation, le mouvement externe du paradigme devient une exportation en-dehors de sa validité.

Par exemple l'utilisation de l'eau dans les thérapies tactiles participe de ce que Lorraine Daston et Katherine Park appellent une *philosophie prénaturelle* qui utilise « *de nouvelles méthodes d'enquête et d'explication physique* »[23] : la découverte, au XIVe siècle, des pouvoirs merveilleux, sinon miraculeux, de l'eau des sources minérales abandonne la certitude limpide de la *scientia* pour l'examen d'expérience sensorielle et d'opinion probable. Le développement des cures merveilleuses renouvelle la pratique médicale en plaçant le remède dans la nature plutôt que dans la prescription. L'eau guérit, introduisant le principe d'une naturothérapie dans une philosophie holistique qui, au XVIIIe siècle, veut contrôler l'ensemble du régime corporel[24]. En associant l'hydrothérapie à une pseudo-science[25], dans le contexte américain de la confusion des croyances[26], le risque est de ne retenir que l'irrationalité de la pratique enveloppante faute d'établir les effets thérapeutiques de l'eau.

Si l'usage de l'eau minérale est toléré au Moyen Âge, il est encadré dans un contexte de croyance religieuse aux saints, vers 1560 en Angleterre, avant que la pratique des bains ne devienne l'objet de traitements médicaux. Cette « transformation élisabéthaine » conduit à compter treize spas en 1640, mêlant les intérêts de l'aristocratie, des marchands et des médecins[27].

Lorsque Andreas Baccius publie, en 1571, le premier guide général sur les spa en Europe[28], il en cite peu en France. En effet, au début du XVIIe siècle, la conjugaison de l'étuve, de la consommation d'eau et de l'immersion dans des bains définit une thérapie tant par une purgation interne que par une application externe[29]. La chaleur du bain, par l'agitation des vapeurs de l'eau, monte à la tête, modifie les humeurs renouvelant le tempérament par l'adaptation de la peau à l'eau. Le contraste de la chaleur peut être si intense qu'un cri échappe à l'immersion au Duc de Maine en 1677. La douche est déjà mise en œuvre comme pour le rhumatisme de Madame de Sévigné à Vichy : elle souligne combien, humiliée par une

---

[23] Daston L., Park K., « Marvelous Particulars », *Wonders and the order of nature 1150-1750*, Cambridge, MIT Press, 1998, p.137.

[24] Smith G., « Prescribing the rules of health : self-help and advice in the late eighteenth century », dans R. Porter (ed.), *Patients and practitioners* : *lay perceptions of medicine in pre-industrial society*, Cambridge University Press, 1985, p. 249-282, ici p. 261.

[25] Marshall S., « Hydropathy, or the water-cure », dans A. Wrobel (ed.), *Pseudo-science and society in nineteenth-century America*, Univ. Press of Kentucky, 1987.

[26] Weiss H.B., Kemble H.R. (eds.), 1967. *The Great American Water-Cure Craze. A History of Hydropathy in the United States,* Past Time Press.

[27] Hembry P.M., 1990. *The English spa, 1560-1815 : a social history*, The Athlone Press, p. 304-305.

[28] Baccius A., 1571. *De Thermis... Libri septem, Venice, apud Vincentium Valgrisium*, p. 226-227.

[29] Brockliss L.W.B., « The development of the Spa in seventeenth – Century France », in R. Porter (Ed.), « The Medical History of Water and Spas », *Medical History*, Suppl., n° 10, 1990, p. 23-47, ici, p. 24.

nudité si exposée, le tuyau d'eau chaude projette un jet bouillant sur les « *pauvres parties* » du corps comme les jointures, puis la nuque du cou[30]. S'organise autour de l'eau un ensemble de pratiques médicales tel le régime, la promenade, sans oublier les divertissements. Prendre les eaux participe bien du détrônement du galiénisme car son action thérapeutique est un « *remède empirique* »[31] qui vient remettre en cause la compréhension analytique des causes des maladies.

Si Henri IV appointa le premier superintendant médecin aux bains et fontaines minérales[32], l'invention des douches de massage s'inscrit plutôt dans le contexte de la « *prolifération du discours médical* »[33] au cours du XIXe siècle : entre 1815 et 1850, la médicalisation de la culture spa, comme à Vichy par exemple, participe de la formation de l'identité bourgeoise. En effet, les rythmes et les types d'examens médicaux dans les spas inaugurent un rapport tactile à soi. La douche de spa est une forme d'hydrothérapie qui combine les propriétés de l'eau minérale et de la douche. La douche-massage était hautement médicalisée, avec deux techniciens diplômés et entraînés au niveau départemental, qui avaient reçu une formation en anatomie, physiologie et pathologie. Leur tâche reposait non plus sur un toucher scientifique, mais se caractérisait par un toucher qui était « *énergique* » ou « *délicat* »[34] selon la prescription du patient.

La vulgarisation scientifique, seconde écriture du scientifique produite en-dehors de la discipline d'origine, se substitue souvent aux mouvements externes des modèles scientifiques. Elle participe de la diffusion des expériences scientifiques auprès d'un public certes cultivé, mais qui doit les comprendre au moyen d'un langage adapté. Cette adaptation linguistique est toujours une traduction assurée par un scientifique qui appartient à la fois à son domaine d'origine et au domaine public de la diffusion. Étant partie prenante et partie prise, le vulgarisateur témoigne de manière légitime, mais subjective, à partir de son implantation dans la discipline scientifique.

Ainsi, le début du XXe siècle est celui en France de la popularisation au sein du tourisme bourgeois du spa comme mode de vie, mais devient chaque jour davantage un lieu de traitement d'une médecine alternative. Si la chirurgie avait, grâce à l'anesthésie, révolutionné les modes de traitement, la médecine interne trouvait dans les cures d'eaux un moyen de traiter l'arthrite, les maladies digestives, respiratoires, dermatologiques,

---

[30] Cité par L.W.B. Brockliss, *op. cit.*, p. 34.
[31] *Op. cit.*, p.42.
[32] Meier Tilton E., « Mineral and Thermal Spas in France », *The French Review*, Vol. 54, Issue 4, 1981, p. 566-572, ici p. 566.
[33] Mackaman D.P., 1998. *Leisure Settings. Bourgeois Culture, Medicine and the Spa in Modern France*, University Chicago Press, p. 2.
[34] *Op. cit.*, p. 115.

circulatoires et nerveuses, par « *les douches directes sur des parties spécifiques du corps ou dans les orifices, bains de vapeurs, l'enveloppement dans des draps mouillés, l'inhalation de vapeurs ou pulvérisation mécanique et injection sous-cutané d'eau* »[35]. Le massage est introduit au début seulement comme modalité auxiliaire de la thérapie thermale.

La spécialisation des pratiques thermales est conjointe à la naissance de la science hydrologique, la première chaire étant créée par le neurologiste Maurice Villaret (1877-1946) à la faculté de Médecine de Paris en 1911. On soigne à Vichy les problèmes digestifs, à Royant les maladies cardiovasculaires, au Mont-Dore l'asthme, à la Bourboule les problèmes de la peau, à Contrexeville, Vittel ou Évian l'hypertension, les maladies veineuses à Bagnoles-sur-l'Orne (par la balnéothérapie et le massage) et Barbotan ou Saint-Amand (par les bains de vapeurs).

Le seuil d'exportation est une frontière épistémologique au-delà de laquelle le modèle scientifique perd toute sa pertinence. Cela définit l'incommensurabilité du modèle scientifique au regard de ses semblables, mais aussi s'étend au contexte de production et de validation. Le rayon d'exportation est délimité par la validité du mouvement scientifique dans son contexte et dans son application épistémologique à des objets connexes proches de lui. Vouloir faire du modèle scientifique appliqué, comme S. Freud le dénonçait par exemple à propos de la psychanalyse appliquée, en raison de la nécessité de contextualiser le modèle de sa scientificité et de transformer des concepts scientifiques en concepts pragmatiques ou en concept opératoire. L'expert scientifique, s'il est capable d'évaluer l'utilisation des concepts dans un modèle scientifique, peut se réfugier dans la défense corporatiste du paradigme. Il participe à la vulgarisation scientifique sans transformer pour autant le modèle scientifique en modèle pragmatique ; car la vulgarisation vise moins une pratique de la théorie qu'une diffusion compréhensible des concepts scientifiques dans le langage commun de tous.

6.2. Les modèles pragmatiques

Les modèles pragmatiques sont issus de la pratique et utiles à l'application des modèles scientifiques. Les modèles intermédiaires, comme les modèles pragmatiques convergents, possèdent des mouvements spécifiques. Ils servent d'intermédiaires entre des disciplines exactes et les Sciences humaines et établissent des synthèses d'au moins deux modèles ou concepts scientifiques exportés de modèles scientifiques. Leurs fonctions

[35] Weisz G., « Spas, Mineral Waters and Hydrological Science in Twentieth-Century France », *Isis*, Vol. 92, Issue 3, 2001, p. 451-483, ici p. 455. Une version française existe sous le titre « Le thermalisme en France au XXe siècle », *Médecine/sciences*, n°18, 2002, p. 101-108.

épistémiques est de constituer une science pragmatique et intermédiaire hors de la science positive fondamentale. Celle-ci modélise ces concepts scientifiques exportés en les assimilant dans une logique nouvelle qui déplace leur signification originelle.

Mais cette nouvelle signification est susceptible d'être mesurée quantitativement et analysée qualitativement afin d'établir les différences par rapport aux modèles scientifiques et les spécificités du modèle pragmatique convergent. La convergence, modalité de l'exportation, ne produit pas un sous-modèle scientifique même si la constitution du modèle ne suit pas les conditions méthodologiques de la logique expérimentale. Pragmatique, la convergence de concepts scientifiques définit un champ des sciences de l'homme, différent de celui des sciences de la nature.

La référence à la bio-énergie[36] définie par Wilhelm Reich est constante dans l'histoire du toucher. Dans le cadre d'un fonctionnalisme énergétique, la physique de l'orgone utilise la fonction biophysique de l'orgasme comme un procédé naturel. Faute d'une connaissance de sa nature biologique, l'homme ignorerait la fonction de tension et de charge de l'énergie *sexuelle. Les névroses « sont provoquées par une stase de l'énergie sexuelle »*[37]. L'orgasme est un gonflement et un dégonflement de la pulsation biologique.

Voulant corriger la théorie freudienne de l'inconscient qui définissait ce refoulement tel un mécanisme naturel de la régulation pulsionnelle, W. Reich refuse de dissimuler à l'organisme sa fonction principale : la sexualité génitale. En faisant du bion (1938) l'unité fonctionnelle élémentaire de toute matière vivante, la découverte de l'orgone (en janvier 1939) est nécessaire pour décrire l'état atteint par la sexualité : celle-ci « *partage avec la procréation le fait que deux systèmes orgonotiques opèrent une fusion orgonotique* »[38].

Alexander Lowen (1910-)[39] utilise lui aussi les travaux de Reich, mais pour développer, en 1963 à New York, dans son Institut de Bioénergie, l'analyse bioénergétique. L'une des pierres de touche de la bioénergie avec le patient est de « *le remettre en contact avec la réalité, le sol sur lequel il se tient, son corps et sa sexualité* »[40]. Plutôt que de lui faire éprouver un orgasme, la bioénergie rétablit le contact du sujet avec lui-même. Par le toucher mutuel, le thérapeute et son patient n'échangent pas une énergie ; toucher le sujet le met en contact avec ses émotions. « *Par un contact*

[36] Buin Y., « L'ordre biologique », *L'œuvre européenne de Reich*, Paris, éd. Universitaires, 1972, p.11-71.
[37] Reich W., 1975 [1948]. *La biopathie du cancer*, Paris, Payot, p. 25.
[38] *Op. cit.*, p. 58.
[39] Lowen A., 1970 [1967]. *La trahison du corps*, Paris, Tchou ; 1976 [1974]. *Le langage du corps*, New York, Collier, Tchou ; *La dépression nerveuse et le corps*, Paris, Tchou, 1976.
[40] Lowen A., 1976 [1975]. *La bioénergie*, Paris, Tchou, p. 32.

proche, on lui exprime sympathie et compréhension. Et lorsque vous le touchez physiquement avec chaleur et sentiment, vous lui communiquez votre amour »[41].

Pour Alexander Lowen le concept d'énergie, s'il est au centre de la bioénergie, ne doit pas seulement être compris comme l'énergie sexuelle ; la vie émotionnelle de l'individu est relative à la mobilité de son corps, tant dans la circulation de l'excitation que dans la spasticité de la musculature. En écartant les concepts mécaniques, le psychothérapeute s'appuie sur l'organe sensitif de perception afin de faire ressentir au sujet son corps. Réalisant la synthèse des attitudes orientales et occidentales, les exercices bioénergétiques « *renoncent à la puissance et au contrôle au profit de la grâce, de la coordination et de la spiritualité du corps. Mais ils ont également pour but de développer l'expression de soi et la sexualité. Ils servent donc à s'ouvrir à la vie intérieure du corps, tout autant qu'à aider l'extension de cette vie dans le monde extérieur. Et ils ne sont conçus que pour aider à prendre contact avec les tensions qui inhibent la vie du corps* »[42].

La thérapie bioénergétique doit faire réaliser que le cœur est l'organe le plus sensible du corps. Aussi, les couches défensives interdisent au sujet de ressentir son corps :

- la couche du Moi est la plus extérieure et comprend les défenses psychiques comme la dénégation, la projection, le blâme, la méfiance, les rationalisations et intellectualisations ;
- la couche musculaire, par les tensions chroniques, protège en refoulant les émotions et justifie les défenses du moi ;
- la couche émotionnelle, comprend les sentiments refoulés de rage, de panique ou de terreur, de désespoir, de tristesse et de douleur. Le centre ou cœur, d'où dérivent l'amour et le sentiment d'être aimé, révèle l'impuissance des théories verbales et la nécessité de libérer les émotions par un accompagnement tactile et physique de la parole.

Les biopathies sont dues à un trouble de la décharge de l'excitation sexuelle dont la stase prend la forme d'un trouble émotionnel et peut influer directement sur le fonctionnement des organes. La prédominance chronique de la contraction et l'inhibition du système nerveux produisent l'atrophie biopathique et l'hypertonie musculaire. La cancérisation serait due à une charge biologique insuffisante, le spasme musculaire et la diminution de la respiration extérieure et intérieure. La cuirasse des troubles sexuels produit une putréfaction des tissus du corps vivant. Du point de vue de la sociologie sexuelle il y a une différence entre le désir de vivre et la capacité de vivre une vie sexuelle : « *Le désir de vivre est devenu gigantesque, en revanche la*

---

[41] Lowen A., 1975 [1972]. *La dépression nerveuse et le corps*, Paris, Tchou, p. 260.

[42] Lowen A., « Le concept d'énergie », dans *La bio-énergie*, Paris, Tchou, coll. « Le corps à vivre », 1976 [1975], p. 60.

capacité de vivre (puissance sexuelle, capacité d'être responsable, autorégulation...) n'a pas augmenté »[43]. La mise hors-la-loi de la sexualité naturelle et des fonctions vitales et le règne de « *la pornographie, les ragots sexuels, la diffamation sexuelle, la contrainte sexuelle et les lois sexuelles moyenâgeuses* » ont développé une « *imagination ordurière, qu'elle soit du genre hypocritement moraliste ou ouvertement sado-pornographique* »[44].

Dans leur exportation les Sciences de la nature, et notamment les Sciences de la vie comme les neurosciences ou la génétique au cours du XXe siècle, prétendent, comme nous l'analysons dans la naturalisation de l'homme et l'extension des modèles, à remplacer les Sciences humaines du XIXe siècle en Science de l'homme. Certains modèles pragmatiques convergents prétendent à cette substitution en proposant des sciences unifiant le corps et l'esprit, l'objet et le sujet ; ce monisme et ce syncrétisme des modèles intermédiaires deviennent les principes d'une explication systématique d'un phénomène humain comme la perception, la conscience, l'inconscient, le mouvement... L'émergence au cœur du XXe siècle de ces sciences intermédiaires sert le projet de confondre toutes les disciplines en une seule, synthétique et totalisante.

La psychologie, la philosophie et la psychiatrie, dans les études que nous avons pu jusque-là réaliser, sont les disciplines privilégiées pour élaborer ces modèles intermédiaires ; car leur objet aura été redéfini au sein de synthèses neuropsychologique, psychophysiologique ou encore neurogénétique. Mais cette nouvelle définition de l'objet établit *ipso facto* une nouvelle définition disciplinaire. Le modèle intermédiaire assure non seulement le passage du modèle scientifique aux Sciences humaines, mais voudrait fonder des disciplines nouvelles en unifiant les anciennes, en dissolvant les conflits, en maintenant une confusion disciplinaire, en définissant les normes unificatrices, en extrapolant, ou encore en unifiant par l'invention d'une nouvelle discipline.

6.3. Les modèles opératoires

Les modèles opératoires sont le résultat de la modélisation de l'objet singulier de l'action mise en œuvre dans un terrain particulier. Ils sont au cœur du travail du scientifique dans sa mise en action de techniques opératoires pour analyser l'objet. La formation de ces modèles dans la transmission et dans la formation des modèles, est différente de l'exportation de modèles scientifiques et de l'expertise des sciences intermédiaires ; car l'adaptation à l'objet singulier exige un repérage précis de l'apport des deux autres modèles par rapport à la création originale des concepts opératoires.

---

[43] Lowen A., 1976 [1975]. *Op. cit.*, p. 371.
[44] *Op. cit.*, p. 361.

Daniel Casriel (1924-1983)[45] introduit le concept opératoire de *Bonding* en 1975, terme anglais traduit littéralement par « établissement de lien » et désignant le contact global dans l'étreinte, l'enlacement ou l'étreinte émotionnelle. Le 18 septembre 1958, un malade alcoolique abstinent, Chuck Dederich, démarre un programme à Santa Monica pour les drogues sur le style des alcooliques anonymes. Il appelle son programme *Synanon* et l'établit à l'*Ocean Park Califonia* de Santa Monica. En 1963, le psychiatre visite le programme et, impressionné, écrit le livre *So Fair a House. The Story of Synanon,* où il invente une technique mixte centrée sur la proximité et ses dimensions émotionnelles.

Le *Synanon* est un groupe thérapeutique de vie collective fondée sur l'interaction spontanée entre ses membres ; l'expression des sentiments y est libre et vivante. « *Indubitablement, dans le développement d'un être humain, une certain période d'amour inconditionnel est nécessaire pour la saine maturation de l'infans dans l'enfant* »[46]. Le soin tactile, le massage, le bain, la nourriture sont pris en charge par les autres membres du groupe pour tout membre en désintoxixation physiologique et psychologique. Le climat thérapeutique émotionnel peut fonctionner comme système dans une prise en charge volontaire du soi par le groupe, alors naît l'équivalence de l'addiction avec le lien communautaire. En 18 ou 24 mois, « *une nouvelle personnalité a émergé* »[47]. Mais la dérive sectaire du communautarisme conduit à des mariages et des stérilisations forcées et signe le déclin du projet thérapeutique[48]. Pourtant Casriel, en 1963, estime que « *Synanon est une excellente communauté pour la recherche, non seulement pour l'addiction mais également pour de nouvelles techniques de traitement des désordres de caractère, aussi bien que pour l'observation, des valeurs saines étant forgées et consolidées* »[49].

La *bonding-thérapie,* ou thérapie émotionnelle, de Casriel utilise cette expérience du *Synanon* pour repenser la cure corporelle en mêlant la respiration, le cri et le *Bonding* comme outils permettant d'accéder rapidement aux émotions et besoins refoulés. L'expression des sentiments par des cris perçants (*screams*) non verbaux[50] est centrale dans cette thérapie. Sa mise en pratique, depuis 1963, de groupes émotionnels se fonde sur le triangle, *behavior-emotion-attitudes*[51] : le refoulement des émotions n'est

---

[45] Casriel D., 1963. *So fair a house : the story of synanon*, Prentice-Hall, Inc. ; Casriel N.J., M.D., 1971. *David and Amen, Grover. Daytop. Three addicts and their cure*, N.Y. : Hill & Wang ; Casriel D., 1972. *A scream way from happiness*, N.Y., ed. Grosset and Dunlap.

[46] Casriel D., 1963. *So fair a house : the story of Synanon*, Prentice-Hall, Inc., p. 45.

[47] *Op. cit.*, p. 172.

[48] Yablonsky L., 1965. *The Tunnel back Synanon*, The MacMillan Company, New York ; Janzen R., 2001. *The Rise and Fall of Synanon, A California Utopia*, J. Hopkins Univ. Press.

[49] Casriel D., 1963. *Op. cit.*, p. 210.

[50] Casriel D., 1972. *Op. cit.*, p. 2.

[51] *Op. cit.*, p. 181.

pas sans conséquences pour la vie physiologique inconsciente. Ainsi, « *Les humains ne peuvent éviter de ressentir inconsciemment. Le sentiment de la colère est dans leur sang* »[52]. La perturbation émotionnelle produite par notre société interrompt le contact émotionnel, nous maintenant dans le niveau verbal de l'ordinateur. Le refus civilisationnel de la communication émotionnelle par le « *toucher physique entre individus* »[53].

L'encapsulation émotionnelle est un moyen pour que le Moi s'auto-impose afin d'éviter toute confrontation avec l'anxiété, la colère et *« la douleur de la conscience, du manque de la réalité et de la lutte* »[54]. Casriel appelle *Bonding* ce besoin fondamental de proximité physique et psychique dont la privation est source de douleur et de comportements compensatoires très divers ; et dont la satisfaction, alliée au travail thérapeutique sur les attitudes et le comportement, permet de retrouver la joie de vivre. Les *Bonding group* ou *New Identity Groups* sont développés autour d'une méthode de résolution des difficultés émotionnelles du passé de l'individu. Aussi, pour exprimer la colère, 4 niveaux corporels progressifs doivent être distingués au cours de la thérapie[55] :

- 1. La colère intellectuelle qui s'exprime verbalement dans les signes de dédain et dans le langage de la pensée ;
- 2. La colère qui traverse la gorge dans un cri méé d'anxiété, dans un sentiment de défense et de panique ;
- 3. La colère profonde qui exprime la haine comme une rage meurtrière ;
- 4. L'identité colérique qui renvoie à une blessure qui parcourt la totalité du corps en constituant l'ensemble de la personnalité inconsciente du sujet. La profondeur de cette colère doit pouvoir s'exprimer par la relaxation du corps : faire des exercices d'amour consiste alors à éprouver une sensualité, « *le plaisir tactile-émotionnel des corps en contact* »[56], là où la société le lie toujours telle une anticipation des relations sexuelles rendant le toucher libidinal.

La modélisation de l'action illustre ici la singularité et l'utilité épistémologique des modèles d'action. Car les données expérimentales modifient sans cesse la modélisation, décrivant ainsi une mobilité interne propre aux modèles opératoires. La production et la sélection des modèles opératoires sont spécifiques à l'objet étudié, mais découvre, pour celui qui étudie leur mouvement, des techniques de réductions (méthodologiques ou idéologiques), des modes d'élimination, des conditions de réductibilité des

[52] Casriel D., 1972. *Op. cit.*, p. 112.
[53] *Op. cit.*, p. 117.
[54] *Op.cit.*, p. 159.
[55] *Op. cit.*, p. 262-263.
[56] *Op. cit.*, p. 272.

concepts et des possibilités de cristallisation ou de disparition du modèle. Les modèles opératoires peuvent être décrits par l'historien des somaticiens, par l'étude des modélisations successives, progressives et régulées de l'objet étudié. L'étude des variations techniques et opérantes révèle, à travers les archives de laboratoires, des terrains et des somaticiens ou les différentes écritures, combien ces modèles opératoires modifient la constitution, l'intensité et l'utilisation des concepts selon la découverte des données.

6.4. Les mouvements externes

La mise en mouvement et la mouvance sont les deux dimensions du mouvement externe des modèles scientifiques ; l'accent mis par la sociologie des sciences à la seule mise en mouvement, a pu laisser croire que les conditions d'exportabilité, l'exportation même et l'accueil de l'exporté suffisaient à expliquer le mouvement des modèles scientifiques. En insistant plutôt sur la mouvance du modèle, même si sa mise en mouvement participe de sa modification, notre projet est d'étudier les techniques mises en œuvre pour modifier (ou non) le contenu du modèle scientifique initialement élaboré dans son champ d'origine.

Ainsi, l'installation de l'ostéopathie en France et sa reconnaissance par rapport à la kinésithérapie témoigne de ce problème de l'accueil d'une nouvelle discipline. En 1913, le Dr Lucien Moutin publie avec G.A. Mann, le premier manuel français pratique d'ostéopathie ; suivis par le Dr R. Laverazzi, dans les années 30. Ce sont les premiers médecins français à se recommander de l'ostéopathie. D'autres, qui n'étaient ni médecins, ni masseurs, ni rebouteux, s'adonnaient déjà aux techniques ostéopathiques sans le savoir. R. Lavezarri (1886-1977) fut le premier à assumer une filiation ostéopathique. Instruit par une ostéopathe américaine, le Dr Florence Gair, élève de Still, il quitta Nice pour s'installer à Paris en 1936. En 1949, il publia *Une nouvelle méthode clinique et thérapeutique : l'ostéopathie*. C'est à cette époque que de jeunes médecins vont se rendre aux États-Unis pour y étudier cette spécialité. D'autres iront en Angleterre, au *London College of Osteopathy*. Ce fut le cas en particulier du Dr Robert Maigne. C'est en 1950 que Lavezarri fonda avec William Douglas, Pascal Piedallu, Thierry Mieg, Roger Lescure et quelques autres la *Société française d'Ostéopathie,* qui existe toujours. Elle regroupe des médecins restés fidèles à cette doctrine, mais la plupart sont proches d'une pratique vertébrothérapique ou orthopédique.

En 1982, la faculté de Médecine de Paris Nord Bobigny crée un *cursus* d'ostéopathie dont les enseignants sont des médecins, anciens kinésithérapeutes, ostéopathes diplômés en Angleterre ainsi que des moniteurs non médicaux, kinésithérapeutes diplômés d'ostéopathie dans ce même pays. Mais cette formation est réservée aux seuls médecins. L'article 75 de la loi n° 2002-303 du 4 mars 2002, relative aux droits des malades et à la qualité du système de santé, reconnaît le statut particulier de la pratique de l'Ostéopathie pour les non-médecins en France. La parution au *Journal Officiel* n° 54 du 5 mars 2002 (p. 4118) entérine les votes des 12 et 19 février. Le décret d'application de la loi doit définir un grand nombre de paramètres non précisés dans le texte de loi, comme les organismes accrédités pour la formation, les actes ostéopathiques « autorisés », le champ d'application de notre profession, le droit ou non au diagnostic ostéopathique spécifique.

Depuis l'arrêté ministériel du 6 janvier 1962 paru au *Journal Officiel* du 1er février 1962, seuls les docteurs en médecine peuvent pratiquer « *toute mobilisation forcée des articulations et toutes réductions de déplacements osseux ainsi que toutes manipulations vertébrales et, d'une façon générale, tous les traitements dits d'ostéopathie, de spondylothérapie (ou vertébrothérapie) et de chiropraxie* ».

Gaston Lucien Gross[57] est le premier chiropracteur qui s'installe en France, en 1920, suivi de E.H. Schwing, et il faut attendre l'arrivée du médecin homéopathe H. Voisin, en 1954, pour que ses techniques soient publiées, à compte d'auteur[58]. Christian Trédaniel (1934-) invente en 1963 le terme d'« étiopathie ». Souffrant d'un sciatalgie provoquée par un accident de sport et immobilisé depuis près de deux ans, il consulte en désespoir de cause André de Sambucy de Sorgue (1909-1987). Celui-ci a mis au point une méthode d'allongement progressif en une séance d'élongation qui dure environ une heure. Selon C. Trédaniel, « *L'application des techniques suédoises au pouce sur l'ensemble de l'appareil musculo-ligamentaire provoquait un relâchement des système de contention permettant une nouvelle sollicitation* »[59], en apprenant les techniques de réductions articulaires, vertébrales ou périphériques.

Pour cela il convient pour chaque modèle scientifique de préciser :

1) Son domaine disciplinaire d'origine dans la logique conceptuelle et dans l'expérience contextualisée ;

2) Ce qui est exportable ou non selon le degré d'exportabilité des concepts du modèle scientifique dans une théorie ou dans d'autres modèles scientifiques, ou dans d'autres types de modèles ;

---

[57] Gross G.L., 1970. *La chiropractic*, éd. Clé de la santé.

[58] Voisin H., 1954. *Diagnostic et réduction des subluxations vertébrales*, chez l'auteur, 4 rue du Lac, Annecy.

[59] Trédaniel C., 1998. *Histoire du reboutement. Du reboutement à l'étiopathie*, éd. Guy Trédaniel, p. 219. Cf. 1979. *Principes fondamentaux pour une médecine étiopathique*, éd. Avenir de la Science.

3) Le rayon d'exportation, qui définit la portée d'un modèle scientifique hors de son champ d'origine. Les limites du degré d'exportabilité du modèle scientifique ne tiennent pas seulement à son domaine de validité : elle modifie le modèle scientifique lors de sa mise en mouvement, mais dans sa qualité même ;

4) La définition du seuil d'exportation, qui limite le rayon d'exportation au-delà duquel le modèle scientifique perd toute légitimité ; sa qualité intrinsèque étant altérée et modifiée par le mouvement externe de l'exportation ;

5) L'expert scientifique, qui est sollicité pour donner son avis sur les dossiers sensibles de l'actualité éco-politique, ou de l'aide à la décision par une information précise. Il exporte ses connaissances scientifiques au sein des modèles opératoires, espérant ainsi, faute d'une orientation de la décision, une extension de son expertise.

Le *Rolfing,* inventé par Ida Rolf (1896-1979), précise cette définition du seuil d'exportation des connaissances biophysiques dans le domaine du travail corporel. Biochimiste formée en sciences et médecine, elle part en Europe dans les années 30 à la recherche d'un traitement adéquate pour elle-même et sa famille. Elle y explore l'ostéopathie, la chiropraxie, le yoga, les techniques d'Alexander et les travaux de Korzybski sur les états de conscience. À partir des années 40, dans son appartement de Manhattan, elle développe sa propre technique d'intégration structurale. Elle estime qu'il n'y a pas de psychologie, mais uniquement de la physiologie. La technique du *Rolfing*[60] est basée sur l'architecture et la mécanique du corps : la verticalité de la pesanteur doit aider le corps à utiliser son propre poids dans le mouvement même. Les manipulations le réorganisent systématiquement en massant les contractures et en retonifiant des parties hypotoniques.

Basée notamment sur la théorie et la pratique du yoga et de l'ostéopathie, cette approche stipule, comme l'ostéopathie, que « *la structure gouverne la fonction* », c'est-à-dire que la santé des diverses fonctions corporelles dépend, pour une bonne part, de la santé de la structure musculosquelettique. Le monisme est compris par Ida Rolf tel le moyen de combattre la distorsion des structures en rétablissant la continuité entre les blocs[61], métaphore utilisée pour décrire les différentes unités mise en œuvre dans la station verticale et horizontale. La fonction est le mouvement[62] car la personnalité physique trouve son reflet dans la personnalité psychologique. Le mouvement est le moyen de changer en agissant par la première sur la seconde. L'équilibre ou le déséquilibre physique trouve dans l'énergie du muscle le moyen de restaurer une position dynamique.

---

[60] Rolf I.P., 1977. *Rolfing : The Integration of Human Structure*, Harper and Row Pub.

[61] *Op. cit.*, p. 33.

[62] *Op. cit.*, p. 153.

6.5. Les mouvements médiateurs

S'il est vrai que les mouvements externes et internes révèlent respectivement la communicabilité et la mobilité constitutives des modèles, les mouvements médiateurs étudient la communication entre les sciences car aucune science ne pourrait se constituer indépendamment des autres. Cette communication n'est pas secondaire, mais constitue des modalités originales pour les trois types de modèles.

La médiation est dynamique car elle met en œuvre trois relations :

1) Une relation *externaliste* en recevant les concepts ou modèles exportés hors de leur domaine d'origine ;

2) Une relation *internaliste* en assurant le mouvement de concepts à l'intérieur de modèles dans leur constitution et leur activité régulatrice ;

3) Une constitution de science *intermédiaire* comme synthèse singulière de 1) et 2). Les médiations étudient la communication, le passage et les intermédiaires mis en œuvre entre les concepts et les modèles.

Ainsi, la relation externaliste des travaux de Wilhem Reich sur la bioénergie, est le moyen de constituer une science intermédiaire, la *végétothérapie* de G. Boyesen, à l'intérieur des techniques traditionnelles du massage en médecine. Ola Raknes[63], Gerda Boyesen, David Boadella, Paul Ritter et Lillemore Johnsen sont les fondateurs de la *Norwegian Body Psychotherapy Training School.* G. Boyesen est née en 1922 à Bergen. En 1947, elle entame des études de Psychologie à l'Université d'Olslo ; elle y découvre la végétothérapie à travers le livre d'Harold Schelderup relatif à la *Biodynamic Psychotherapy, Vegetotherapy, Deep-Draining* et *Biodynamic Massage.* O. Raknes la forme aux théories de Reich venu se réfugier en 1934 en Norvège.

Le massage biodynamique utilise les mains pour rééquilibrer les réseaux sympathiques et parasympathiques afin de retrouver l'autonomie du système nerveux. G. Boyesen estime dès lors « *qu'il soit possible d'influencer par le massage l'inconscient et les émotions refoulées (...) Le corps opérerait son processus de répression du haut vers le bas, de la surface vers les profondeurs du corps, vers le pelvis dans les jambes (...) Le corps encapsulerait les émotions en rendant les muscles tellement rigides que la contraction subsisterait de manière chronique* »[64].

---

[63] Raknes O., « Orgonomic Work in Scandinavia », *Orgone Energu Bulletin*, Vol. III(1), January 1951, p. 42-52 (Read at the Second International Orgonomic Convention on August 22, 1950.)

[64] Boyesen G., 1985. *Entre Psyché et Soma. Introduction à la psychothérapie biophysique*, Paris, Payot, p. 27.

Sans la perméabilité des membranes qui permet à la bioénergie de circuler dans le corps, la « *psychanalyse manuelle du corps* »[65] se distingue de la méthode d'Alexander Lowen (que nous avons exposée dans le premier chapitre) en allant plus loin que les simples tremblements bioénergétiques ou les fines vibrations dans tout le système musculaire[66]. Selon la théorie de G. Boyesen, le processus péristaltique des intestins (c'est-à-dire les gargouillements du ventre) joue un grand rôle crucial dans le processus de nettoiement. Tout autant qu'en agissant dans le processus de digestion, elles ont également lieu en réponse à la pression de l'organisme associée au stress émotionnel. En raison de cet aspect de son fonctionnement, G. Boyesen lui a donné le nom de « *Psycho-péristaltisme* ».

Mais ces mouvements peuvent être étudiés en eux-mêmes comme l'ont démontré Michel Serres dans sa série *Hermès* ou les travaux d'Isabelle Stengers. Le risque est de transformer l'histoire des sciences par l'étude des mouvements médiateurs en sociologie des sciences, car cette dernière sépare mouvements et modèles en les faisant, alors que notre *mobilogie*[67] les distingue pour les mettre en rapport.

Les mouvements médiateurs établissent, à travers ces trois relations dynamiques entre des concepts ou des modèles d'origines différentes, ces différences, sources de contradiction, étudiées dans leur intermédiation possible comme en témoigne l'interdisciplinarité ou l'unification des sciences. Or, ces exemples, s'ils mettent en œuvre ces mouvements médiateurs, établissent des modèles intermédiaires, mais ont aussi une utilité dans les modèles scientifiques et opératoires ainsi qu'entre les trois types de modèles.

6.6. Les mouvements internes

L'étude des mouvements internes est mise en œuvre dans l'histoire des sciences, surtout à propos des modèles scientifiques et opératoires, même si les modèles intermédiaires ont aussi des mouvements internes. Les modèles scientifiques ont des mouvements internes étudiés dans la révolution scientifique, comme nous l'avons montré précédemment avec les historiens des sciences. Les modèles opératoires ont des mouvements internes dans les relations qu'ils ont avec les éléments qui les composent.

---

[65] Boyesen G., 1985. *Op. cit.*, p. 75.

[66] *Op. cit.*, p. 140.

[67] Andrieu B., « La construction indéfinie du corps vivant : pour une mobilogie des modèles », *Cahier Multiculturel de la Maison du Japon*, n° Construction et définition du corps, dir. par Horomi Matsui, Delphine Mulard, Ken Daimuru, 2015, p. 11-19.

Les mouvements internes déplacent des éléments contenus dans le modèle même s'ils sont d'origine diverse et contradictoire. Ceci peut être positif (changement de place dans l'ordre hiérarchique des concepts dans le modèle) ou négatif (élimination de concept, disparition de modèle). L'utilisation des mouvements internes sert à recomposer le modèle dans un objectif méthodologique ou idéologique afin de le faire correspondre à l'interprétation attendue. La relation du modèle scientifique à la réalité est au centre de son évaluation épistémologique. Le modèle est-il seulement une représentation imaginée par le scientifique afin d'anticiper ce que l'expérience confirmerait ou non ?

Sans nier l'importance des mouvements internes des modèles scientifiques, nous voudrions mettre seulement l'accent sur leur mouvance interne : tant en raison de la modélisation progressive et régulatrice qui modifie indéfiniment la construction du modèle au regard de l'intensité et de l'activité de l'objet étudié, qu'en raison des mouvements internes entre les données expérimentales, les concepts et les logiques de formalisation.

Pour accomplir ces différents niveaux, nous distinguons dans les mouvements de modèles, ceux relevant d'une analyse externaliste et d'autres disciplines, de ceux relevant de l'internalisme :

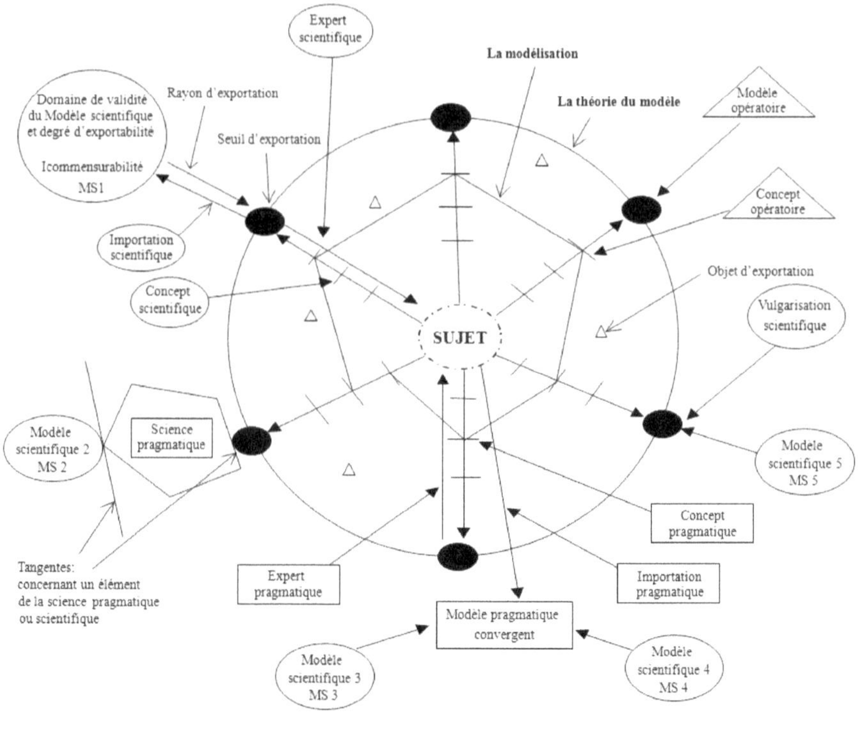

Schéma 2 : Une synthèse des 3 types de mouvements

Références

ANDRIEU B., 2013. *La peur de l'orgasme,* Dijon, éd. du Murmure.
« Vétérans amputés. Se déshandicaper par la capabilité sportive », dans D. Butnaru, D. Le Breton (éds.), *Corps abîmés*, PU Laval, 2013, p. 141-152.
2014. *Donner le vertige. Naissance des arts immersifs,* Montreal, éd. Liber. Préface Jean-François Chassaye.
2015. *Dans le corps de ma mère. Une méthode émersive,* Natal, éd. UFRN, édition bilingue. Préface et trad brésilienne Petrucia da Nóbrega.
« La construction indéfinie du corps vivant : pour une mobilogie des modèles », *Cahier Multiculturel de la Maison du Japon,* n° Construction et définition du corps, dir. par Horomi Matsui, Delphine Mulard, Ken Daimuru, 2015, p. 11-19.
2016. *Malade* encore *vivant*, Dijon, éd. du murmure.

ASHBURN H., 2013. *How to Slackline ! : A Comprehensive Guide to Rigging and Walking Techniques for Tricklines, Longlines, and Highlines,* Globe Pequot Press.

BACCIUS A., 1571. *De Thermis... Libri septem, Venice, apud Vincentium Valgrisium.*

BARTHE-DELOIZY F., 2003. *Géographie de la nudité. Être nu quelque part,* Paris, éd. Bréal

BERLAN A., 2015. *Sivens sans retenue,* Paris, éd. de la Lenteur.

BOHUON A., 2015. *Catégorie « Dames », Le test de féminité dans les compétitions sportives*, Paris, éd. IXE.

BORGHI R., « Post-Porn », *Revue Descartes*, vol. 79, n° 3, 2013, p. 29-41.

BOYESEN G., 1985. *Entre Psyché et Soma. Introduction à la psychothérapie biophysique,* Paris, Payot.

BROCKLISS L.W.B., 1990, « The development of the Spa in seventeenth –Century France », dans R. Porter (ed.), « The Medical History of Water and Spas », *Medical History*, Suppl. n° 10, 1990, p. 23-47.

BROUSSE M., 2009. *Votre corps a une mémoire*, Paris, Marabout.

BUIN Y., « L'ordre biologique », dans *L'œuvre européenne de Reich*, Paris, éd. Universitaires, 1972, p. 11-71.

BUTLER J., 1993. *Ces corps qui comptent*, Paris, Amsterdam, trad. fr., 2009.

CASRIEL D., 1963. *So fair a house : the story of synanon*, Prentice-Hall, Inc., N.J.
1971. *David and Amen, Grover.Daytop. Three addicts and their cure,* N.Y. : Hill & Wang.
1972. *A scream way from happiness*, N.Y., ed. Grosset and Dunlap.

CHAMAYOU G., 2013. *Theorie du drone,* Paris, éd. la fabrique.

CHETCUTI N., « Corps programmés/Corps à inventer », dans B. Perreau (dir.), *Le Choix de l'homosexualité. Recherches inédites sur la question gay et lesbienne,* Paris, EPE, 2007.
2013. *Se dire lesbienne. Vie de couple, sexualité, représentation de soi,* Paris, Payot, coll. « Petite Bibliothèque Payot ».

CHEVÉ D. (éds.), 2014. *Corps en lutte. L'art du combat au Sénégal,* Paris, CNRS éd.

COURTINE J.-J., CORBIN A., VIGARELLO G. (éds.), 2006. *Histoire du corps*, Paris, Le seuil.

CYRIAX J.-H., 1975. *Manipulation*, Heinemann Med.

CYRIAX J.-H., 1993. *Cyriax's Illustrated Manual of Orthopedic Medicine,* Butterworth-Heinemann.
DASTON L., PARK K., 1998. *Wonders and the order of nature 1150-1750*, MIT Press.
DEFERT D., 2014. *Une vie politique.* Entretiens avec Philippe Artères et Éric Favereau, avec la coll. de Joséphine Gross, Paris, Le Seuil.
DI MÉO G., « Subjectivité, socialité, spatialité : le corps, cet impensé de la géographie », *Annales de géographie*, vol. 5, n° 675, 2010, p. 466-491.
DUFOUR P., 2013. *L'expérience handie*, Grenoble, PUG.
ENSLER E., 2014. *Dans le corps du monde*, Paris, éd. 10/18.
FASSIN E., MEMMI D. (éds.), 2004. *Le Gouvernement des corps,* Paris, éd. De l'EHESS.
FEMEN, 2015. *Manifeste FEMEN*, éd. Utopia, coll « Dépasser le Patriarchat ».
FOX J., 2015. *Marx, the Body, and Human Nature,* Palgrave Macmillan.
GROSS G.L., 1970. *La chiropractic*, éd. Clé de la santé.
HAMON J., 2015. *T'as vu le monsieur ?,* Paris, Flammarion.
HARAWAY D., « Un manifeste cyborg. Science, technologie et féminisme socialiste à la fin du XXe siècle », dans *Des singes, des cyborgs et des femmes. La réinvention de la nature*, trad. fr. Orstelle Bonis, éd. Jacqueline Chambon, 2009 [1991], p. 267-322. Préface Marie-Hélène Bourcier.
HEMBRY P.M., 1990. *The English spa, 1560-1815 : a social history*, The Athlone Press.
JANZEN R., 2001. *The Rise and Fall of Synanon, A California Utopia*, J. Hopkins Univ Press.
JEZIC H., « Histoire de la sophrologie », dans *La sophrologie, le corps et l'âme*, Paris, Buchet-Chastel, 1982, p. 23-32.
JANDROK T., 2014. *La societé décors : l'emprise du management,* éd. Rouge Profond.
2014. *La société des corps : métaphores, perversions*, éd. Rouge Profond.
IASCI C., 2014. *Le corps qui reste. Travestir, danser, résister !,* Paris, L'Harmattan coll. « Ouverture philosophique ».
LAFONTAINE C., 2014. *Le marché du corps,* Paris, Le Seuil.
LAHUERTA C., 2011. *Humeurs. L'écoulement en art comme herméneutique critique du corps défaillant*, Paris, L'Harmattan, 287 p.
LE BLANC G., 2009. *L'invisibilité sociale,* Paris, PUF.
« La vie subalterne », *Bulletin de la Société française de philosophie*, 2015.
LE BRETON D., 2015. *Disparaître de soi. Une tentation contemporaine,* Paris, Metailié.
LEVADOUX D., 1979, *Re-naître : une autre manière de vivre*, Paris, Stock.
LEVADOUX-FEUILLETTE D., 1997. *Renaître, Vers une psychanalyse du souffle, Histoire du rebirthing et description de la pratique personnelle de l'auteur. La palingénèse et la psychanalyse du souffle*, éd. Dervy.
LEWIS H., 2015. *The Politics of Every Body : Feminism, Queer Theory and Marxism at the Intersection,* Zed Books Ltd.
LOWEN A., 1970 [1967]. *La trahison du corps*, Paris, Tchou.
1975 [1972]. *La dépression nerveuse et le corps*, Paris, Tchou.
1974. *Le langage du corps*, New York, Collier/Tchou.
1976 [1975]. *La bioénergie*, Paris, Tchou.

LOWEN A., 1976. *La dépression nerveuse et le corps*, Paris, Tchou.
MACKAMAN D.P., 1998. *Leisure Settings. Bourgeois Culture, Medicine and the Spa in Modern France*, University Chicago Press,
MARSHALL S., « Hydropathy, or the water-cure », dans A. Wrobel (éd.), *Pseudo-science and society in nineteenth-century America*, Univ. Press of Kentucky, 1987.
MARTIN-JUCHAT F., 2008. *Le corps et ses medias. La chair éprouvée par les medias et les espaces sociaux*, Bruxelle, De Boeck.
MEIER TILTON E., « Mineral and Thermal Spas in France », *The French Review*, vol. 54, n° 4, 1981, p. 566-572.
MIGONE C., 2012. *Sonic Somatic. Performances of the Unsound Body*, Berlin, ed. Errant Bodies Press.
MOYSE D., 2010. *Handicap : pour une révolution du regard. Une phénoménologie du regard porté sur les corps hors normes*, Grenoble, PUG.
NÓBREGA T.P. DA, 2016. *Corporeidades... Inspiraçoes Merleau-Pontinias,* Natal, IFRN Ed.
NUSS M., 2012. *Je veux faire l'amour. Handicap, sexualité, liberté*, Paris, Autrement.
OBARRIO J., 2014. *Corps étranger. Auto-ethnographie d'un cancer*, Paris, Belin.
OGIEN R., 2014. *Philosopher ou faire l'amour*, Paris, Grasset.
OSBORN D., GUARRIELLO HEALTH T., VAIL FLERTCHER C., MUNOZ R., 2015. *Understanding Occupy from Wall Street to Portland : Applied Studies in Communication Theory,* Lexington Book.
OUTSHOOR J., 2015. *European Women's Movements and Body Politics : The Struggle for Autonomy,* Palgrave Macmillan.
PASOLINI P.-P., 2015 [1966]. *Qui je suis,* Paris, Arlea.
PAVLENSKI P., 2016. *Le cas Pavlenski. La politique comme art*, Paris, éd. Louison.
PERRET C., 2013 *L'enseignement de la torture*, Paris, Le Seuil.
PERRIER F., 2015. *Topeaugraphie de l'utopie. Esquisse sur l'art, l'utopie et le politique*, Paris, Payot.
PIERRON J.-P. (éd.), « Introduction à l'herméneutique médicale. L'interprétation médicale : une dialectique de l'expliquer et du comprendre », *Le Cercle herméneutique,* n° 15-16, 2011, Le Cercle herméneutique éd.
PILLON T., 2012. *Le corps à l'ouvrage,* Paris, Stock.
PRECIADO B., 2000. *Contra-sexuel*, Paris, Balland.
QUIDU M. (éd.), 2014. *Épistémologie du corps savant,* t. 2 : La recherche scientifique comme expérience corporelle, Paris, L'Harmattan,
RAKNES O., « Orgonomic Work in Scandinavia », *Orgone Energu Bulletin*, Vol. III(1), January 1951, p. 42-52 (Read at the Second International Orgonomic Convention on August 22, 1950.)
RAZAC O., 2000. *Histoire politique du barbelé. La prairie, la tranchée, le camp*, Paris, éd. La Fabrique.
REICH W. 1975 [1948]. *La biopathie du cancer*, Paris, Payot.
RICHARD C., 2015. *Pour une éducation matérialiste. Corps-à-corps,* Paris, L'Harmattan.
RICHARD R. 2017. *Le foot-fauteuil*, Paris, L'Harmattan.

RIOULT C., 2013. *Ados : scarification et guérisons par l'écriture*, Paris, Odile Jacob.
ROLF I.P., 1977. *Rolfing : The Integration of Human Structure*, ed. Harper and Row Pub.
ROLLE V., 2013. *L'art de tatouer*, Paris, éd. de la MSH.
SBOUI A., 2014. *Mon corps m'appartient,* Paris, Plon.
SCHUTZ W.C., 1967. *Joy. Expanding Human Awareness*, N.Y., Grove Press Inc.
1994. *The Human Element : Productivity, Self-Esteem and the Bottom Line*, Jossey -Bass ed.
SHAFFAUSSER T., 2014. *La lutte des putes*, Paris, La Découverte.
SHUSTERMAN R., avec TOMA Y., 2016. *Les aventures de l'homme en or. Passages entre l'art et la vie*, Paris, Hermann.
SERRES M., 1980. *Le parasite,* Paris, Grasset, Rééd. 2014.
SIMÉANT J., 2009. *La grève de la faim,* Paris, Presse de Sciences Po.
SMITH G., « Prescribing the rules of health : self-help and advice in the late eighteenth century », dans R. Porter (ed.), *Patients and practitioners : lay perceptions of medicine in pre-industrial society*, Cambridge University Press, 1985, p. 249-282.
TALLAND TERRADILLOS J., 2015. *La Danse à l'écoute des nouvelles technologies. Des prothèses numériques au corps synesthètes*, Paris, L'Harmattan.
TAROT C., 2015. *Corps et Société,* Mana hors série, Paris, L'Harmattan.
THIE J., 1974. *Touch for Health,* De Vouss & Co.
TORRES D.J., 2011. *Porno terrorismo*, Barcelone, ed. Txalaparta, trad. Fr. 2014; ed. Gatuzain.
TRÉDANIEL C., 1998. *Histoire du reboutement. Du reboutement à l'étiopathie*, ed. Guy Trédaniel, p. 219. Cf 1979. *Principes fondamentaux pour une médecine étiopathique*, éd. Avenir de la Science.
VIDAL M., 2015. *Fist,* Paris, éd. Zones.
VOISIN H., 1954. *Diagnostic et réduction des subluxations vertébrales*, chez l'auteur, 4 rue du Lac, Annecy.
WEISS H.B., KEMBLE H.R. (eds.), 1967. *The Great American Water-Cure Craze. A History of Hydropathy in the United States,* Past Time Press.
WEISZ G., « Spas, Mineral Waters and Hydrological Science in Twentieth-Century France », *Isis,* vol. 92, n° 3, 2001, p. 451-483.
WINKLER A., 2009. *Purulence*, Paris, éd. Egocomme X.
2014. *Fille de chair*, Paris, éd. Egocomme X.
YABLONSKY L., 1965. *The Tunnel back Synanon,* The MacMillan Company, New York.
YUEN THOMSON B., 2015. *Covered in Ink : Tattoos, Women and the Politics of the Body,* New York University Press.

INDEX NOMINUM

Table des matières

Tome 1 :
La conscience corporelle

Deuxième Partie Éveiller/Despertar **53**

Cinquième Partie **197**
Performer/Performar

Sixième Partie Soigner/Cuidar 237

Septième Partie Toucher/Tocar 285

Santé et Médecine
aux éditions L'Harmattan

Dernières parutions

MALADIES AUTO-IMMUNES
Quand notre système de défense nous trahit
Tron François
Le système immunitaire nous protège contre les virus, les bactéries et les parasites. Il peut parfois tourner ses armes contre l'organisme qu'il est censé défendre et y induire des lésions. Les maladies qui en résultent sont dites auto-immunes. Elles sont fréquentes et ensemble constituent la troisième cause de morbidité derrière les maladies cardiovasculaires et cancéreuses. Ce livre parcourt aussi les voies que la recherche emprunte pour corriger les désordres cellulaires et moléculaires observés au cours de chaque maladie auto-immune.
(Coll. Acteurs de la Science, 22.50 euros, 212 p.)
ISBN : 978-2-343-07769-7, ISBN EBOOK : 978-2-336-39806-8

LE DROIT DE LA GÉNÉTIQUE
À la recherche d'une branche du droit
Bricker Guillaume - Préface de Gérald Teboul
En matière de génie génétique, les questions éthiques et polémiques se multiplient à mesure que la technique évolue et embrasse de nombreux sujets : reproduction, OGM, tests génétiques, clonage… Le droit est-il suffisamment en avance pour y répondre ? Cet ouvrage permet de mieux connaître les règles et en assure la promotion, tout en mettant en garde contre les glissements éthiques. Il offre un panorama complet du cadre juridique applicable à la génétique. L'ensemble des textes permet de mieux comprendre les enjeux et quelquefois les limites de la législation.
(Coll. Le Droit aujourd'hui, 65.00 euros, 852 p.)
ISBN : 978-2-343-06705-6, ISBN EBOOK : 978-2-336-39860-0

BIOÉTHIQUE ET TRANSDISCIPLINARITÉ
Brelet Claudine, Patrick Curmi, Fatima Zhora Elkebir, Salwa Hamrouni, Mourad Merdaci - Préface de Christian Byk
Réflexion transdisciplinaire sur les rapports entre les sciences de l'homme et son environnement, cet ouvrage défend une bioéthique ouverte à la société civile. Il reflète les défis moraux auxquels sont maintenant confrontées les biotechnologies, depuis les OGM jusqu'à la PMA. Les chercheurs rappellent que la révolution biotechnologique peut et doit contribuer à améliorer la qualité de la vie, présente et future. La bioéthique questionne finalement la nature même de l'être humain et offre la perspective d'un nouvel avenir.
(Coll. Cultures et Médecines, 17.00 euros, 154 p.)
ISBN : 978-2-343-07225-8, ISBN EBOOK : 978-2-336-39901-0

TRANSGRESSIONS DES FRONTIÈRES DU CORPS
La chirurgie esthétique
Mitz Vladimir
Les frontières de la chirurgie esthétique délimitent, avec difficulté, une spécialité chirurgicale qui est expansive. Cette chirurgie transgressive dérange les concepts philosophiques du «accepte-toi

tel que tu es», elle bénéficie d'innovations tumultueuses telles les homogreffes du visage ou des membres, elle est constamment soumise à l'œil éveillé des médias. Cet ouvrage se propose d'en exposer les facettes en explorant ses mythes, ses bases conscientes et inconscientes et ses limites.
(Coll. Eidos série Retina, 16.50 euros, 156 p.)
ISBN : 978-2-343-07729-1, ISBN EBOOK : 978-2-336-39759-7

VERS LA CÉCITÉ
Un étrange parcours – Récit
Abbadie-Douce Paulette
Dans son précédent ouvrage « Voyage vers la cécité », l'auteur se penchait sur le choc éprouvé à l'annonce du verdict de cette maladie des yeux qui l'affecte : la « DMLA ». Dans ce nouvel ouvrage, elle nous dévoile d'étranges phénomènes qui l'assaillent et la troublent. À la suite de recherches, elle découvre avec stupéfaction que ces phénomènes sont une conséquence prévisible de la maladie des yeux qui l'affecte. Alors pourquoi ce silence autour de ces phénomènes reconnus par les spécialistes ?
(8.00 euros, 50 p.)
ISBN : 978-2-343-07608-9, ISBN EBOOK : 978-2-336-39792-4

MÉDECINE À TRAVERS LES SIÈCLES
Entre rencontres et découverte
Sous la direction de Xavier Riaud
Si la médecine et ses acteurs ont contribué incontestablement au bien-être de l'humanité, les dérives de quelques-uns ou les zones d'ombre amènent inévitablement à une discussion à propos de l'éthique qui doit la régir. Forts de ce postulat, les auteurs de cette collection ont souhaité décrire les avancées et les évolutions des sciences médicales.
(Coll. Médecine à travers les siècles, 19.00 euros, 182 p., Illustré en couleur)
ISBN : 978-2-343-07425-2, ISBN EBOOK : 978-2-336-39465-7

LA DÉPRESSION
Une pathologie à visage multiple
Lamessi Alain - Préfaces du docteur Thierry Malassiné
et du professeur Michel Dieudonné Vohito
Le présent ouvrage tente de présenter les multiples visages de la dépression. Pour cela, Alain Lamessi retrace la longue histoire de cette maladie qui n'a cessé de se métamorphoser au fil des ans, avant de questionner la problématique de la classification. Passant ensuite en revue les facteurs, corrélats et autres théories, il lève un bout de voile sur la complexité de ce trouble de l'humeur, tout en faisant un détour dans ses spécificités africaines.
(26.50 euros, 270 p.)
ISBN : 978-2-343-06235-8, ISBN EBOOK : 978-2-336-39178-6

SCIENCE ET HUILES ESSENTIELLES
Baumann Alexandre
Les huiles essentielles sont fortes là où les médicaments sont faibles : maux de dos, maladies cardiovasculaires, infections chroniques, anxiété « ordinaire »... Cela est étayé par de nombreuses études scientifiques. Pourtant elles continuent à être vues comme de simples substances agréablement odorantes. Ce livre combat cette injustice en détaillant une centaine d'études scientifiques démontrant de réels effets thérapeutiques.
(17.50 euros, 172 p.)
ISBN : 978-2-343-07469-6, ISBN EBOOK : 978-2-336-39322-3

LA MALTRAITANCE DES PERSONNES ÂGÉES
L'envers du décor
Sauveur Yannick - Postface de Pascal Lardellier
Ce livre interroge les causes de la maltraitance des personnes âgées. L'auteur cible les responsabilités de l'État et la faiblesse des moyens mis au service des personnes âgées. Il offre ainsi une réflexion sur le jeunisme, l'âgisme et la société marchande. Fort de son expérience du milieu médicosocial,

l'auteur apporte un éclairage original sur l'envers du décor, les personnels maltraités. De nombreux témoignages illustrent son propos.
(Coll. Des Hauts et Débats, 19.00 euros, 186 p.)
ISBN : 978-2-343-07283-8, ISBN EBOOK : 978-2-336-39357-5

ACCOMPAGNER LA VIE JUSQUE-LÀ
Feroumont Bernadette - Préface de Gabriel Ringlet
Ouvrir ce livre, c'est plonger dans l'univers de l'accompagnement de la fin de vie et comprendre combien des attitudes simples et spontanées peuvent compter pour le patient, l'entourage ou l'équipe soignante. Les récits parlent de tendresse et de moments heureux, mais aussi de tristesses, de colères, d'injustices. Ouvrir ce livre, c'est aussi découvrir que le temps nous rappelle l'urgence de savourer la vie : il nous invite à porter sur nos rencontres et nos gestes un regard intérieur qui leur donnera du sens.
(Coll. Encres de vie, 16.50 euros, 162 p.)
ISBN : 978-2-336-30839-5, ISBN EBOOK : 978-2-336-39254-7

LES ÎLES DÉSERTES
Avela Guilloux, Rébecca Stella
Léa a 9 ans. Un jour, elle découvre qu'elle est diabétique. À partir de ce moment-là, sa vie change, devient compliquée. Elle doit faire face à sa colère, ses propres peurs, à un traitement difficile, à des contraintes auxquelles elle ne s'attendait pas, aux réflexions pas toujours délicates de son entourage. Léa va devoir apprendre à vivre avec ce diabète, cette « sale bête » qui l'accompagne désormais. Dans son imaginaire d'enfant, Léa devient Super Léa, une super-héroïne du quotidien, une dompteuse... La « sale bête » n'a qu'à bien se tenir ! «Écrite par deux mères d'enfants qui souffrent de ce mal, la pièce a des accents de vérité d'autant plus convaincants que le rôle de la fillette est endossé par Rébecca Stella, l'une des mamans qui est de surcroît une comédienne d'une subtile envergure.» (Pariscope). «Un joli spectacle.» (www.froggydelight.com)
(15.00 euros) *ISBN : 978-2-336-2-97408*

SE LIBÉRER D'UNE ADDICTION SANS DROGUE
Baclofène et boulimie : une expérience
Goffart Claude
Ce livre retrace l'itinéraire d'une «toxico de la bouffe», aidée dans son combat par l'usage du baclofène, molécule ancienne redécouverte par un professeur alcoolique. Elle s'avère efficace pour supprimer l'envie irrésistible qui mène à la bouteille mais semble aussi apte à aider les boulimiques. Décrit dans ces pages, ce traitement demande surtout de la ténacité et un travail sur soi attentif mené avec un thérapeute et en lien avec une association dédiée aux utilisateurs de ce traitement.
(20.50 euros, 198 p.)
ISBN : 978-2-343-06233-4, ISBN EBOOK : 978-2-336-38817-5

AUTISME
Le sacrifice invisible
Trajectoires des familles et regards croisés des professionnels
Jean-Bart Christiane
Malgré des évolutions positives dans l'accompagnement des enfants autistes, l'auteure sort de l'institution et va à la rencontre des familles. Retracer leurs trajectoires lui semble indispensable à la compréhension de l'environnement de l'enfant autiste. Il s'agit d'avoir une vision globale de l'enfant autiste, de prendre en compte tout ce qui influe sur lui dans des cadres comme l'institution qui le prend en charge, sa famille, l'école, son voisinage...
(Coll. Réseau Tessitures, 25.00 euros, 256 p.)
ISBN : 978-2-343-06565-6, ISBN EBOOK : 978-2-336-38662-1

FRAGMENTS POUR UNE HISTOIRE DE LA GÉRONTOLOGIE (Volume 1)
OAREIL
Ce livre raconte avec force anecdotes la naissance de l'action gérontologique : les errements, les oppositions et les luttes des acteurs qui ont ouvert cette voie nouvelle. Ce tome rassemble les

entretiens individuels de ces femmes et hommes, pionniers chacun dans leur domaine. Ils narrent leurs parcours, leurs rencontres, la manière dont ils s'y sont pris pour construire pas à pas des actions, des services, des organisations sur des terrains en friche.
(Coll. La gérontologie en actes, 23.50 euros, 220 p.)
ISBN : 978-2-343-06908-1, ISBN EBOOK : 978-2-336-38920-2

FRAGMENTS POUR UNE HISTOIRE DE LA GÉRONTOLOGIE (Volume 2)
OAREIL
Ce livre raconte avec force d'anecdotes la naissance de l'action gérontologique : les errements, les oppositions, et les luttes des acteurs qui ont ouvert cette voie nouvelle. Ce tome rend compte des journées régionales qui ont réuni sur des territoires différents les acteurs de la première heure. Les entretiens croisés proposent un vrai tissage d'expériences et mettent en évidence les réseaux naissants constitués autour d'affinités, de compétences, où se sont retrouvés professionnels, élus, bénévoles qui avaient à cœur d'inventer et de bâtir.
(Coll. La gérontologie en actes, 17.50 euros, 152 p.) *ISBN : 978-2-336-30382-6, ISBN EBOOK : 978-2-336-38921-9*

HISTOIRE ET ÉPISTÉMOLOGIE DE L'ANATOMIE ET DE LA PHYSIOLOGIE EN ART DENTAIRE
De l'Antiquité à la fin du XX e siècle
Gros Gilles - Préface de Roger Teyssou
Dans cet ouvrage, Gilles Gros retrace l'histoire des principales étapes du développement épistémologique de l'anatomie et de la physiologie, deux des déterminants fondamentaux de l'évolution épistémologique de l'art dentaire. Tout au long de cet interminable et laborieux parcours épistémologique, l'auteur se plaît à nous dévoiler la manière dont l'art dentaire a évolué dans ses rapports à l'anatomie et à la physiologie, en passant d'une attitude essentiellement morphologiste et descriptive à une vision plus physiologique et expérimentale.
(Coll. Acteurs de la Science, 40.00 euros, 426 p.) *ISBN : 978-2-343-06750-6, ISBN EBOOK : 978-2-336-38774-1*

DE CÉLINE – Histoire d'une thèse à Semmelweis
Histoire d'une œuvre
Deveaux Michel
Cet ouvrage rassemble l'histoire de deux médecins. *L'Histoire d'une thèse* est celle de Louis Destouches, de sa jeunesse jusqu'au début de sa carrière médicale, on y découvre les évènements et personnages qui inspirèrent Céline. *L'Histoire d'une œuvre* est celle d'Ignace Semmelweis, consacrée à sa carrière médicale et surtout à la résolution qu'il apporta au problème de la fièvre puerpérale. C'est aussi son combat mené face à la communauté médicale, longtemps résistante à ses idées.
(19.00 euros, 182 p.) *ISBN : 978-2-343-06807-7, ISBN EBOOK : 978-2-336-38894-6*

LES AVENTURES ET MÉSAVENTURE D'HERMÈS, MÉDECIN
Cohen Albert J.
L'exercice de la médecine générale conduit à diverses aventures, quelquefois tendres, parfois cocasses, certaines dramatiques. En cinquante années d'exercice, l'auteur a traversé tant et tant de psychodrames, et, hélas, tant de drames tout court, qu'il en a retenu ces quelques anecdotes vraies, toutes vécues... ou presque. Elles méritaient d'être racontées. C'est toute une vie de praticien, étendue sur plus de cinquante années, qui se raconte dans ce livre.
(17.50 euros, 160 p.) *ISBN : 978-2-343-06284-6, ISBN EBOOK : 978-2-336-38599-0*

L'HARMATTAN ITALIA
Via Degli Artisti 15; 10124 Torino
harmattan.italia@gmail.com

L'HARMATTAN HONGRIE
Könyvesbolt ; Kossuth L. u. 14-16
1053 Budapest

L'HARMATTAN KINSHASA
185, avenue Nyangwe
Commune de Lingwala
Kinshasa, R.D. Congo
(00243) 998697603 ou (00243) 999229662

L'HARMATTAN CONGO
67, av. E. P. Lumumba
Bât. – Congo Pharmacie (Bib. Nat.)
BP2874 Brazzaville
harmattan.congo@yahoo.fr

L'HARMATTAN GUINÉE
Almamya Rue KA 028, en face
du restaurant Le Cèdre
OKB agency BP 3470 Conakry
(00224) 657 20 85 08 / 664 28 91 96
harmattanguinee@yahoo.fr

L'HARMATTAN MALI
Rue 73, Porte 536, Niamakoro,
Cité Unicef, Bamako
Tél. 00 (223) 20205724 / +(223) 76378082
poudiougopaul@yahoo.fr
pp.harmattan@gmail.com

L'HARMATTAN CAMEROUN
TSINGA/FECAFOOT
BP 11486 Yaoundé
699198028/675441949
harmattancam@yahoo.com

L'HARMATTAN CÔTE D'IVOIRE
Résidence Karl / cité des arts
Abidjan-Cocody 03 BP 1588 Abidjan 03
(00225) 05 77 87 31
etien_nda@yahoo.fr

L'HARMATTAN BURKINA
Penou Achille Some
Ouagadougou
(+226) 70 26 88 27

L'HARMATTAN SÉNÉGAL
10 VDN en face Mermoz, après le pont de Fann
BP 45034 Dakar Fann
33 825 98 58 / 33 860 9858
senharmattan@gmail.com / senlibraire@gmail.com
www.harmattansenegal.com

Achevé d'imprimer par Corlet Numérique - 14110 Condé-sur-Noireau
N° d'Imprimeur : 138000 - Dépôt légal : avril 2017 - *Imprimé en France*

www.ingramcontent.com/pod-product-compliance
Lightning Source LLC
LaVergne TN
LVHW011132061026
849535LV00003B/468